KB141244

서효석 자전, 청폐

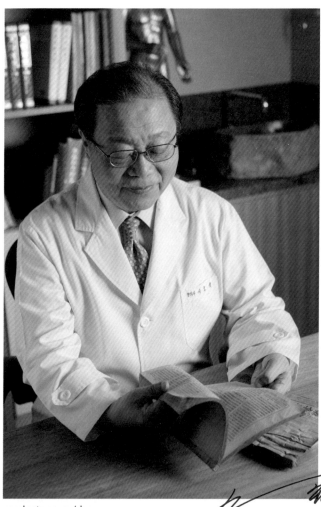

wwdoctor.com/dr.seo

저자 서효석

1966년 경희대 한의학과에 수석 입학해 졸업한 뒤 자신의 지병이었던 편도선염 치료제 개발에 매진하였다. 연구 과정에서 편도선염은 물론 비염·천식·아토피·COPD·폐섬유화 등이 폐 건강과 뗄 수 없는 관계라는 점을 알았고, 폐 기능을 강화시켜 면역력을 높이는 편강탕(환)을 개발했다. 현재 편강한의원 대표원장으로 50여 년간 현대인의 고질병 치료에 매진하여 난치병 환자들이 가장 만나고 싶어 하는 한의사로 손꼽힌다.

경희대 한의과대학 외래교수, 의료수출협회 이사, 남북의료협력재단 이사, 한중의료우호협회 공동대표, 한국기원 이사 등으로 활동하면서 CBS '요리 쿡 건강 쿡', MBC '다큐 프라임', KBS '여유만만', SBS '일요특선 다큐 – 대체의학에 길을 묻다', 세계 최대 중화권 미주 방송사 신당인(新唐人) TV 52회 건강 특강, 미국 뉴욕 타임스 11회 건강 캠페인, 뉴욕에서 발행 부수가 가장 많은 일간지 에포크 타임스 31회 건강 칼럼 연재 등 다양한 방송 출연과 국내외를 아우르는 한방 강연 및 칼럼 기고를 통해 폐 건강의 중요성을 알리고 있다.

저서로는 〈아토피에서 난치병까지〉, 〈기적의 건강법〉, 〈입으로 숨 쉬면 병에 걸린다〉, 〈편강 100세 길을 찾다〉가 있다.

편강한의원은 서울 서초점을 비롯해 명동, 안산, 산본, 대구, 부산에 브랜드 공유 한의원을 두고 있다. 편강한의원이 연구 개발한 편강탕(환)은 알레르기 3종사라 불리는 아토피·비염·천식은 물론 폐기종·기관지 확장증·폐섬유화 등 각종 호흡기 질환과 피부 질환을 치료하는 데 탁월한 효능을 인정받아 미국, 중국, 일본, 스웨덴, 독일 등 세계 곳곳에서 난치병 환자들의 치유를 돕고 있다.

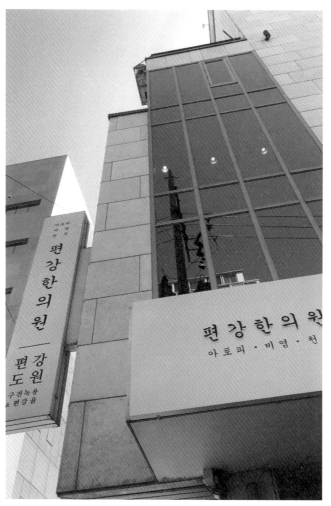

편강한의원
아 토 피 · 비 염 · 천

편 강 한 의 원

편 강
도 원
구 전 녹 용
& 편 강 율

wwdoctor.com

清
肺

끝은 또 다른 시작

세상에는 나를 '성공한 한의사'라고 평하는 사람들이 있다. 국내외에서 편강의 지명도가 많이 상승했기 때문에 무리가 아니라고 본다. 그러나 나는 굳이 스스로를 평한다면 '성공한 한의사'가 아니라 '이제 막 성공의 발판을 마련한 한의사'쯤으로 이야기하고 싶다. 아직 성공이 아니라고 보는 이유는 두 가지이다.

첫째, 편강탕이 편도선염을 넘어 감기·비염·천식·아토피는 물론, 기관지 확장증·폐기종·폐섬유화 같은 질병의 치료제로 탁월한 효능을 나타내고 있지만, 아직도 이 세상에는 우리가 극복해야 할 질병이 많이 남아 있기 때문이다.

그중에서도 특히 내가 관심을 가지고 있는 분야는 동서양을 막론하고 의학계 모두가 과제로 삼고 있는 '암의 극복'에 관한 것이다. 편강탕이 널리 알려지고 수많은 환자들을 접하게 되면서 암의 치료에 관한 임상 사례도 하나 둘 쌓여 가고는 있지만, 아직은 뭐라고 단언하기에 상당히 조심스러운 단계이다. 그런 면에서 이 세상의 어려운 불치병일수록 더욱 도전 의욕을 불태우는 나의 기질로 미루어 아직 갈 길이 멀었다고 보는 것이다.

둘째, 공간적으로 볼 때 편강탕은 이제 국내를 넘어 세계 곳곳으로 뻗어나가 지구촌 여기저기에 수출의 발길을 내딛고 있다. 그러나 아직 오대양 육대주의 주요 거점 도시에 모두 지점을 개설한다는 목표에는 훨씬 미치지 못하고 있다. 그야말로 세계인의 의약품으로서 지구촌 곳곳을 누비는 길은 아직 멀고도 험한 여정에 있다.

그럼에도 불구하고 '성공의 발판을 마련했다'라고 자평하는 이유는,

첫째, 수많은 임상 치료 사례를 확보하고 있다는 사실이다. 현재까지 약 50년간 아토피 4만여 명, 비염 5만여 명, 천식 3만 3천여 명을 치료하였고, 중증 폐질환인 폐기종 1만여 명, 기관지 확장증 1만 2천여 명, 폐섬유화 1만여 명의 치료자가 탄생하여 활력 넘치는 삶을 영위하고 있다.

이는 무엇보다도 소중한 편강의 자산이며, 미래를 위한 성공의 발판이다. 이들 중 좋은 치료 사례는 편강의 핵심 치료 원리와 함께 중문으로 번역되어 〈세계인의 건강보감(世界人的健康寶鑑)〉이란 이름으로 인쇄되기도 하였다. 허준이 〈동의보감〉을 남겼다면, 나는 〈세계인의 건강보감〉을 남기리라는 신념으로 1권에서 끝나지 않고 좋은 치료 사례가 계속 쌓이면 2권, 3권… 이어나가 가장 임팩트 있는 저술로 만들어갈 생각이다.

둘째, 이제는 편강이 외롭지 않다는 사실이다. 사실 편강의학의 논리 자체가 독특하다 보니 초기에는 수없는 의혹의 눈초리와 근거 없는 비방과 질시 어린 공격에 많이 시달리기도 했다. 그러나 이제는 치료자들의 입소문과 각종 인쇄 매체를 통한 홍보, 직접 강연 등을 통해 상당 부분 국민들에게 편강의학의 이론이 전파되었다.

그 결과 국회 보건복지위 초청으로 아토피에 대한 양방과의 토론회를 갖는다든지, 언론사 선정 우수 병원으로 연속 지정된다든지, 국내는 물론 해외에서도 초청을 받아 직접 강의를 하게 되었다. 또한 2016년 10월 SCI급 국제 학술지인 JTCM과 2019년 6월 SCOPUS급 국제학술지 NPS(Natural Product Sciences)에 편강탕의 효능에 대한 연구 논문이 게재됨으로써 국제 학술계에서도 인정을 받기 시작했다.

셋째, 해외에서의 순조로운 반응이다. 특히 뉴욕 타임스에 11차례 편강의학에 대한 건강 캠페인을 게재하며 NTD TV와 공동으로 개최한 뉴욕 코로나 광장의 홍보 행사는 큰 성공을 거두었다. 이에 힘입어 북미 지역 주요 4개 도시를 순방하며 강연을 했는데, 이는 편강만이 아닌 한방의 세계화를 위해 실로 한 획을 긋는 소중한 기회가 되었다. 특히 베트남 하노이에서의 강연은 현지 보건 당국자를 비롯한 많은 정재계 인사들의 반향을 이끌어냄으로써 앞으로 편강탕의 공인 제약화에 밝은 빛을 던져주고 있다.

나의 꿈은 여기에 머물고 있지 않다. 앞으로 10여 년에 걸쳐 세계의 주요 도시를 순방하고, 마침내 베이징 천안문 광장에서 대대적인 홍보 행사를 개최하며, 동양의학의 본산이라는 중국 대륙 본토에 상륙하는 것을 목표로 삼고 있다. 또한, 국내외의 환경이 청정하고 쾌적한 최적지에 '노년을 반납하고 중년으로 돌아간다'는 뜻의 '반노환중촌(反老還中村)'인 '편강도원 (扁康桃源)'을 건설함으로써 노인들이 실제로 무병장수하는 모습을 보여주 어 명실상부한 건강 백세 시대를 여는 데 편강이 앞장서고자 한다.

그런 점에서 이 자서전은 10년 후에 써야 할 것이다. 그런데 왜 이제 막 대장정을 시작하면서 자서전을 내는가? 그것은 바로 나 스스로의 목표에 대한 결단이요, 여러분들에 대한 약속이요, 무엇보다도 꼭 해내고야 말겠 다는 공표의 뜻이다. 사람이 큰일을 앞두면 다가올 미래에 대한 두려움과 설렘으로 긴장되고 흥분되기도 하지만, 지나간 옛날의 모든 고통과 환희의 순간들이 주마등처럼 머릿속을 가득 채우기도 한다.

순탄치만은 않았던 나의 지난날을 정리해서 되돌아보고, 또한 앞으로 해야 할 일들에 대해서도 정리해 살펴봄으로써, 나의 천형인 편도선염을 극복하기 위해 밤을 새며 편강탕을 개발하던 젊은 날의 초심을 더욱 단단 히 다지기 위해 감히 이 자서전을 쓰는 것이다.

또한 미래의 주인공인 젊은이들에게 도움을 주기 위해 나의 어려웠던 도 전의 길에서 깨달은 지혜들을 '성공 십계명'으로 정리하여 실었다. 부족한 삶의 여정을 반추함에 있어 부끄러운 마음 가득하며 모쪼록 여러 강호제현 (江湖諸賢)들의 넓은 양해가 있기를 바라고, 10년 후에는 진정 성공한 한의 사로서 또 한 권의 자서전을 쓸 수 있게 되기를 간절히 소망하는 바이다.

편강한의원 대표원장 서 효 석

늦게 피는 꽃이 아름답다

효석이와는 초등학교 때부터 쭉 한 반에서 같이 공부해 정도 많이 들고 추억도 많다. 효석은 어렸을 때 뚝심이 굉장히 많았고, 친구들 사이에서도 모나지 않고 관계를 잘 유지했다.

국정 교과서를 취급하는 큰 서점의 장남으로 태어나 책도 많이 봤다. 한문이나 중국 문학에도 능통하여 커서 한의학 공부가 수월했을 것이다. 부모님의 여러 가지 사업적인 성향도 물려받았다.

이 친구는 잠도 많고, 좀 게으른 것 같지만, 한번 엉덩이 붙여 쭉 하면 잘 움직이지 않는다. 그 대신 남한테 지기도 싫고, 승부 근성도 있어서 씨름을 한다든지 하면 지지를 않았다. 몸집이 좀 뚱하고 날렵하지는 않아서 축구나 달리기 같은 운동은 별로 좋아하지 않고 잘 하지 못했는데, 탁구는 어느 순간 연습해가지고는 굉장히 잘해서 상대가 없을 정도였다.

이 친구가 바둑을 또 잘 둔다. 보통 시시하고 그런 것은 거들떠보지도 않고, 뭔가 뜻이 있어 자기가 하고자 하는 것은 집념이 강해 한번 시작하면 끝을 보는 친구다.

무엇보다 효석이는 대기만성(大器晩成)형이다. 일찌감치 자기 동료나 동창들은 일을 시작했는데, 이 친구는 다른 사람이 하는 대로 휩쓸리지 않고 자기 나름대로 뭘 찾아서 하려다보니 조금 늦게 개업해서 빛을 발한 것도 늦게 했고, 지금은 한의원이 굉장히 잘된다.

큰 포부를 가지고 경영을 하고 있는데, 약을 자기가 개발해서 굉장히 집념을 가지고 연구하고 투지 있게 꾸준히 하는 걸 보니까, 역시 어려서부터 뚝심 있게 지지 않고 끝까지 이루려고 하는 성격이 발휘된 듯하다.

그래서 쉽게 몸을 움직이지 않고 잠만 자고 가만히 앉아서 책이나 보고 이렇게 하는 것 같은데, 역시 자기가 움직일 때를 알아서 이루고자 하는 것을 서서히 서서히 실행해 나가니 어렸을 때 친구들이나 동창들 사이에선 대단한 인물로 되어 있다.

효석은 언변도 굉장히 좋다. 아무리 천하에 누가 오더라도 토론을 하면 지지 않는다. 자기가 불리하더라도 그것을 반전해서 결론을 이끌어 내는 것도 아주 노련하고, 누구 하나 대적할 사람이 없다. 외국에 가서도 기가 죽지 않고 세계 어디에 가서도 당당하게 말하는 걸 보니까 대단한 친구로 보인다.

우리 같은 사람은 감히 하지 못할 일을 하고, 일반인은 도저히 상상도 못할 일들을 해내고 있어 자랑스럽다. 아마 앞으로도 이 친구가 할 일이 굉장히 많을 것 같다. 요즘은 '이거 너무 무소불위로 다 해서 나중에 꺾어지지 않을까' 걱정이 될 정도로 하는 일에 열정적이다. 나도 잘 지켜보고 조언도 해주고 도와주려고 하고 있다.

효석은 재능이 많다. 어려서 같이 놀이를 하더라도 아주 기발하게 해서 깔깔 웃고 하는 걸 보면 천진난만한 면도 있고, 어려운 일 있으면 도와주고 또 남을 괴롭히고 이런 것이 없다. 성품도 참 좋다. 아마 사회나 여러 주위의 어려운 사람들에게도 잘해줄 것이다.

우리 동창들이나 어렸을 때 친구들한테도 너무 잘해주고 좋다. 지금도 1년에 한두 번 반창회 하면 20~30명 모이는데, 효석이가 재정적으로도 지원을 많이 하고, 아주 다들 좋아한다.

효석이는 사람들과 만나서 같이 대화하고, 무엇에 대해 논하고 이런 걸 좋아하는 친구다. 그러다 보니 굉장히 사람 사귀는 것이 넓다. 군포에서 한의원을 할 때 지역 사회에도 많은 공헌을 했다. 군포 중학교 탁구부에도 꼭 후원해주고, 학교나 운동부에 후원도 많이 하고 그런다. 굉장히 그런 데 적극적이고, 사회나 주위에 도울 일 있으면 아주 호쾌하게 알아서 다 하고, 지금도 언론이랄지 어떤 필요한 것 있으면 나서서 다 한다.

너무 능력도 있고, 파워도 있고, 활동력이나 자기 능력이 출중하기 때문에 거기에 대해 조금 시기하는 사람도 있는 것 같다. 그건 인간 사회에서 어디든지 있는 일인데, 그런 데 개의치 않고 자기 신념과 생각대로 쭉 해나간다. 아직도 자기 꿈이 있어 계속해나가는 것 같다.

미래지향적이고 선투자해서 뉴욕 타임스 같은데 건강 캠페인을 하고 그런 것들이 미국이나 일본, 중국 등 세계에 한의학의 우수성을 알려 국익에도 많은 도움이 되고, 한국인의 위상을 높이고, 여러 가지 민간이 할 수 있는 부분을 한다. 효석의 뜻은 일반인들과 달리 그릇이 크기 때문에 거기에 맞게 활동하고 있으니 잘되는 것 같다.

나도 은퇴 후 아직 한참 젊으니까 할 일이 있을 때 내가 하는 전공을 살려 남을 돕고 그렇게 해서 사회에 공헌하고 하는 데까지 하려 한다.

효석이도 대기만성형인데 물이 올랐다. 한참 물이 올라가지고 잘해야지. 자기가 하는 꿈이나 여러 가지 하려고 하는 것은 아직도 멀었다고 생각하는 것 같다. 이 친구도 젊지. 건강이나 잘 지켰으면 좋겠다.

버거씨병, 타카야스병, 신장 이식 세계적 권위자
초등학교·고등학교 동창

서울의대 명예교수 **김 상 준**

세계인을 불치병에서 구하는
자랑스러운 한국인

    내가 편강한의원 서효석 대표원장을 처음 만난 것은 2013년 6월 9일 강릉에서 개최되었던 제21차 세계 한상 지도자 대회에서였다. 당시 대회에는 최문순 강원도지사, 한창우 세계한상연합회 총회장, 김덕룡 민화협의장, 이경재 방송통신위원장 등을 비롯해 세계 60여 개 나라의 한인상공인 400여 명이 참석했는데, 이 모임에서 서 원장이 '폐는 생명이다'라는 주제로 특강을 했다. 당시 참가자 모두 서 원장의 특강에 큰 박수를 보냈지만, 나는 특별한 개인적 이유로 더욱 깊은 감명을 받았고, 이후 오늘까지 비록 길지 않은 세월이지만 죽마고우 이상으로 가까이 지내고 있다.

    '나의 특별한 개인적 이유'라는 것은 내가 걸어온 인생길과 깊은 연관이 있다. 나는 1965년 미국에서 개최한 세계청년총회에 한국 대표로 참가하면서 재외동포 문제에 관심을 갖기 시작했다. 당시 인적 자원밖에 없는 한국이 잘사는 길은 청년들을 해외로 내보내는 것밖에 없다고 생각한 것이다. 그 이후 범흥공사, 국제이주개발공사 등에서 30여 년간 일하면서 200여만 인력의 해외 진출을 도우며 720만 해외 동포의 권익 신장에 앞장서 왔다.

그 후 국내 대학에 해외개발학과를 처음 개설했고, 세계한인상공인총연합회를 결성하여 세계한상대회를 매년 개최하며 재외국민참정권연대도 출범시켜 공동대표를 맡아 활동했고, 서울벤처대학원대학교 총장을 역임했다. 50년 넘게 '재외동포 전문가'로 활동한 인연으로 19대 국회의원을 지내며 환경노동위원회 외통위원으로 활동하기도 했다.

이런 나의 개인사로 인해 편강한의원의 서 원장을 진심으로 존경하게 되었는데, 그 이유는 두 가지이다.

첫째는 내가 평생을 힘써온 위대한 한민족 시대를 열기 위한 '한국인의 힘'이라는 차원에서다. 우리나라는 부존자원이 빈약하기 때문에 어쩔 수 없이 사람이 자원이다. 특히 '가장 한국적인 것이 가장 세계적인 것'이라는 말에서 알 수 있듯이 우리의 것을 세계에 알리고 우리의 상품을 세계에 팔아야 한다. 몇 년 전부터 드라마나 음식, K-POP 등에서 한류 열풍이 불고 있지만, 영구적이지 않아 앞으로도 꾸준히 우리 것을 세계에 알리고 세계인들이 그것에 열광하며 소비할 수 있도록 만드는 차세대 한류를 항상 고민해야 한다.

나는 이 문제에 있어서 '차기 한류는 한방(韓方)이다'라는 서 원장의 주장에 전적으로 동의하며, 그중에서도 구체적으로 '편강'이 그 중심에 설 것을 믿어 의심치 않는다. 아니, 앞으로 중심에 선다기보다는 현재 이미 중심에

서서 세계인의 이목을 집중시키고 있다. 이미 편강탕은 세계 30여 개국에 수출되고 있으며, 특히 세계 1등 신문인 뉴욕 타임스에 편강이 건강 캠페인을 펼치고, 서 원장이 미국을 비롯한 중국, 일본, 베트남 등지에서 특강을 진행함으로써 돌풍을 일으키고 있다. 한국인으로서 이보다 더 자랑스러운 일이 어디 있겠는가? 전 세계에 나가 있는 720만 재외동포들의 어깨에 힘을 실어주는 감격스런 일이다.

그 다음 두 번째 이유는 내가 의정 활동을 하며 알게 된 우리나라를 비롯한 전 세계의 환경오염 문제와 이로 인한 질병 때문이다. 나는 2014년에 환경부와 국민건강보험공단으로부터 자료를 제출받아 우리나라 아토피 질병의 심각성을 밝힌 바 있다. 당시 최근 5년간의 아토피 진료 환자 수는 연간 104만 명에 이르고 있었고, 1인당 진료비 부담액은 300만 원을 상회하고 있었다. 특히 내가 놀랐던 것은 전체 환자 중 3세 이하 어린이가 30%를 차지하고 있다는 사실이었다. 이들이 제대로 된 치료 방법을 몰라 증상이 가라앉았다가 다시 발병하기를 반복하며 겪는 고통과 부담해야 하는 진료 비용은 얼마나 안타까운 현실인가? 사실이 이러함에도 양방에서는 "아토피(Atopy)라는 병명이 원래 '알 수 없다'는 그리스 말이 어원"이라는 식으로 설명하면서 아예 불치병으로 돌려 버리고 있다.

이러한 안타까운 현실 속에서 서 원장의 '폐는 생명이다'라는 특강은 실로 충격이며 서광으로 다가왔다. 아토피는 물론이요, 비염·천식을 넘어서 COPD 등의 불치병이 나을 수 있다 하니 온 세계인에게 이 얼마나 반가운 소식인가? 나는 그날 이후로 서 원장을 자주 만나서 그의 이론을 더욱 깊이 배웠으며 이제는 나도 확신을 가지게 되었고, 지금은 편강의 열렬한 후원자가 되었다. 여러 난치병을 억지로 일시 잠재우는 것이 아니라 근본을 치료해서 다시는 재발하지 않도록 해주는 편강의학을 진실로 이해한다면 누구인들 열렬한 팬이 되지 않겠는가?

이미 서양에서도 화학적으로 합성되는 스테로이드 근본의 약제에 대한 반성의 목소리가 점차 높아지고 있다. 병을 낫게 하는 것 같지만, 병을 더 양산하는 측면이 있기 때문이다. 이제는 양방과 한방이 서로 질시할 게 아니라 서로 손잡고 진정으로 환자를 위하는 길이 무엇인지를, 인류를 위해 의학이 나아가야 할 길이 무엇인지를 논의해야 할 때이다. 그런 측면에서 세계적인 학술지에 편강의학의 이론이 게재되는 등 많은 사람들이 깊은 관심을 가지게 된 것은 반가운 일이다.

세상에는 온갖 신기하다는 불치병 치료제와 의술이 난무한다. 그러나 그 모든 것들은 사사로운 통로를 통해 일부 환자들에게 통용되다가 소리 없이 사라지곤 한다. 일찍이 편강처럼 정상적인 통로를 통해 공식적으로 전 세계 사람들로부터 집중 조명을 받은 경우는 없었다.

이제 편강은 세계인의 난치병을 정복할 것이며, 의학사에 코페르니쿠스적 전환과 같은 그 이름을 길이 전할 것이다. 독자들이 한 사람이라도 더 이 책을 읽음으로써 어떻게 편강이 탄생하고 어떻게 발전해 왔는가를 이해해서 나처럼 편강에 대한 열렬한 후원자가 되어주기를 바라는 마음에서 부족하지만 이 추천사를 쓰는 바이다.

세계한인상공인총연합회 사무총장　양 창 영

목차

8

32

프롤로그

Can you cure allergy?

36

제1부 有志, 편도선염의 정복

첫째, 한 구멍을 파되 넓게 파라!

72

제2부 而立, 天刑을 이겨내다

둘째, 산삼이 돼라!

98

제3부 不惑, 한의학의 발전을 위하여

130

제4부 知天命, 폐에 관해 깨닫다

다섯째, 기회는 준비하고 기다리는 자에게 온다!

여섯째, 다르게 생각하라!

184

제5부 耳順, 편작(扁鵲)의 꿈을 깨닫다

일곱째, 멀리 보라!

248

제6부 從心, 인류를 건강하게 세계를 행복하게

아홉째, 무소의 뿔처럼 혼자서 가라!

276

제7부 다하지 못한 이야기들

열째, 꿈은 이루어진다

Can you cure allergy?

2011년 1월 13일, 나는 미국 뉴욕 맨해튼 중심지 타임스퀘어 메리어트 호텔의 한 무대에 서 있었다. 그곳에서 열린 '제51주년 뉴욕 한인의 밤 및 미주 한인의 날' 행사에 초청받아 공로상을 받고 특별 연설을 하기로 되어 있었다. 상을 받게 된 것은 한의학의 우수성을 세계에 알린 공로를 공식적으로 인정받았기 때문이다.

그 자리에는 현지 한국어 신문인 뉴욕일보, SBS 제휴사인 'TKC', KBS 제휴사인 'MKTV', 라디오 서울 등에서 취재진이 나와 있었으며, 무엇보다 차기 대권을 노리고 있는 마이클 블룸버그 뉴욕 시장과 찰스 랭글 연방 하원 의원 등 거물 정치인들이 자리하고 있었다. 조명은 앞을 가리고 수많은 초청 인사들과 천여 명이 넘는 재미 동포들로 장내는 그야말로 전쟁터와 같았는데, 그 순간 나에게 주어진 시간은 특별 연설이라지만 단 5분에 불과했다. 이 짧은 시간에 그 많은 사람들 앞에서 과연 수상 소감을 무엇이라고 말할 것인가? 나는 심호흡을 하고 단상에 섰다.

"여러분, 아토피·비염·천식은 충분히 한방으로 고칠 수 있는 병입니다. 뉴욕처럼 다양한 인종이 모여 사는 메트로폴리탄에 한방의 우수성을 알리면 국격(國格)이 더욱 높아질 것입니다. 40여 년 외길 연구 끝에 개발한 편강탕이 현대인들에게 난치병으로 통하는 비염·천식·아토피 등 환경성질환의 해답이 될 수 있습니다"라고 설파한 뒤, "Can you cure allergy?"라는 질문을 던지고 이어서 큰 소리로 "Yes, we can! Only KOREA!"로 답한 뒤 연설을 마쳤다. 잠시 정적이 흐른 후 뜨거운 박수갈채가 쏟아졌다. 우레와 같은 박수갈채가 끝없이 이어지자 이에 감격한 사회자 — 한국계 여자 앵커 줄리 장이 다시 한번 "Can you cure allergy?"를 외쳤고, 참석자 모두가 한 목소리로 "Only Korea!"를 따라 외쳤다.

1903년 1월 13일 호놀룰루에 도착한 102명의 조상들이 미국 이민 역사를 개척한 뜻깊은 이날, 세계 최대 도시 뉴욕의 심장 맨해튼에서 그것도 마이클 블룸버그 뉴욕 시장과 함께 모든 참석자들이 소리 높여 "Yes, we can! Only KOREA!"를 외쳤던 것이다. 감개무량한 순간이었다.

70여 년의 세월을 되짚어보니 가슴 벅찬 일도 많았지만, 뼈아픈 좌절도 참으로 많았다. 한 가지 중요한 것은 기쁨도 슬픔도 모두 내 인생의 내실을 다지는 성장통이었다는 사실이다. 모든 경험은 깨달음의 원동력이다.

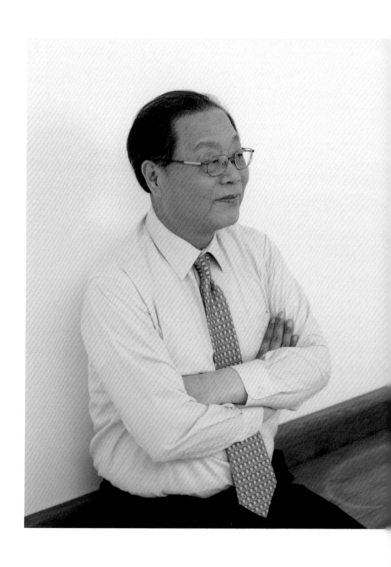

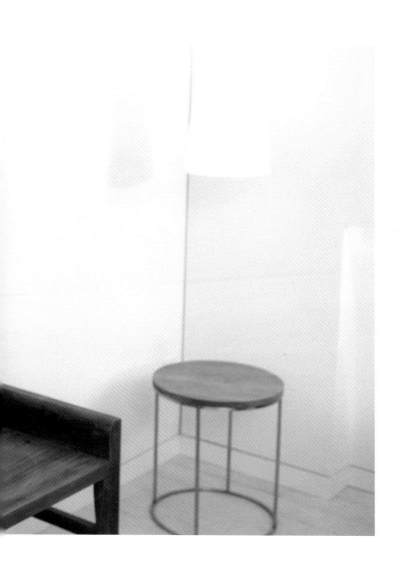

제1부
有志, 편도선염의 정복

큰 산이셨던 아버지

내 삶에 있어서 가장 큰 영향을 미친 분은 단연 아버지(서정준)이다. 지금까지도 내 머릿속에 남아있는 아버지에 대한 기억은 언제나 '큰 산'과 같은 존재였다는 사실이다.

아버지는 익산에서 문성당(文成堂)이라는 서점을 운영하면서 전북 도내 서적상 중 납세 실적 1위의 자리를 40년간 지켰을 뿐만 아니라 주변의 어려운 사람들에게 많은 자선을 행했는데, 이는 어린 시절 책에 대한 열망과 가난에 대한 회한이 평생을 관통했기 때문이다.

할아버지(서병규)는 옛날식으로 말하면 '양반의 후예'였지만, 집안은 무척 가난했다. 살아생전 할머니의 말씀에 의하면 먹을 것이 없어서 하도 배가 고플 때는 빈 가마솥에 물을 넣고 펄펄 끓였다고 한다. 무언가 익고 있다는 생각에 바라보는 동안만큼은 배고픔을 잊고 행복했었기 때문이다.

그러나 할아버지는 가난했을망정 성격만큼은 매우 곧았다. 만석꾼 부잣집의 경리로 일을 한 적이 있었는데, 이때 눈곱만큼도 되(斗)장난을 치지 않고, 소작인들로부터 도지를 정직하게 걷었다.

하지만 어느 시절 어디에나 힘에 빌붙어 과잉 충성하는 인간은 있게 마련, 유난히 혹독하게 도지를 우려내는 못된 마름이 있었다. 한번은 지나친 착취를 보다 못한 할아버지가 그 마름을 불러서 좋은 말로 타일렀는데, 적반하장이라고 주인을 믿고 거센 체하는 마름이 오히려 할아버지를 미련하다고 몰아세우자 참지 못한 나머지 곁에 있던 목침을 들어 머리를 내리치고 말았다. 다행히 크게 다치지는 않았지만, 이 일로 주인의 눈 밖에 나서 해고당하고 말았다.

그 후 소금 장사, 새우 장사를 두 번씩 거듭했으나 곧은 성격 탓에 두 번 다 실패하고 급기야는 화병으로 고생하시다 돌아가셨다. 이런 가난 때문에 아버지는 한참 늦은 나이인 스무 살에 초등학교 3학년으로 입학해서 3년 만에 전 과정을 마치고 졸업했다. 나이가 늦은 대신 향학열은 대단해서 모든 시험에서 거의 백 점을 받았다. 그러나 어쩔 수 없는 가난 때문에 공부만 할 수는 없었고, 2km 떨어진 길을 왕래하며 교장 선생님 집에 물을 길어다 주고 하루에 당시 돈으로 1전을 받아 살림에 보탰다. 이런 성실함과 향학열로 교장 선생님으로부터 깊은 신뢰를 받았다.

공부를 잘했기 때문에 주변에서는 고시 공부를 하라고 권하는 사람도 있었지만 집안을 돌보는 일이 우선 급했기 때문에 졸업하던 이듬해 공무원 시험을 봐서 스물네 살의 나이에 익산군 황화면(현재는 충남 논산)의 면서기가 되었다. 정기적인 수입원이 마련되었으므로 집안 살림은 금방 형편이 피었으며 농지도 일부 마련하게 되었다.

해방 후에는 주변 사람들이 면장으로 추대했으나 이를 거절한 뒤 이리(현재 익산)로 나와 헌책방을 시작했다. 아버지에게는 어린 시절 마음껏 볼 수 없었던 책에 대한 열망이 그때까지도 남아 있었던 것이다. 또 다른 한편으로는 설령 장사를 하다가 책방이 망해도 자식들에게 책만큼은 물려줄 수 있지 않겠나 하는 생각도 하셨다 한다.

'성실과 신의'가 우리 집 가훈인데, 아버지는 이 가훈을 한 치의 빈틈도 없이 지켰다. 서점을 내고는, 통학 기차에서 내려 종종걸음으로 등굣길을 재촉하는 학생 손님을 받기 위해 아침 7시에 문을 열고 밤 11시까지 일을 하는 생활을 한 번도 어긴 적이 없었다. 지인들이 아버지에게 '시곗바늘'이라는 별명을 붙여준 사실만 봐도 짐작이 갈 것이다.

서점의 참고서와 교과서는 학생들이 주 고객이고, 단행본과 잡지는 어른들 몫이었다. 당시 2천 개의 출판사와 거래를 했는데, 책을 위탁으로 팔던 시절이라 출판사에서 책이 나오면 서점에 꽂아 놓는 식이어서 대한민국에서 나오는 거의 모든 책이 진열되어 있다고 자부할 정도였다.

다행히 책방 사업은 번창했고, 드디어 검인정 교과서 공급인(供給人)으로 선정되어 6만 명의 학생들에게 교과서를 독점 공급하게 되었다. 규모로는 전국 3위권이었으며, 이때부터 전북 도내 서적상 가운데 납세 실적 1위를 40년간 유지했다. 부친은 사업 수완이 좋았으며, 나중에 이리

상공회의소 소장도 지냈다. 잘 먹지도 못하던 가난한 집안에서 입신(立身)한 것으로 치면 영광된 자리였다.

아버지에 대한 지인들의 평가를 돌이켜보면 두 가지가 생각난다. 먼저 남성고 이춘기 이사장의 말인데, "이리에서 진짜 사업가는 쌍방울 이봉영 사장과 문성당 서정준 사장 두 명 뿐이다"라는 평이다. 또 한번은 한나라당 전 부총재 강인섭 선배와 고향에 같이 내려가게 되었는데, 우연히 길에서 이중각 전 남성고 교장을 만나게 되었다. 이때 이 교장이 한 말은 "이리에서 덕인(德人)으로 평가할 수 있는 사람은 한성고무(통일화) 박 사장과 자네 부친인 서정준 사장 두 사람이다"라는 내용이었다.

아버지가 이처럼 주위로부터 덕인이라고 평가 받는 이유는, 100여 명의 학생들에게 장학금을 지급해 공부하도록 도왔고, 주변의 대인관계가 매우 원만했기 때문이다. 특히 이리 역 폭발 사고 시 재해 대책 위원장을 맡아 이리시가 불행을 딛고 새 도시로 탈바꿈하는 데 크게 기여했다. 당시 재해 대책 위원회에서 다루는 자금 규모가 컸기 때문에 이리 경찰서장이 인사치레가 부족하다고 특별히 형사를 붙여 보름간 뒷조사를 하기도 했으나, 아무런 의혹 없이 깨끗하게 일을 집행한 것으로 판명되어 오히려 서장으로부터 사과를 받기도 했다.

아버지는 위기에 강한 분이셨다. 당시 이협 의원의 부친이 운영하는 양문당 서점이 문성당과 교과서 공급권을 놓고 항상 경쟁을 했는데, 공급권을 뺏길 때도 있었지만 결국 되찾아 오고는 했다. 한번은 공급권이 넘어가 이를 되찾기 위해 서울에 갔다가 우연히 양문당 이 사장과 마주치게 되었다. 이 사장이 교과서 문제로 온 것을 알면서도 시치미를 떼고 "서울에 웬일이오?"

라고 묻자 "간밤에 우리 집 울타리가 무너지는 꿈을 꿨다오. 그래서 울타리 보수공사를 하려고 올라 왔소"라고 해서 주변 사람들의 박장대소를 자아낸 일도 있었다.

사업을 하다 보니 때로는 사채를 쓰는 경우도 있어서 빚쟁이에게 시달리기도 했는데, 결코 사채업자 앞에서 비굴한 모습을 보이지 않았다. 한번은 닦달하는 사채업자에게 "여보시오, 집은 나중에 짓는 사람이 가장 높게 짓는 법이오. 좀 기다릴 줄을 아시오"라고 말한 적도 있었다.

아버지는 전적으로 아들인 나를 믿어 주었다. 항시 공부 잘하고 모범생이었기 때문에 언제든지 믿었다. 아버지의 가르침은 "절대로 정치를 하지 말라"는 것이었다. 당시 정치는 선거를 한번 치르면 돈이 난무하는 혼탁한 판이라서 여러 사람을 망치는 경우가 흔했다. 따라서 부친은 아들에게 절대로 그런 혼탁한 정치판에 발을 들여놓지 말라고 가르쳤다.

아버지는 "책 속에 길이 있다", "끝도 한도 없이 노력하라"라는 말을 자주 하셨다. "송곳으로 파는 구멍은 작고, 바가지로 긁은 구멍은 크다. 큰 구멍 하나만 열심히 파라"라는 이야기도 자주 하셨다. 중간에 아버지의 사업을 돕느라 잠깐 한눈판 것을 제외하고는 50년 가까이 우직하게 한의원을 운영하며 폐 질환 연구에만 매달리는 나의 인생도 이런 아버지의 가르침에서 비롯된 것이다.

항상 '큰 산'이셨던 아버지는 말년에 중풍으로 고생하셨다. 아프게 된 계기는 교과서 파동이다. 검인정 교과서를 내는 출판사가 탈세했다는 이유로 박정희 정권에서 검인정 교과서를 없애고 교과서 공급을 서점이 아닌 학교와 직거래를 하도록 바꾸면서 아버지는 6만이라는 큰 고객을 한순간에 잃었다. 이 충격에서 헤어나지 못한 아버지는 환갑 되시던 해에 서점을 오랫동안 같이 일했던 김화중 씨에게 넘겨주고 물러섰다.

그 후 전자제품 대리점과 보일러 공장 사업을 하셨는데 이번에는 성공하지 못하셨고, 62세에 중풍으로 쓰러지셔서 10여 년 투병 생활을 하시다가 72세에 돌아가셨다. 아버지가 돌아가신 지 벌써 20여 년이 지났지만, 지금도 나는 초등학교 졸업이 전부인 아버지가 매사에 성실하게 임하면서 사람들을 포용하던 생전의 그 모습을 잊지 못한다.

그래서 나는 평소에도 한의원을 운영하면서 사업적인 측면에서는 항시 아버지를 생각하는 자세로 일한다. 아버지가 서적상을 하면서 전북 도내 납세 실적 1위를 40년간 기록하셨는데, 나는 대한민국 한의사 중 납세 1위를 하고 있으니까 사업으로는 어느 정도 아버지를 넘어섰다고 생각한다.

그러나 중요한 것은 이제부터가 시작이다.

어머니에 대한 이야기도 간단히 하겠다. 어머니(송병열)는 형제가 많은 8남매 집안에서 태어나셨다. 당시 집안 어른들이 85세, 95세를 사실 정도로 장수하는 집안이었고, 어머니도 84세까지 사셨다.

어머니는 종업원 10명 정도의 점포를 꾸려 가는데 안주인으로서 부친을 잘 보좌하였으나 부친과 갈등도 있었다. 아버지가 호인형이었다면 어머니는 실리를 먼저 생각하는 다소 현실적인 스타일이었다. 이런 점이 아버지가 사업을 하는데 상호보완적으로 작용할 때도 있었지만, 때로는 마찰이 있기도 했다.

노년에 들어서도 아버지는 자식들에게 재산을 일임하려 했지만 어머니는 "끝까지 쥐고 있어야 한다"라고 반대했을 만큼 현실주의자셨다. 그러나

이 세상의 모든 어머니가 그렇듯 항상 자식에게 헌신적이고 남에게 너그러우신 것은 다름없었다.

상상력 많은 책벌레

나는 초·중·고를 통틀어서 요즘 아이들 말로 하면 '범생이', 즉 '공부만 하다 보니 특별히 다른 일이 없었던' 아이였다. 초등학교 때는 4·5학년 두 해 동안에 당시 학원사에서 간행한 위인 전기와 세계 문학 전집 100권을 다 독파할 정도로 책벌레였다.

특히 〈삼총사〉나 〈칭기즈칸〉, 〈알프스 소녀〉, 〈소공자〉, 〈소공녀〉, 〈삼국지〉와 무협지 등을 좋아했다. 이런 책들은 한번 읽기 시작하면 단숨에 읽어 내려갔는데, 〈장발장(레미제라블)〉만은 예외였다. 〈장발장〉은 아버지가 읽어보라고 권한 책 중에서 가장 기억에 남는 책인데, 너무 재미있고 감동적이어서 일부러 여러 번에 걸쳐 나누어 읽었던 기억이 아직도 생생하다.

그 시절 나는 상상력이 풍부했고, 이런저런 공상도 많이 했다. 한번은 외할아버지가 집에 오셨는데 귀찮아하실 정도로 끝없이 질문을 던졌던 적이 있다. 그래도 일일이 답을 해주셨고 가시면서 "효석이의 질문이 애 같지 않게 날카롭다"며 등을 다독거려 주셨다. 독서에는 열심이었지만 매우 수줍은 성격이었다. 친구들이 세 명만 모여 있어도 나서서 말을 잘 하지 못했다.

초등학교 시절 가장 친했던 친구로는 앞에 추천사를 써 주기도 한 김상준 서울의대 명예교수를 들 수 있다. 상준이는 항상 전교 1등을 도맡아 했고, 나는 2~3등쯤을 했었다.

기억에 남는 선생님으로는 4·5·6학년 내리 담임을 맡으셨던 박병국 선생님이 계신데, 총각이었기 때문에 우리 집에 입주하셔서 가정교사를 했었다. 6학년 담임 시절 군대에 입대하셨는데, 당시 우리들이 송별식을 해 드린다고 고깔모자를 쓰고 꽹과리를 두들겼던 기억이 새롭다. 이때 나의 꿈은 과학자였다.

생로병사에 의문을 품다

이리 초등학교를 마치고 남성(南星) 중학교로 진학했는데, 이때 생로병사에 대한 생각을 많이 했다. 여전히 성적은 상위권을 유지하고 있었지만, 학급 간부는 맡지 않고 혼자서 깊은 사색에 빠지곤 했다. 어찌 보면 지금 한의사가 되어서 생로병사를 연구하는 길로 들어선 것은 이때부터 시작된 운명인지도 모르겠다.

공부는 특히 국어에 자신이 있었는데, 글을 읽고 핵심을 정확히 파악하는 데는 나를 따라올 친구가 없었다. 당연히 국어에서는 항상 1등이었다. 그러다 보니 자연스레 선생님 중에서도 국어를 가르치셨던 김진악 선생님이 가장 기억에 남는다. 서울대 국문과 출신의 실력파였는데, 나중에는 배재대학교 교수로 가셨고 학장까지 지내셨다.

세계를 누비는 무역상을 꿈꾸다

초등학교 시절부터 공상이 많았던 나는 고등학교 때에도 여전히 혼자만의 세계 속에서 상상하기를 즐겼다. 중학교 때 생로병사에 대한 생각을 많이 하던 사색의 끝이 고등학교 때에는 다소 엉뚱하게 자살까지 생각이 미친 적도 있었다. 무슨 인생의 좌절을 겪어서가 아니라, 생을 탐구한다고 상상의 나래를 펴다보니 '과연 죽음은 무엇일까?' 하는 다소 치기어린 피상적 결론에 도달했던 것이다.

고등학교 시절 공부 이외에 특이한 것을 돌이켜보면 힘이 세어서 씨름을 하면 당할 자가 없었고, 때문에 요즘 말로 하면 '학교 짱'도 나와의 정면충돌은 피했을 정도였다.

사실 공부 잘하면서 힘도 세면 학창 시절은 그걸로 그만이었다. 그러나 실제로 싸움을 하거나 분쟁에 휘말려 본 적은 한 번도 없었다. 적이 한 명도 없을 만큼 대인관계가 좋았던 걸로 기억된다. 오죽하면 졸업 후 언젠가 당시 5회 선배가 남성고 총동문회 회장을 하고 있을 때인데, 유니버시아드 유도 금메달리스트 출신인 최규본 선수가 "15회 서 원장이 동문회 회장에 나서라. 당신은 한 명도 적이 없지 않은가?"라고 말한 적도 있었다.

고등학교 때의 친구들로는 가장 친한 이가 이재춘이었다. 행시를 패스해서 국세청에서 공직 생활을 했는데, 학창 시절 당시 재춘이는 나와 비슷한 공상가여서 서로 대화가 통했기 때문에 자주 붙어 다녔다.

안기부 공채 1기로 들어가서 나중에 중국 공사까지 지낸 강태성, 육사를 졸업하고 나중에 소장으로 예편한 심재환, 고향에서 사업체를 운영한 김명수,

그리고 최일선, 박홍기, 이철용 등이 모두 잊지 못할 친구들이다.

선배 중에도 잊지 못할 사람이 있는데, 내가 고1일 당시 고3이었던 이선우 형이다. 선우 형은 머리가 영민하였으나 집안 형편이 어려워 이를 딱하게 여긴 이중각 교장 선생님의 주선으로 아버지가 집에 받아들여 1년간 머물게 해 주었다.

나에게는 가정교사 비슷한 역할을 하도록 맡겼지만, 사실 가정교사라기보다는 허물없는 친구처럼 1년 동안 권투, 말씨름도 하며 온갖 추억거리를 많이 만들었다. 한양식품에서 직장 생활을 했으며 은퇴한 뒤에 개인 홈피를 운영했는데, 글솜씨가 워낙 좋고 알찬 자료가 많아 개인 홈피로서는 방문객이 많아 대성황을 이루었다. 선우 형은 안타깝게도 몇 년 전 암으로 타계하고 말았다.

선생님 중에는 교과서를 담당하는 도서계를 맡았던 김상진 선생님이 기억에 남는데, 항시 문성당에 올 때마다 아버지에게 나에 대한 칭찬을 아끼지 않으셨다.

고등학교 시절 나의 꿈은 세계를 누비는 무역상이 되는 것이었다. 아버지가 운영하는 서점에서 일을 하는 경우가 종종 있었는데, 내가 가게를 볼 때는 손님 곁에 그냥 서 있는 게 아니라 손님의 요구를 재빨리 파악해서 그에 맞는 권유를 했기 때문에 어김없이 책이 팔렸다.

한번은 아버지가 나에게 '학생은 왜 헌책보다 새 책으로 공부해야 하는가'라는 주제로 글을 써 보라고 하셔서 작문을 한 적이 있는데, 아버지가 보시고 "참 잘 썼다"라며 칭찬하셨던 기억이 난다.

편도선염 완치를 꿈꾸며 한의대로

고3이 되면서 자연스레 대학 진학에 대한 논의가 이루어졌는데, 세계적 무역상을 꿈꾸는 나의 지망은 당연히 상과 쪽이었다. 책을 팔아 보면 고객의 요구를 한눈에 파악할 수 있었고, 의도한 대로 영업이 되다 보니 장사에 소질이 있다고 생각해 마침내는 다소 엉뚱한 꿈까지 꾸게 되었다. '엉뚱한 꿈'이란 다른 게 아니고 책처럼 작은 물건이 아니라 뭔가 커다란 물건을 팔아보고 싶은 욕심이 생긴 것이다. 내가 꿈꿨던, 팔아 보고 싶은 커다란 물건은 비행기였는데, '보잉 707기'를 팔아 보겠다고 아예 구체적인 기종까지 선정해 놓았을 정도였다.

그러나 아버지의 생각은 달랐다. '문성당'이라고 하는 큰 책방을 경영하면서 사업을 해본 아버지는 사업가를 두 가지 측면에서 못마땅하게 생각했다. 하나는 아무리 사업이 잘 되어도 물건을 팔려면 결국 '남에게 고개를 숙여야 한다'는 것이었고, 다른 하나는 사업 규모가 커질수록 대인관계를 잘 하려면 접대를 많이 해야 되는데, 그러다 보면 원치 않는 자리에서도 술을 많이 마셔야 하는 괴로움이 있다는 것이다. 그래서 아버지는 아들이 뭔가 남에게 고개 숙이지 않고 존경받으며 원치 않는 술자리도 마다할 수 있는 독립된 전문가로 살기를 바랐는데, 그 길이 바로 의사였다.

지금도 학창 시절을 돌이켜 보면 나는 정말 '아버지의 말을 잘 듣는 아들'이었다. 가슴 속에는 세계를 누비는 무역상의 꿈이 꿈틀거리고 있었지만 아버지의 말씀대로 의사가 되기로 하고 서울대 의대에 원서를 넣었다.

의대에 진학하고자 하는 결정이 아버지의 말씀에만 따른 것은 아니었다.

마음속에는 또 다른 하나의 꿈이 있었는데, 그것은 바로 어려서부터 심하게 앓아온 나의 지병 – 편도선염을 완치하는 것이었다.

어린 시절부터 나는 편도선이 자주 부어서 고생을 했다. 병이 한번 도지면 40℃를 오르내리는 고열과 함께 두통, 귀의 통증, 전신 위화감 등이 나타나고, 특히 환부가 매우 아팠다. 음식을 삼킬 때 목이 심하게 아프고, 더 악화되면 아예 아무것도 먹을 수가 없었다. 오한이 나서 한여름에도 두꺼운 겨울 점퍼를 입고 지내야 하는 힘든 나날이 많았다.

병원에서 치료를 받고 편도선염에 좋다는 약을 두루 먹어봤지만, 근본적인 치료를 할 수 없었다. 예나 지금이나 양방에서는 편도선을 마치 맹장처럼 인식하여 수술로 떼어내야 한다는 의견이 우세하다. 그래야만 차후에 또 다른 질병이 발생하는 것을 막을 수 있다는 것이다. 이는 상당히 위험한 발상인데, 어쨌든 이 병으로 인한 고생이 너무 심해서 '내가 의사가 되면 직접 이 병을 고칠 수 있지 않을까?' 하는 생각에 의사가 되는 꿈을 꾼 것이며, 서울의대에 원서를 넣은 것이다.

그러나 낙방했다. 한 해 재수를 한 뒤 '자라에 물린 사람 솥뚜껑 보고 놀란다'는 격으로 이번에는 목표를 조금 낮춰서 연대 의대에 원서를 넣었는데 아주 근소한 차이로 다시 낙방했다. 두 번의 실패를 겪자 나는 '편도선염의 극복'이고 뭐고 간에 의사는 내 운명이 아니라는 생각이 들었고, 그러자 바로 아버지 뜻을 따른다고 묻어버렸던 무역상의 꿈이 되살아났다. 나는 혼자 내 인생의 목표를 찾아가기로 결심하고 과감하게 외대 무역학과에 원서를 넣기로 마음먹었다.

그런데 이번에는 아버지가 다시 한의대를 권하는 것이 아닌가. 아버지는 나름대로 통신강의록과 전문 서적을 탐독해 당시 한의학에 대한 조예가 아주 깊었다. 그런 탓에 의과 대학에 실패해서 그 반작용으로 급격히 무역학과 쪽으로 방향을 틀고 있는 나를 보고 한의대를 가라고 한 것이다.

사실 한의대를 가면 굳게 마음먹었던 '편도선염의 완치에 대한 꿈'도 다시 꿀 수 있게 되는 것인데, 사람의 마음이란 이상한 것이다. 양방으로 치료하든 한방으로 치료하든 어느 것을 택해서라도 편도선염을 완치하겠다는 꿈을 실현하면 되는 것이련만, 당시에는 이상하게 그러기가 싫었다. 아마도 의대에 떨어져서 한의대에 갔다는 소리를 듣기가 싫었는지도 모른다.

그래서 처음에는 나름대로 완강하게 반대를 했다. 그러나 존경하던 모교의 은사이신 조두현 선생(한문 담당)이 선생님의 은사인 경희대 한문학과 송 교수님을 대동하고 와서 앞으로의 한의학 발전을 위해서 할 일이 많다, 양방 못지않게 한방의 미래도 밝다, 두고 봐라 앞으로는 한의대에 수재들이 몰릴 것이다 등등, 한의대를 가라고 설득하는데 도저히 거역할 도리가 없었다. 뿐만 아니라 '내가 꿈꾸던 편도선염의 정복이 양방이면 어떻고 한방이면 어떠랴' 하는 생각이 들어 우리 전통 의학으로 내 병을 극복해 보자는 데까지 생각이 미치자 다시 의욕이 불타올랐다.

결국 이미 작성해 놓은 외대 무역학과 지원서를 버리고 경희대 한의학과에 원서를 넣었는데, 그야말로 마감 직전에 슬라이딩으로 접수시켰다. 지금은 경희대학교 한의과대학이 별도로 설립되어 있지만 당시에는 의과대학 한의예과로 모집했는데, 당시 4년제인 동양의전 한방과를 흡수 통합하면서 정식 6년제로는 최초로 개설된 한의학과였다. 소위 과도기를 거치고 나서 정식 한의사 전문 과정 1기(期)가 모집된 셈인데, 나를 설득하던 두 선생님의 말씀처럼 전기에서 낙방한 수재들이 그야말로 구름같이 몰려와서 40명 정원 모집에 경쟁률이 무려 40 대 1이나 되었다. 어쨌거나 나는 여기에 수석으로 합격했다.

한의학 공부는 나름대로 재미있었지만 당시의 느낌을 사실대로 말한다면 솔직히 교수님들의 강의는 논리적인 체계가 잘 잡혀 있지 않았다. 교수님들의 실력이 부족해서 그런 것은 아니었다. 정규 대학의 정식 한의과로는 1회였으니 아는 것의 문제가 아니라 가르치는 방법과 경험의 문제였다.

대학을 졸업하고 나서 20여 년이 지난 어느 해 초동 교회에서 있었던 김완희 선생의 한방생리학 강의를 들을 기회가 있었는데, 그 교수법의 세련미는 20여 년 전과는 비교가 안 될 정도로 발전해 있어서 많이 놀란 적도 있었다.

한의대는 예과 2년, 본과 4년의 6년 과정으로 진행되는데, 세부별 전공은 따로 없다. 사람들은 보통 각종 분과로 나누어진 양의(洋醫) ─ 이비인후과 전문의, 안과 전문의, 내과 전문의, 외과 전문의 등등 ─ 체제에 익숙해 있기 때문에 전공이 따로 나누어져 있지 않다면 의아하게 생각할 것이다. 그러나 본래 한의학에서는 인체와 병을 전일(全一)로 보기 때문에 지향하는 바도 통치(通治)를 목표로 한다. 인체와 병을 세세히 구분해서 다루는 것은 그야말로 양의학의 개념이다.

물론 어느 것이 옳다 그르다고 논할 수는 없는 일이다. 그러나 한의학의 입장을 예를 들어 '인격의 완성'을 가지고 비유해서 쉽게 말하면, 인격의 완성은 어느 한 가지만을 가지고는 완전해질 수 없는 것과 같다.

그러나 지금의 사람들은 세세한 어느 한 가지에만 집착해서 그것을 추구하고, 또 사람을 판단할 때도 어떤 부분만을 보고 전체를 보지 못함으로써 판단을 그르치는 경우가 많다. 한의학에서는 병도 마찬가지로 보는 것이다. 귀에 병이 생겼다고 해서 귀만 보는 것이 아니라 몸 전체를 가지고 그 원인을 따지고 치료를 생각하는 것이다.

한의학과 양의학에 대해 흔히 범하는 오류는 '한의학이 과학적인가 아닌가' 하는 문제이다. 대부분의 일반인들은 양의학을 과학의 산물, 즉 객관적 검증이 가능한 정밀하고 우수한 학문으로 보는 반면 한의학을 경험의 산물, 즉 일정한 과학적 검증이 불가능한 주관의 학문으로 본다. 그러한 경향 때문에 자칫하면 한의학은 과학을 넘어 철학 쪽으로 가버리는 경우도 많다. 동양 철학적 관점에서 인체가 우주 전체를 반영하는 소우주라고 한다든지, 실체를 눈으로 보기 힘든 기(氣)에 관한 개념 등이 특히 그러하다. 기(氣)니, 경락(經絡)이니, 혈(穴)이니, 음양(陰陽)의 조화(調和) 등등 말이 그렇지 '과학적으로 검증할 수 없는 것들을 어떻게 믿을 수 있단 말인가' 하는 생각들이 기본적으로 깔려 있다.

그러나 우리가 알아야 할 것은 과학의 본질과 그 발전이다. 현대물리학은 양자이론으로 대표되는데, 이 양자이론이 무엇일까? 나는 과학자가 아니어서 심오한 그 이론을 쉽게 설명하기 어렵지만, 한 마디로 요약하면 '물질의 궁극까지 파 들어가 보니 거기에는 객관이 아니라 주관이 자리하고 있더라'는 것이다.

즉 양자물리학 차원에서 실험을 할 때는 실험자의 주관에 따라서 결과가 변한다는 것이다. 그래서 많은 물리학자들이 '현대물리학과 동양철학'이니,

'현대물리학이 발견한 창조주'니 하는 책들을 써내고 있다. 그러니 '과학적'이니 '객관적'이니 하는 말을 절대 불변의 진리로 너무 맹신하는 것은 양자물리학의 관점에서 보면 옳은 것만은 아니라는 사실이다.

어쨌든 한의대에 진학하면서부터 편도선염의 완치에 대한 나의 꿈은 비록 치기 어린 것이었지만 용감하게 불타올랐다. 1966년, 한의학을 공부하는 한의학도가 되었으니 닥치는 대로 온갖 한의서를 다 뒤졌다. 자나 깨나 '어떻게 하면 편도선염을 고칠 수 있을까?' 하고 궁리에 궁리를 거듭했다.

그러나 손에 잡히는 뚜렷한 결과도 없이 생각은 개미 쳇바퀴 돌듯 맴돌기만 했다. 이제 막 한의학에 입문한 풋내기 한의학도가 의욕만으로 어찌 편도선염 치료에 대한 비방을 찾아낼 것인가? 편도선염 치료제를 만들어 내는 일은 이때부터 시작되었지만, 그 결과는 결국 10년의 세월을 더 기다려 전남 광주의 원광대 한방병원 분원에서 일할 때 이루어진다.

삼불(三不)을 넘어서다

나는 상당히 내성적인 성격이라 남 앞에서 부끄럼을 많이 탔다. 노래를 못했고, 운동을 못했으며, 말을 못하는 소위 '三不'이었다. 대학에 진학하면서 나는 공부 이외에 이 '3불'을 극복하리라 마음먹었다. 결론부터 말하면 세 가지 모두 성공했다. 노래는 '희망가'를 배워서 많은 관중들 앞에서까지 열창을 해봤고, 운동은 탁구를 열심히 연습해서 상당한 수준에 올랐으며, 그 인연으로 군포시 탁구협회장과 국가 대표 주치의를 맡기도 했다.

연설을 잘 못하는 것, 즉 남 앞에서 말을 잘 못하는 문제는 학과 공부에 무섭게 매진함으로써 극복하였다. 관련 자료를 철저히 섭렵하여 교수님들께 날카로운 질문을 사정없이 하여 내 뜻을 충분히 전달하는 돌파구를 마련했고, 그러다 보니 자연 여러 교수님들로부터 인정도 받았다.

지금도 잊지 못하는 분은 당시 서울의대 해부학 교수이면서 경희대로 출강을 나왔던 장가용 박사님이다. 이분으로부터는 본과 1학년 때 해부학 강의를 들었는데, 수준 높은 질문을 여러 번 했더니 '서 군(君), 서 군' 하면서 실력을 인정하며 아껴주셨고, 각별한 배려까지 해주셨다. 각별한 배려란 다름 아닌 교수님이 가지고 있던 조직 슬라이드와 현미경을 나에게 준 것인데, 이는 당시로서는 흔치 않은 선물이었다. 장가용 박사는 바로 '한국의 슈바이처'로 유명한 장기려 박사의 차남이다.

당시에는 지금처럼 한의과 교수진이 갖춰지지 못했던 탓에 서울의대에서 장가용 교수를 비롯한 많은 분들이 출강을 나왔는데, 내가 얼마나 많은 질문을 던졌던지 당시 서울의대에서 나온 교수님들 사이에 '경희의대 한의과에 가면 서효석이란 학생이 있다'라는 평이 나올 정도였다. 그때의 경험을 통해 스스럼없이 조리 있게 나의 뜻을 말할 수 있는 능력이 생겼으니 결국 처음 마음먹었던 '3불 정복'을 대학 때 다 해낸 것이다.

대학 시절의 교수님들을 돌이켜 보면 약리학을 강의하셨던 홍성선 교수를 잊을 수 없다. 홍 교수님은 당시 36세의 노총각이었는데, 바둑을 무척 좋아해서 틈이 나면 학생들 중 최강자였던 내가 바둑 상대가 되어드리곤 했다. 말이 나온 김에 홍 교수님과 바둑에 얽힌 재미있는 일화를 한 가지만 이야기하고 넘어가자.

당시 같이 공부를 하던 친구 중에 박 모 군이라는 상당한 수재가 있었는데, 어찌된 일인지 약리학 시험을 볼 때 커닝을 하다가 적발됐다. 본인은 커닝을 안 했다고 우겼지만, 그 다음 약리학 강의에 들어갔더니 홍 교수가 박 군의 이름을 빼고 출석을 부르는 게 아닌가. 부정행위를 했기 때문에 학점을 줄 수 없다는 것이 그 이유였다. 약리학은 이수하지 않으면 안 되는 필수 과목이었으니 미상불 큰일이 벌어진 것이다.

박 군은 군산 출신으로, 당시 집이 초가집이었을 정도로 가정 형편이 어려웠으나 공부는 잘 했으며, 전교 노래자랑 대회에서 '불나비 사랑'을 불러 1등을 하기도 한 다재다능한 수재였다. 그런 그가 약리학을 이수하지 못하면 졸업과 연결해서 여러 가지로 심각한 결과를 맞이하게 되는 것이다.

홍 교수도 이런 사정을 전혀 모르는 바는 아니었지만, 학생들의 규율을 바로 잡으려는 차원에서 읍참마속(泣斬馬謖)의 심정으로 그런 결정을 내린 것이었다. 왜냐하면 홍 교수는 평소에 입버릇처럼 "절대 커닝하지 마라. 공부를 제대로 못했다면 재시험 기회는 얼마든지 주겠다. 중요한 것은 진짜 공부를 하는 것이다"라고 말해 왔었기 때문이다.

교수와 학생의 이런 양쪽 사정을 다 짐작하는 나로서는 어떻게든 돌파구를 찾아 주고 싶었다. 그래서 이런저런 궁리 끝에 나온 것이 다소 엉뚱하지만 바둑으로 내기를 해서 내가 이기면 박 군의 학점을 인정해 달라는 제안이었다. 바둑은 내가 집백으로 두어 4연승을 거두면 이기는 것으로 하자고 제안했다. 홍 교수는 "자네가 바둑으로 친구를 구하겠다, 이건가?"라며 빙그레 웃더니 승낙을 해주었다. 바로 전 여름 방학 때 호선으로 2대 1로 내가 패한 전적이 있어 홍 교수는 마음을 놓았는지도 모른다. 그러나 나는 당시 바둑 실력이 부쩍부쩍 느는 중이었고, 이미 상당한 수준에 올라가 있었다.

어쨌든 15일 뒤 수박 한 통을 사들고 교수님 댁을 방문하여 이상한 내기 바둑이 시작되었다. 원래 나는 상대의 돌이 놓이기가 무섭게 손이 나가는 속기파였는데, 그때는 시간을 1시간 45분이나 쓸 만큼 신중했다. 친구의 졸업이 거기 걸려 있으니 한 판이라도 지면 안 됐기 때문이다. 첫판에서 흑을 잡은 홍 교수의 손이 가늘게 떨리는 것을 보고 나는 승리를 직감했다.

다음날 둘째 판은 1시간이 걸렸는데, 역시 나의 승리였다. 이렇게 나는 호선으로도 좀 밀리나 싶었던 교수님께 백으로 4연승을 거두었다. 그러자 홍 교수는 "학생들이 커닝을 안 하겠다는 자정 결의를 하면 박 군을 용서해 주겠다"라는 제안을 했고, 우리는 "커닝 재발 시 연대 책임을 지겠다"라는 구두 약속을 함으로써 결국 박 군은 학점을 받을 수 있었다.

당시에는 내가 바둑을 이김으로써 친구의 학점을 받아냈다고 의기양양했었는데, 세월이 흐른 지금에 와서 돌이켜 생각해 보면 '곤경에 처한 제자도 구하고, 본인의 소신인 부정행위 방지'도 지켜내기 위한 스승의 깊은 뜻에서 내기 바둑을 허락하지 않았나 생각한다. 요즘같이 살벌한 경쟁 풍조의 대학 사회에서는 있을 수 없는 낭만적이면서 아름다운 추억이다.

또 한 분, 잊을 수 없는 스승은 한방 생리를 가르치셨던 김완희 교수이다. 학부 시절 수업을 듣다가 손을 들고 질문을 던졌는데, 지금은 자세히 기억이 나지 않지만 상당히 까다로운 내용이었다. 그러자 교수님이 "그런 질문을 왜 하느냐?"며 버럭 역정을 내셨는데, 당시 치기 어린 공명심이 있었던 나는 "과학자 뉴턴의 스승은 엉뚱한 질문도 다 받아 줬다는데, 교수님은 왜 화를 내십니까?"라고 맞받아쳤다. 화를 못 참은 교수님이 출석부를 내던지고 강의실 문을 박차고 나가 버렸는데, 나중에 들으니 김완희 교수님의 강의 역사에 전무후무 단 한 번 있었던 일이라고 한다.

그러나 그렇게 안 좋은 인연으로 시작된 관계가 시간이 흐르면서 나를 끔찍이 아껴주는 관계로 발전했고, 대학 졸업 후 대학원에 진학할 때 추천서류에 도장을 받으러 갔더니 아예 도장을 통째로 맡기면서 "서 군이 알아서 필요한 곳에 다 찍게나"라고 하신 적도 있었다.

학창 시절 당시 내가 살던 집이 교수님 집과 가까워서 자주 뵙고 바둑도 두며 지냈는데, 집에 돌아갈 시간이 되면 사양하는데도 굳이 집 앞까지 바래다주시곤 하던 잊지 못할 스승이다.

호(號) 이야기

경희대 한의학과 예과 시절 조정이란 한문 선생님도 나에게 특별한 스승이다. 선생은 나와 한 친구에게 개인 지도를 받으라는 제안을 하셨는데, 덕분에 매주 2시간씩 공부를 하다가 여름방학을 이용해서 좀 더 집중적으로 한문 공부를 하게 되었다. 논어를 떼고 책거리 하는 날 선생님께서 물으셨다.

"호가 있느냐?"

"없습니다."

함께 공부한 친구에게도 물으셨다.

"호가 있느냐?"

"없습니다."

선생님께서는 나에게는 '해석(海石)'이란 아호(雅號)를, 그 친구에게는 '소천(小泉)'이란 아호를 지어주셨다. 내가 물었다.

"바닷돌에 특별한 의미가 있습니까?"

"해석이란 중화사상에서 용이나 봉황처럼 상상의 돌로서 사해의 중앙에 위치해 있어 해석이 물을 머금으면 전 세계 바다에 썰물이 들고, 해석이 물을 뱉으면 전 세계 바다에 밀물이 든다."

"선생님, 저에게는 너무 큽니다."

"젊은이는 뜻을 크게 가져야 한다. 경희대학교 설립자인 조영식도 29세의 젊은 나이에 내 밑에 교사로 있으면서 "교장 선생님, 제가 훗날 대한민국에서 가장 큰 대학을 짓겠습니다"라고 말하더니 내가 지어준 미원(美源)이란 호에 맞게 꽃다운 학교를 설립했다"라고 말씀하셨다.

그날 나는 내 호에 대해서 선생님과 이야기를 많이 나눈 반면, 같이 '소천'이란 호를 받았던 친구는 아무 말 없이 시큰둥하게 선생님 댁을 나섰는데, 아마도 내가 받은 호와 너무나 차이가 있어서 그랬을 것이라 생각한다. 내 호가 전 세계 '바다'를 쥐락펴락한다는 뜻인데, 그 친구의 호는 '작은 샘물'이었으니 왜 아니 그랬겠는가?

실제로 그 친구는 나중에 친구들과의 모임에서 뜻하지 않은 사고를 저지르게 되어 영어(囹圄)의 몸까지 되었다가 출소 후에는 아예 전공을 바꿔 양의가 되어 버렸으며, 지금도 전혀 연락이 닿지 않는다.

지금 생각해 봐도 앞날을 예견한 조정 선생의 혜안이 놀랍기만 한데, 그런 측면에서 보면 나는 진정한 '해석(海石)'이 되었는가를 반문해 보기도 한다. 물론 편강이 이제 국내를 넘어 해외에까지 유명세를 떨치게 되었으니 어느 정도는 선생의 예견이 맞았다고 생각되지만, 또 한편으로 생각하면 세상 모든 바닷물이 밀물이 되고 썰물이 될 만큼 큰 돌이 되었는지는 부족한 면이 많다고 본다. 그런 면에서 앞으로 내가 갈 길은 아직도 한참 멀었다고 보며, 세상 바닷물을 한 호흡에 다 품고 내뱉는 그날을 위해 오늘도 투지를 불태우고 있다.

경희대 총학생회장

소제목만 언뜻 보면 내가 재학 시절 경희대 총학생회장 선거에 출마한 걸로 오해하는 독자도 있을지 모르겠는데, 그건 아니다. 직접 출마하지는 않았지만, 거의 그 선거를 뒤에서 도맡아 치렀기 때문에 지금도 기억이 생생하다.

대학 시절을 회고해 보면 거의 한의학 공부에 열중했었다. 그러나 그런 중에도 '친구 따라 강남 간다'는 말처럼 가까운 벗 때문에 생각지도 않은 총학생회장 선거에 개입하게 되면서 선거와 정치가 어떤 것인가를 깨닫게 되는 기회가 있었다.

당시 공부를 잘하는 축에 속하는 학생들 사이에서는 그룹이 두 개로 나누어져 있었는데, 하나는 호남파인 인우회(仁友會)와 다른 하나는 영남파인 삼녹회(蔘鹿會)였다. 나는 인우회의 학술부장을 맡고 있었는데, 원래 직책을 맡기 싫어하는 성격이었으나 김완희 삼녹회 지도 교수가 "서효석을 끼워야 학술을 논할 수 있다"라고 강력 천거함으로써 맡게 되었다.

이때 경희대 총학생회장 선거가 치러지게 되었는데, 같은 과 동료인 한 군이 출마하게 되었다. 그런데 한 군이 총학생회장 선거에서 이기려면 세 가지 난관이 있었다. 그것은 출마 자격이 전체 B 학점 이상이어야 하는데 그렇지 못하다는 것, 같은 한의대 내에 경쟁자가 있었다는 것, 그리고 마지막은 당시 경희대를 좌지우지하는 요즘 아이들의 '일진회' 같은 어깨패들이 있었는데, 이들의 영향력을 통제하는 문제였다.

한 군과는 본과 1학년 당시 무의촌 봉사도 같이 나갔었고, 그 친구의 집에 가서 정종을 마시다 워낙 술을 못 마시는 체질이라 창호에다 토해 놓은 적도 있는 아주 가까운 친구였다. 그런 한 군이 나에게 총학 선거를 도와 달라고 요청을 해왔다. 마치 유비가 제갈공명을 찾아 도움을 청하는 것처럼, 공부 잘하는 그룹의 도움을 요청해 온 것이다. 나는 여러 번 부탁을 거절했지만, 집요한 청을 뿌리칠 수 없어 결국 선거에 개입하게 되었다. 그러나 나는 내 스타일대로 철저하게 막후에서 지원하기로 작정하고 즉각 활동에 들어갔다.

먼저 한 군의 학점을 정비하기 위해 교수들을 찾아가 선처를 부탁했다. 이 문제는 앞에서 이야기한 것처럼 바둑으로 해결할 수 있는 일도 아니라서 '명분'이라는 정공법을 택했다. '한의대에서 총학생회장이 나오는 것은 한의학 5천 년 역사에 경사'라는 다소 거창한 명분을 가지고 설득하러 다녔다. 그런 나를 보고 홍성선 교수 같은 분은 "낙제 대상 1번 타자에게 점수를 잘 주라고?" 하기도 했지만, 대체로 다들 수긍을 해주어서 무난히 해결되었다.

다음은 후보 단일화였다. 당시 한 군의 경쟁자였던 인물은 원래 단대 학생회장까지만 관심이 있었지 총학생회장까지는 생각이 없는 상태였다. 나는 그를 만나서 단대 학생회장까지만 관심 있는 인물이 더 큰 길을 막아서는 안 되니 중도 사퇴할 것을 종용하는 한편, 만일 일이 원만하게 해결되지 않을 경우 동료들로부터 쏟아지는 비난을 감당하기 어려울 것이라는 경고사격도 했다. 결국 그 친구가 중도 사퇴를 함으로써 이 문제도 해결되었다.

다음은 가장 어려울 수도 있는 어깨패 선배들의 통제 문제였는데, 경희대 내 전체 어깨패 그룹을 장악하고 있던 인물은 정 모 선배였다. 당시 정선배는 결혼을 하게 되어서 총학 선거 관련 일을 2인자인 Y 군에게 맡기게 되었다. 당시 경희대 유도부장을 맡고 있던 어깨패 중에 '공자님'이라는 별명을 지닐 정도로 점잖은 친구가 있었는데, 이 친구가 남성고 1년 선배였고, 나와 막역한 사이였다. 이 '공자님'이 Y 군한테 힘을 써서 어깨패들이 우리 편으로 돌아서게 되었던 것이다.

학생회장 선거는 양측 세가 막상막하라 예측불허였다. 그런데 투표 결과 우리 측이 8표로 졌는데, 부정 선거 의혹이 있었다. 재검표 결과 기표자 명부에 있는 투표수와 실제 투표용지 수가 20표 차이가 났다. 상대 후보가 20표 이상 이겼으면 그대로 갈 수도 있었지만, 표 차이가 여덟 표밖에 안 나니 패배를 인정할 수가 없었다.

학교 측에서는 부정 선거가 외부로 알려지는 것을 꺼려서 그냥 덮고 가려는 눈치였다. 총장실에서 선거 결과를 빨리 발표하라는 독촉 전화가 선관위장한테 여러 번 걸려왔다. 이때 나서준 것이 Y 군이다. 선관위장을 찾아가서 "명백한 부정 선거를 그대로 눈감아 주었다가는 결코 무사하지 못할 것"이라는 강력한 경고를 한 것이다. 결국 재선거가 이루어졌고, 이번에는 부정이 개입하지 못하자 결국 한 군의 승리로 막을 내리게 되었다.

대학 시절의 마지막을 장식한 일은 졸업 위원장을 맡은 것이었다. 졸업을 하면서 한의사 자격 국가고시를 치러야 했는데, 지금은 어림없는 일이지만 당시에는 경희대 한의과가 유일무이 단일과였다. 또 학생들도 현업에 종사하던 사람, 동양의전 출신, 보결 입학자, 화교 출신 등등 여러 계층이 있기 때문에 '국가고시 대책 위원회'라는 것을 만들어 단체로 시험에 대비하던 시절이었다.

대책 위원회는 교수들을 찾아다니면서 출제 경향을 파악하고, 학생들이 합숙하는 장소를 순회하며 정보를 공유하고 공부를 점검하는 것이 임무였다. 그러다 보니 그 위원장은 로비 활동 능력, 조직 통솔 능력, 자금 운영 능력 등을 갖추고 리더로서의 역량을 발휘하는 자리였다. 그런 자리인 만큼 졸업 대표를 희망하는 사람은 많았다.

그중에서도 특히 두 사람이 두드러져서 총회에 회부되었는데, 장시간의 논란 끝에 두 사람 모두 졸업 대표로 부적합하다고 부결되어 버렸다. 그러자 동급생이지만 나보다 5년이나 선배인 김석전 학형이 나를 찾아와서 졸업 위원장을 맡아 줄 것을 강력히 권고했다. 나는 크게 내키지 않았지만, 한편 생각하면 리더로서의 역량을 기를 수 있는 좋은 기회이기도 했으므로 이를 수락했고, 총회에 회부한 결과 만장일치로 통과되었다.

당시 공부하는 그룹은 8개 서클로 나누어져 있었는데, 이들을 한 달간 합숙시키면서 순회 점검하고, 출제 경향을 파악하는 등 바쁘게 뛰어다닌 결과 졸업생 전원 100% 국가고시 합격이라는 성과를 이끌어 냈다.

코스모스 탁구장

　대학을 졸업한 후 고향으로 내려온 나는 서점 일을 도우면서 휴식을 취하고 있었다. 바로 개업을 하지 않은 것은 국가고시를 합격해도 한의사 자격증이 바로 발급되지 않기 때문이다. 자격증 발급까지 기다리는 기간이 약 6개월 정도 되었는데, 그 시간에도 항시 그랬듯 샘솟는 아이디어와 사업 감각은 나를 가만두지 않았다. 지금도 그렇지만 시간이 나면 항상 타고난 비즈니스 감각이 발동하는 것이다.

　어느 날 교과서 철 세 달만 서점의 창고로 쓰던 빈 건물을 보는 순간, 내 머릿속에는 '탁구장'에 대한 사업 아이디어가 번개처럼 스치고 지나갔다.

　지금은 질 좋은 탁구대가 대량 생산되어 나오지만, 그때 당시의 탁구장은 탁구대 제작 기술이 낙후되었던 시대라 여러 가지로 문제가 많았다. 가장 큰 문제는 자체 제작하는 탁구대의 탄력성이 부족하다는 것이었고, 백색 라인의 조잡성, 그리고 실내 전등에 반사되어 공이 잘 안 보이는 점 등이었다. 특히 탄력성 문제는 공식 시합의 규정에 따를 경우 30cm에서 자유 낙하한 공이 탁구대에서 22cm 이상 튀어 올라야 하는데, 당시의 탁구대로는 손바닥에 올려놓은 공을 던질 경우 어림도 없는 일이었다.

　나는 이 문제를 골똘히 연구한 뒤 세 가지 문제를 모두 해결한 탁구대를 24대 만들어 설치한 뒤, '코스모스 탁구 회관'을 개업하였다. 코스모스라 하면 가을에 한들거리는 꽃을 생각할 독자가 많겠으나, 사실 여기에서 코스모스는 '우주'를 뜻하는 것으로, 대학 재학 시절 내가 만든 '우스개 종교'의 명칭이었다. 당시 무신론자였던 나는 절대자가 아닌 보편자가 주관하고,

일신상의 복락보다 남을 위한 선행을 목표로 하며, 궁극적으로 후손에게 행복을 안겨 주고자 하는 '코스모스교'를 창안했었는데, 동료들이 나를 교주로 추대하는 바람에 졸지에 별명이 '서 교주'가 되었던 것이다.

어쨌든 코스모스 탁구장은 문전성시를 이루어 3개월 만에 투자 비용을 모두 회수한 뒤 손익 분기점을 넘어섰다. 개업 당시 전단지를 만들어 홍보를 한 것은 물론이고, 당시로서는 파격적이라 할 수 있는 3일간 무료 체험 행사까지 기획했던 것이 주효했다. 그러나 애초부터 탁구장을 본업으로 할 생각이 없었던 나는 사촌 형에게 사업을 넘겨주었다.

그리고 한의사 자격증을 손에 쥔 나는 모교 교수님의 추천을 받아 대전에 있는 '동인당'이라는 약업사에 취직했다. 약업사는 한의원이 아니라 약종상 면허를 가지고 한약재를 취급하는 곳이었지만, 한약재를 다루다 보니 자연히 한약도 취급하게 되었고, 그래서 한의사가 필요했던 것이다. 이곳에서의 세월은 그리 길지 않았다. 그러나 실제로 들어오고 나가는 엄청나게 많은 한약재를 접하면서 학교에서만 배웠던 이론 한의학에서 실전 한의학으로 접어드는 중요한 경험을 하기 시작했다.

아내를 만나다

나는 내 인생에서 세 가지를 가장 감사하게 생각하며 산다. 첫째는 훌륭한 아버지를 둔 것이요, 둘째는 아내를 만난 것이요, 셋째는 편강탕을 개발한 것이다. 이 세 가지가 지금의 나를 있게 해 주었다고 해도 과언이 아니다.

아버지는 어린 시절부터 나를 이끌어 준 스승과 마찬가지였고, 특히 사업에 있어서는 나의 우상이었다. 나는 지금도 한의원을 경영하면서 항시 아버지를 생각한다. 아버지의 대인다운 풍모를 생각하고, 아버지의 성실 납세를 생각하고, 아버지의 불굴의 의지를 생각한다.

아내는 내 인생에 있어서 한마디로 '축복'이다. 지금은 편강탕이 세상에 알려지면서 한의사로서 어느 정도 성공을 거두었지만, 그 성공의 이면에는 아내의 내조가 상당히 큰 몫을 차지하고 있다. 뒤에 이야기하겠지만, 특히 한의원 자체를 문 닫아야 했던 IMF 시절에는 고난이 극에 달했으나 아내는 불평 한마디 없이 묵묵히 참고 견디어 냈다.

아내와의 인연을 맺어 준 것은 어머니였다. 나의 외가가 익산군 왕궁면이었는데, 친정에 들르던 어머니의 눈에 아내가 들어온 것이다. 어머니의 눈에 띌 당시 아내는 결혼을 생각하기에는 한참이나 어린 여고생이었는데도 어머니가 후일의 며느릿감으로 미리 점지를 했던 것이다. 지금이야 세상이 많이 달라졌지만, 그때만 해도 까마득한 옛날이었으니 어린 여학생이 어른들 눈에 든다는 것은 어려운 일이며, 게다가 까다로운 우리 어머니의 눈에 들었다는 것은 그만큼 아내가 참했다는 방증이다.

어쨌든 그렇게 일찌감치 며느리로 점지해 두었던 아내가 대학을 졸업하고 초등학교 교사를 하고 있을 당시, 나도 대학을 졸업하게 되자 어머니가 행동에 나선 것이다. 그렇게 해서 아내와 첫 만남을 갖게 되었는데, 만나보니 사람됨이 조용하면서도 야무져 보이는 성품임을 한눈에 알 수 있었다.

신붓감은 마음에 들어서 만족하고 설레었으나, 사실 그 당시 나는 결혼에 열심이지 않은 상태였다. 왜냐하면 서른이 채 안 되어 결혼 적령기가 아니라고 생각하고 있었고, 더구나 군 입대를 눈앞에 두고 있었기 때문이다. 대학을 마치고 군대를 갔다 와야 완전한 어른이 되는 것은 그때나 지금이나 변함없는 대한민국 남자들의 정석이었다. 그러나 양가 부모님끼리의 일은 일사천리로 진행되었다.

당시 나는 전주에서 태평한의원이라는 조그만 의원을 개업하고 있었는데, 대전 동인당에서의 월급쟁이 한의사 생활을 접고 군대 가기 전까지 실제 환자에 대한 임상 경험을 쌓고자 임시로 연 의원이었다. 이곳을 신붓감의 어머니와 숙모가 환자인 것처럼 하고 몰래 다녀가셨는데, 신랑감을 직접 눈으로 보고 확인하기 위한 것이었다. 나중에 아내로부터 들은 이야기이지만, 이때 나를 보고 간 장모님의 평은 "사윗감 얼굴이 달덩이 같더라. 그리고 여자를 많이 고생시킬 상이 아니더라. 성격이 좋을 것 같아"라고 말씀하셨다 한다.

장모될 분의 암행 면접에도 합격하고 나자 결혼 이야기는 일사천리로 진척되어 여름에 첫 만남을 가졌다. 부모님들이 동반해서 만나는 선과 같은 자리라 서로 이야기도 나누지 못하고 어른들끼리만 신나게 인사를 나눈 그런 자리였다.

그리고 단둘이 만나기로 한 약속 날이 되었는데 평소에 동작이 좀 굼뜬 내 습관이 조그만 사달을 일으켰다. 아내가 약속 장소인 전주의 한 다방에 먼저 나와 기다리다가 내가 시간에 늦자 그냥 집으로 가버린 것이다. 왕궁면에서 전주는 당시의 교통편으로 나오려면 상당한 시간이 걸리는 거리였는데, 미리 서둘러 나왔던 아내에게 전주에 있는 내가 늦는다는 것은 이해하기 힘들었던 모양이다.

게다가 아내는 공부만 하면서 여중, 여고, 교대를 거쳐 학교 선생님이 된 순수하기만 한 사람이었으니, 당시 번잡한 도시에서 사람들이 들끓는 다방에 혼자 앉아 기다리기가 싫었던 것이다. 사실 그렇게 많이 늦은 것도 아니었지만, 다방에 도착해보니 아내가 왔다가 그냥 갔다는 것이 아닌가? 나는 다른 생각할 겨를도 없이 왕궁면 처가로 향했다.

아마 그때 '그새를 못 기다리고 가버렸단 말인가?' 하고 그냥 발길을 돌렸으면 아내와의 인연은 맺어지지 않았을지도 모른다. 그러나 내 눈에도 아내가 얼마나 마음에 들었던지 혹시 일이 잘못될까 걱정되어 앞뒤 볼 것 없이 왕궁면의 시골집으로 향한 것이다.

저녁 무렵 아내의 집에 도착해보니 모두들 웃통을 벗어부치고 저녁을 먹고 있었다. 갑자기 사립짝문을 밀고 들어서는 나를 보더니 아내는 얼굴이 붉어지면서 방으로 들어가 버리고, 장모님이 곁에 앉아 부채질을 해 주면서 우리 사윗감 왔다고 요란스럽게 반겨 주었다. 잠시 뒤 우리는 시골길을 걸으며 서로에 대한 마음을 알아갔다.

그렇게 아내와의 만남을 이어갔고, 드디어 그해 초겨울에 결혼식을 올리게 되었다. 당시 결혼반지를 맞추었던 곳이 이창호 국수의 부친 이재룡 씨가 경영하는 '이시계점(李時計店)'이었다.

그렇게 나와 부부의 연을 맺게 된 아내는 이후 교사직을 그만두고 내조에만 전념했으며, 대외 활동이 많은 나를 대신하여 아이들 교육을 도맡아 했고, 어려울 때도 곁에서 변함없이 용기를 주는 일등 공신이 되었다. 젊어서까지 무신론자였던 나를 천주교 신앙으로 이끈 것도 아내다.

첫째,
한 구멍을 파되 넓게 파라!

이 말은 평소 아버지가 나에게 반복해서 들려준 가르침이다. '한 구멍을 파라'는 가르침은 우리가 어디에서나 들을 수 있는 말이다. 그러나 한 구멍을 파는 것이 자칫 한 구멍만 들여다보는 좁은 시야가 되어서는 결코 큰일을 해낼 수 없다. 구멍이 좁으면 파 들어갈수록 운신의 폭이 좁아지며, 깊이 파 들어가면 마침내는 그 안에 갇혀 밖으로 나올 수 없게 된다.

특히, 현대사회는 더더욱 그러하다. 분업이 철저하게 이루어진 사회다 보니 저마다 자기 일에만 틀어박혀 산다. 이를 교육학에서는 '전문백치'라 한다.

전문백치는 자기 분야밖에 모르는 사람으로서 남을 이해하는 힘이 없는 사람을 가리킨다. 현대사회가 물질적 풍요를 누리면서도 점점 각박해지는 이유는 바로 이런 전문백치들이 많아지기 때문이다. 자신의 일에 깊이 천착해 들어가면서도 남의 세계를 이해할 수 있는 넓은 교양을 쌓아야 큰 인물로 성공할 수 있다.

미래학자들에 의하면 앞으로의 사회는 세 가지 키워드로 압축할 수 있다고 하는데, 그린 컬러(Green color, 친환경 산업), 프로티언 커리어(Protean career, 다방면의 경력), 인더스트리얼 컨버전스(Industrial convergence, 산업간 융합)가 그것이다.

그린 컬러는 앞으로 물질문명과 과학 기술의 발달로 평균 수명이 백세에 이르게 되는데, 이에 따르는 당연한 결과로 친환경 산업이 발달하게 된다는 것이다. 이 부분은 이미 우리 앞에 펼쳐져 있다. 사람들은 건강이나 웰빙 라이프를 목표로 저마다 몸에 좋은 음식과 환경, 의복, 주거 등을 추구하고 있다.

프로티언 커리어는 프로테우스(Proteus)적 경력 관리라고 하는데, 다른 말로 하면 멀티플레이어적 인간을 말한다. 사회가 고도로 발전하면서 옛날처럼 한 분야만 파고드는 전문가가 아니라, 이제는 다양한 분야를 두루 섭렵하는 다기능적 역할이 필요해지고 있다. 시내버스를 예로 들면, 예전에는 기사와 차장이 분업을 하던 것이 지금은 기사 한 사람이 모든 것을 다 한다. 운전을 하면서 정류장 안내를 하며, 요금의 잔돈을 거슬러 주기도 하고, 앞뒤 문을 열고 닫으며, 노약자를 보살피기도 한다.

산업간 융합은 소위 말하는 원 스톱 서비스로 대변되는 현상이다. 한 곳에서 한 가지 기능만을 수행하던 시대에서 지금은 한 곳에서 여러 가지 기능을 동시에 수행하는 시대가 되었다. 가장 대표적인 것이 스마트폰이다.

단순히 전화를 걸고 받던 것이 지금은 온갖 기능, 아니 거의 모든 첨단 기능이 다 통합되어 있다.

이런 시대에 성공하려면 한 가지에만 매달리는 좁은 시야로는 불가능하다. 자기 자신의 독특한 분야를 개척하되 여기에 다양한 분야의 폭넓은 지식과 경험을 쌓는 것이 성공의 지름길이다. 오늘날의 편강은 내가 한의사라는 영역에만 머물러 있었다면 불가능했을 것이다. 나는 대학원에서 한의학이 아닌 물류 관리에 대한 공부를 하여 조직과 경영에 대한 배움을 얻었는데, 실제 광주에서 가전제품 대리점을 경영하기도 했다.

이때 중요한 진리를 깨달았는데, 그것은 아무리 상술이 현란해도 상품 자체에 신뢰가 없으면 그 사업은 무너진다는 것이다. '내가 파는 것은 내가 책임을 진다'라는 깨달음은 이후 편강의 발전에 중요한 기초가 되었으며, 이는 세계로 뻗어나가는 지금도 변함없는 나의 소신이다.

이것저것 마구잡이로 손대지 말고 자신이 진실로 하고 싶은 것, 평생의 목표로 삼는 것을 한 가지 정해서 그 길로 나가라. 그러나 오로지 그 길밖에 몰라서는 안 된다. 한 길로 가되 좁은 오솔길로 가지 말고 넓은 길을 걸어가라. 길이 좁다면 스스로 파고 닦아서 넓혀라. 그리고 그 길 위에 더 멀리, 더 빨리, 더 안전하게 갈 수 있는 많은 것들을 탑재하라.

성공하려면
한 구멍을 파되, 진실로 넓게 파라!

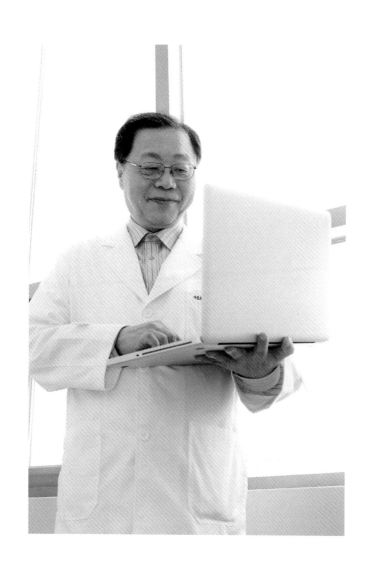

제2부
而立, 天刑을 이겨내다

한의사가 사람을 죽였다?

전주에서 태평한의원을 하며 새내기 한의사로서 경험을 쌓아 가던 중 73년 겨울에 아내와 결혼을 했다. 그러나 곧 대한민국 남자라면 누구나 가야 하는 길, 입대가 다가왔다. 나는 미련 없이 아내를 익산으로 보내 문성당 서점 일을 돕게 한 뒤 군대로 향했다.

병역을 마친 후에는 익산에서 이승만 박사가 자고 간 곳으로 유명한 집을 사들여 한의원으로 개조를 시작했는데, 그 작업의 일환으로 싱크대를 구입하러 전주에 나가게 되었다. 이때 아버지로부터 한의사협회 전북지회장이 검찰에 구속되었다는 소식을 듣게 되었고, 동료 한의사로서 위문차

72

방문한 송 지회장의 집에서 평생 잊지 못할 운명적인 사건과 맞닥뜨리게 되었다.

개업 준비 중인 신참 한의사였지만 동료 한의사로서 '한의사, 살인 혐의로 구속'이라는 엄청난 사안을 놓고 가만히 있을 수 없어 구속된 송 지회장의 집을 방문했다. 마침 그곳에는 열두어 명 정도의 한의사들이 모여 그 사태에 대한 걱정을 하면서 대책을 논의하고 있었다. 이야기를 들어본즉, 의사의 감정서가 구속의 결정적 단서로 작용하고 있었고, 한의사들은 이에 대한 해명서를 준비하고 있었다.

나는 평소의 버릇대로 치밀하게 분석한 나의 견해를 개진했는데, 이를 듣던 이정근 부회장(당시 반도한의원 운영)이 "자네 남아서 이야기 좀 더 하세"라고 하는 것이었다. 다들 돌아가는데 나는 그 자리에 남게 되었고, 이 부회장으로부터 들은 상세한 사건의 경위는 다음과 같았다.

송 지회장은 동양의대 배구 선수 출신의 한의사였는데, 호방한 성격이라 전주에서는 인맥이 좋기로도 유명하였다. 그런데 이분이 한 양화점 주인에게 침을 놓았는데 얼마 안 있어 상태가 위독해졌고, 예수 병원으로 급히 실려 갔으나 당일로 사망한 것이었다. 이에 유족이 업무상 과실치사라고 고소를 했고, 검찰에서는 부검의의 소견서를 근거로 즉각 구속했다.

소견서를 작성한 H 부검의는 당시 전주지검의 부검을 30년간 독점해오던 인물이었는데, 그 내용인즉 '가슴에 침흔(針痕)이 발견되었다. 8·9·10 번 늑골 부위, 곧 흉골(胸骨)의 접합부인데, 이 침이 심장을 건드린 것으로 사료된다'는 것이었다. 여기에다 당시 침을 놓을 때 곁에 있었다는 목격자가 "가슴에 침놓는 것을 보았다"라고 진술함으로써, 송 지회장의

"나는 중완(中脘: 배꼽 위 네 치쯤 되는 곳으로 위가 있는 부위)에 침을 놓았다"라는 진술은 무시되고 말았다.

한의사의 침이 심장을 겨눴다면 살의(殺意)를 가지고 침을 놓았단 말인가? 누가 들어도 너무나 비상식적인 일이었지만 주변의 정황은 불리하게만 돌아갔다. 당시 환자가 응급실로 실려 갔던 예수 병원 측은 "이미 환자가 죽은 뒤에 실려 온 상태라 아무런 조치도 취할 수 없었다"라고 발표했고, 이에 따라 가슴에 남은 침흔은 더욱 결정적인 단서가 되고 만 것이다. 당시 이 사건의 담당 검사는 군에서 갓 제대한 Y 검사였는데, 검찰에서도 공정을 기하기 위해 아무런 연고도 없는 초임 검사에게 사건을 맡긴 것이었다.

사망 환자의 차트가 사라졌다

당시 부검을 맡았던 H 씨는 '감정 소견을 자의적으로 쓴다'는 평이 나 있었던 인물인데, 이 사람이 송 회장측에 "잘 써주겠다"며 대가를 암시했는데 "전혀 문제될 것 없다. 우리는 성의 표시를 할 필요가 없다고 본다"라는 답을 듣고는 "그래? 그럼 결과는 내 펜대 가는 대로지"라고 큰소리쳤다는 이야기를 듣고 나니 '뭔가 일이 잘못 돌아가고 있구나'라는 확신이 섰다.

그러나 Y 검사를 직접 만나 이야기를 해본 지인으로부터 들은 말은 절망적이었다. Y 검사는 99% 송 회장의 과실임을 확신하고 있으며, 새로 부임한 검사장 앞에서 사건 브리핑을 할 때도 "이 사건 만큼은 자신 있다"라고 확언을 했다는 것이다.

나는 Y 검사를 직접 방문하기로 마음을 먹었다. 그런데 검찰청에서 송 회장의 변호인을 먼저 만나게 되었는데, 그조차도 검사 측의 의견을 지지하고 있는 게 아닌가? 나는 흥분한 나머지 중간 역할을 해 주기로 한 친구 검사마저 제쳐놓고 단도직입적으로 Y 검사를 만났다.

"설령 송 회장이 가슴에 침을 놓았고, 그 침의 파편이 발견되었다 치자. 그러나 이것은 치명적인 것이라고 볼 수 없다. 의사들도 위급환자에게는 심장에 직접 주사를 하지 않는가? 소위 카디악 인젝션(Cardiac Injection)이라는 것이다. 그러나 이것은 환자를 죽이기 위한 것이 아니라 살리기 위한 조치인 것이다. 송 회장의 경우도 마찬가지다"라고 역설했지만 내 의견은 받아들여지지 않았다. 나는 '한의사 면허증을 반납해 버릴까' 하는 생각이 들 정도로 참담한 심정이 들었다.

그러나 실망만 하고 있을 수는 없었다. 마침 예수 병원의 원장실 담당 간호사가 처사촌이라는 데 생각이 다다르자, 응급실에서의 정확한 상황을 알고자 당시 환자의 차트를 한번 보아 달라고 부탁을 했는데, 놀랍게도 해당 환자의 차트가 사라졌다는 게 아닌가? '무언가가 있구나' 하는 직감이 머리를 스쳐갔다.

그날 저녁 친구인 김인식 검사를 만난 자리에서 "H가 호출을 해도 검찰에 나오지 않는다"라는 이야기를 들었다. 나는 부검의가 호출에 응하지 않는 개연성을 들면서, 다음과 같이 부검 소견을 반박했다.

"내 견해로는 8·9·10 늑골이 아닌 4·5 늑골의 부위에서 침흔을 발견했을 것이다. 그리고 송장 냄새 때문에 흔히 술을 마시고 부검하는 경우가 많은데, 그 때문에 잘못 보았을 것이다. 그리고 부검의가 고의로 소견서를 치명적으로 썼을 소지도 있다.”

그러나 김 검사의 말은 “그런 부분은 부검의의 정확한 해명이 있어야 되는 사항”이라며 고개를 좌우로 흔들었다. 그런데 그날 저녁 다시 만난 김 검사는 탄식하듯이 “H가 하는 짓이 빤한 일인데 잡아넣지를 못하다니… 심증은 가는데…”라는 게 아닌가? 물증이 필요한 것이다. 그렇다면…….

증인을 찾아 서울로

나는 마지막 방법을 택하기로 결심했다. 그것은 당시 응급환자를 맡았던 의사를 찾아 직접 이야기를 들어 보는 것이었다. 당시 응급조치를 했던 의사의 이름이 안*복이라는 것과, 사건 이후 서울 세브란스로 옮겨갔다는 사실을 알게 된 나는 즉시 서울행 기차를 탔다. 그러나 세브란스에 도착해 문의를 해보니 그런 의사가 없다는 것이 아닌가? 실망할 겨를도 없이 안*복 의사가 소아마비를 앓아서 다리를 약간 전다는 사실을 생각해 내고는 다시 수련의실, 인턴실, 간호사실을 돌아다니며 문의했다.

마침내 이름이 안*복이 아닌 ‘안*모’라는 사실과 함께 4층 임상병리과에 근무한다는 사실까지 알아낼 수 있었다. 그러나 부랴부랴 찾아간 임상병리과에도 안*모는 없었다. 그날이 하필 3월 15일 민방위 날이었기 때문에 훈련을 나갔다는 것이 아닌가? 시간이 정지된 것 같은 긴 기다림이 있고 나서 마침내 안*모 의사가 사무실로 들어섰다.

나는 신학병 변호사의 부탁으로 왔다는 사실을 밝히고 당시의 상황을 들려달라고 말했다. 그러자 그는 "응급실에 실려 왔을 당시 심장소리나 호흡소리가 일체 없는 거의 사망 상태였다"라고 알려주었다. 그때 동행했던 사람이 불쑥 "가슴에다 뭘 주사했다던데?"라고 묻자 "아, 그것은 당연히 하는 응급조처이다"라는 답이 돌아오는 게 아닌가?

바로 그것이었다. 환자의 몸에서 심장을 찔렀다는 침흔은 한의사의 침흔이 아니라, 바로 병원에서 주사한 자국이었던 것이다. "무고한 사람이 지금 옥살이를 하는 중이다. 확인서를 하나만 써 달라. 한 사람을 죽일 수도 있고 살릴 수도 있는 문제다"라는 나의 말에 처음에는 당황한 그가 "병원에 있는 차트를 보면 될 게 아니냐?"라고 부탁을 거절하다가 마침내 백지에다 확인서를 하나 썼는데 그 내용은 다음과 같았다.

인트라 카디악 에피네프린 인젝션. 마취과 이 수석 레지던트가 시행하는 것을 목격했음을 확인합니다. 안*모

검사를 이긴 한의사

드디어 재부검이 이루어졌다. 이번에 부검의는 검찰이 선정한 전북의대 최호열 교수였다. 처음 부검에는 검사가 입회하지 않았으나 이번에는 검사가 입회했고, 이정근 부회장이 입회했다. 우리는 한 사람을 더 입회시켜줄 것을 주장했다. 이 주장이 받아들여져 당시 원광대 한의대 김영만 학장이 입회했는데, 김 학장은 한의사이면서도 양의학을 전공한 분이었다.

재부검 결과 '심장을 떼어내서 정밀하게 본 것이 아니었다'라는 판명이 나왔고, 결국 부검의 H는 구속되었다. 당시 담당 검사인 Y 검사의 동료였던 김인식 검사 집에 들렀더니, 그는 "서효석은 한의사가 아니라 명수사관 자질이 있다"며 내 어깨를 두드리는 것이었다. 그렇게 송 지회장을 살인범으로 몰고 갈 뻔했던 사건은 사필귀정(事必歸正)으로 막을 내렸다.

돌고 도는 인연

당시에 송 지회장이 무죄로 풀려나는 데 결정적 제보를 해줬던 안*모 씨와는 후일담이 있다. 그 사건으로부터 많은 세월이 흘러 내가 한의사협회 수석 부회장을 지내고 있을 때인데, 강서구에 있는 양의(洋醫) 한 분이 한의원 고유 영역의 의료 행위인 침술을 시행하다가 고발을 당한 사건이 있었다. 그런데 당사자의 이름을 보았더니 안*모가 아닌가. 재차 확인을 해봤더니 바로 그 안*모 씨가 틀림없었다.

세월이 흘렀지만 그 사람의 인품에 대한 확신이 있었던 나는 분명 무언가 사연이 있을 것 같아서 직접 그를 만나 전모를 확인해 보았다. 그랬더니 아니나 다를까 그는 어릴 때 소아마비를 앓았었는데, 소아마비에 침술이 효과가 있음을 알고 개인적으로 여기에 관해 깊이 연구를 했고, 그 결과를 일부 환자들에게 시술했던 것이다.

나는 고발한 한의사를 만나 "이분은 영리를 목적으로 침을 놓았던 것이 아니다. 면허 범위를 넘어서 침술을 시행한 것은 분명 잘못이지만, 선의

(善意)에서 그런 것이니 앞으로 그러지 않는다는 확약을 받고 이번 건은 눈감아 줍시다"라고 설득했다. 다행히 그가 내 말을 들어주어 무사히 해결되었다.

옛 성현들이 이르기를 '은혜와 의리를 널리 펴라. 사람이 살다보면 언젠가 안 만날 것인가. 원수를 맺지 말라. 좁은 길에서 만나면 피하기 어려우니라'라고 했는데, 이 말이 허언이 아님을 새삼 깨닫게 해준 일이었다.

서 한의원, 편도선염과의 한판

원래 전주를 찾아왔던 용건은 한의원을 내기 위해서 가구를 사러 왔던 길이다. 그런 것이 송 지회장 집을 방문하면서 사건을 해결한다고 4박 5일을 집에 연락도 안 하고 뛰어다녔던 것이니, 당시 휴대폰도 없던 시절이라 집에서는 난리가 났다. 어쨌거나 이런저런 준비를 마치고 익산의 갈산동에 '서 한의원'이라는 간판을 걸고 내 생애 최초의 제대로 된 한의원을 개업하게 되었다.

한의원을 개업하면서 맨 먼저 착수한 것은 바로 편도선염 치료제를 만드는 일이었다. 한의대를 다니던 시절부터 온갖 한의서를 다 뒤지며 열중했던 일이지만 결론을 보지 못했던 일인데, 드디어 내 한의원을 열게 되었으니 이제는 마음껏 연구에 매달릴 수 있게 된 것이다.

특히 이 시절까지도 고질병인 편도선염은 툭하면 발병해서 나를 괴롭혔는데, 명색이 개원한 한의사가 양방의 이비인후과를 찾아가서 치료를 받자니 엄청난 자괴감이 들었다. 그래서 편도선염 치료제를 찾아야 되겠다는 투지는 더욱 강하게 불타올랐다. 낮에는 주로 환자를 받으면서도 꾸준히 연구를 계속했고, 특히 밤에는 낮에 생각해 두었던 대로 각종 약재를 가지고 실험에 몰두했다.

마황, 행인, 계지, 감초, 세신, 가공부자, 시호, 반하, 계피, 황금, 작약, 신이화, 수박, 감자, 삼백초, 칡뿌리, 오미자, 현삼, 방풍, 길경, 우방자, 형개, 연고, 석고, 매실, 우엉, 달래, 호두, 맥문동, 산초, 복령, 진피, 지실 등 등 온갖 약재의 성분을 더욱 정밀하게 연구하고, 기록하고, 수십 가지 약재를 수백·수천 가지로 배합비를 달리해보고, 날로 먹고, 삶아서 마셔보고, 쪄서 으깨고, 달이고 태워보는 일로 밤을 샜다. 연구하다가 막히면 의서를 뒤지고 자다가도 문득 생각이 떠오르면 일어나 약을 만들었다.

한번은 한자로 오공(蜈蚣)이라 부르는 지네를 볶아서 그 재를 편도선에 직접 살포하면 좋다는 이야기를 듣고 그대로 실험하였다. 깊은 밤 집안에서 지네를 프라이팬에 볶았더니 아! 그 냄새란 말로 형언하기 어려운 지독한 것이었다. 그 후 며칠 동안 문이란 문은 모두 열고 지냈는데도 고약한 냄새는 사라지지 않을 정도였다.

또 한번은 반하가 효험이 있는 것 같아 배합비를 높여서 실험한다고 엑기스를 듬뿍 넣은 약을 마셨다. 그런데 그만 농도가 너무 지나쳤는지 입안이 완전히 헐어서 그 후 사흘간 밥을 입에 대지도 못하고 굶은 적도 있다.

약을 개발하고자 애쓰는 나날 속에 일반 환자들도 그런대로 많이 찾아왔는데, 하루는 침을 맞겠다는 손님이 한꺼번에 50여 명이 몰려와서 난리가 난 적이 있었다. 어찌 된 일인가 하면, 당시 전주역 앞에서 유명한 해장국집을 운영하는 분이 한 분 있었는데, 척추 디스크로 16년을 고생하던 분이었다.

요즘은 기술이 좋아서 수술로도 치료를 잘 하지만, 당시만 해도 '함부로 허리 수술하지 말라'는 게 대세여서 하릴없이 고생을 하고 있던 터였다.

그런데 이분이 나한테 와서 침으로 치료를 받는데, 16년 고질병이 완전히 나은 것이다. 단골손님이 많은 식당인지라 이 소문은 삽시간에 전주시 일원에 퍼져나갔고, 그 소문을 들은 고객들이 너도나도 나에게 침을 맞겠다고 한꺼번에 몰려왔던 것이다. 지금이야 경력이 오래 쌓여서 고객이 많이 오면 반가울 뿐만 아니라 노련하게 응대할 텐데, 당시만 해도 개업한 지 얼마 안된 신출내기 한의사인지라 손님이 한꺼번에 몰려오자 당황해서 쩔쩔맸던 기억이 눈에 선하다.

또 한번은 당시 전북 축구협회 전무를 지냈던 분이 다발성 신경염이라는 병을 앓아서 목 아래 전체가 마비되었는데, 이분도 나에게 와서 침을 맞고 완전히 회복된 적이 있다. 그때마다 소문이 나서 손님들이 몰려오곤 했는데, 이제 와서 돌이켜 보면 '참으로 여러 번의 기회가 있었구나' 하는 생각이 든다. 그렇게 한번 '침 잘 놓는다'는 소문이 나기 시작하면 그 길로 계속 나가서 전국에서도 유명한 한의사가 되고 명예를 얻고 돈도 많이 벌었을 텐데, 그 당시에는 그런 쪽으로 강한 집착이 없었다.

돌이켜 생각해 보면, 아버지가 일궈 놓은 서점이 당시만 해도 잘 돌아가고 있었기 때문에 부의 축적에 대한 열망이 그다지 크지 않았고, 오로지 내가 꿈꾸는 편도선염 약을 개발하는 일과, 무언가 모를 더 큰 비즈니스에 대한 동경이 가득했기 때문이 아닌가 한다.

'서 한의원' 시절을 돌이켜 보면 이때 가장 기억에 남는 일은 '바둑'이다. 당시 이인균 선배가 고향에 내려와서 보충역 근무를 하고 있었는데, 근무가 끝나면 우리 가게로 와서 나하고 바둑을 두었다. 이 선배는 대학 시절 한일학생 바둑 교류전에서 국가대표 후보로 나갈 만큼 강한 실력의 소유자였다. 당시 대학생 국가대표를 세 명 뽑았는데, 이 선배는 간발의 차로 4위가되어 후보로 나간 것이다. 이 선배는 특히 복기에 천재였는데, 한번은 자기바둑을 두면서 내가 두는 판을 흘깃거리더니 한 달이나 지난 다음에 만나서 그 판을 죽 늘어놓으며 바로 자기가 본 대목에서 "여기서 이렇게 두었으면 그 판은 끝난 바둑이었다"라고 하는 게 아닌가!

이렇게 강자인 이 선배와 처음에는 여섯 점을 놓고 두었는데, 1년 만에두 점을 놓고 둘 정도까지 실력이 늘었다. 이때 바둑 실력이 일취월장한 덕분에 나중에 보건복지부 장관배 바둑 대회에 이 선배와 한 조로 나가 연승을 해서 우승기를 '한의사 협회'에 기증하기도 했다.

원광대학교 한방병원 전임 강사로 가다

편도선염 치료제 개발은 상당히 진전이 있었지만, 편도선이 부어올랐을때 이를 가라앉히는 치료약까지는 개발했으나 재발하는 바람에 아직 완치의길에는 이르지 못하고 있었다. 그때까지는 지네 가루 처방처럼 편도선에만국한해서 생각을 하다 보니 외연이 넓어지지 않아서 그랬던 것이다. 그때 원광대학교로부터 전화가 왔다. 원광대 김영만 교수의 전화였는데, 시간을 거꾸로 좀 돌려 한의원을 개업하던 첫날의 일을 이야기해야 설명이 된다.

경희대 시절 은사 김영만 선생은 원광대 한의대 교수로 재직 중이었는데,

축하 인사차 들러 주셨다. 그 자리에서 불쑥 하시는 말씀이 "서 군, 문성당 서점도 잘 되고 있으니 경제적 어려움이 있는 것도 아닐 테고, 아직 젊으니 공부도 더 하고 경력도 쌓는 게 어떤가? 내 생각에는 우리 대학으로 와서 나하고 같이 일을 해보는 게 좋을 것 같네"라고 대학교로 옮길 것을 권했다.

아무리 은사님이라 하더라도 바로 "예" 할 수가 없었다. 더구나 다른 날도 아닌 첫 한의원 개업식에 와서 그런 말씀을 하시니 그저 웃을 수밖에 없었다. 그런데 이분이 나를 대학으로 데려가기 위한 집념이 상당히 강하셨다.

김 교수는 상당히 장기전으로 전략을 폈는데, 당신의 청을 거절하지 못하도록 나를 옭아매는 작전을 썼다. 원광대학교에는 2년제 보건 전문대가 있었는데, 학생들이 사용하는 교과서를 모두 '문성당'을 통해서 구입하도록 조처한 것이다. 그 결과 1년 동안 서점으로서는 매출 신장에 상당한 도움이 되었고, 또한 그 일이 나로서는 원했든 원하지 아니했든 결국 선생에게 신세를 진 모양이 되었다. 그리고 개업 1년이 경과할 즈음 선생이 다시 "학교로 들어오라"고 전화를 한 것이다.

이때쯤 나는 중요한 생각을 한 가지 하고 있었는데, 그것은 바로 진전이 있으면서도 화룡점정(畵龍點睛)을 못하고 있는 편도선염 치료제 개발에 좀 더 집중하기로 마음먹고 있었던 것이다. 치료제 개발에 열심이기는 했지만, 동시에 바둑을 두는 데에도 열심이었다. 자타가 공인하는 강 1급인 이인균 선배와 6점을 놓고 두던 바둑이 1년 만에 두 점 치수로 실력이 향상되었으니 얼마나 바둑에 몰입했는지는 짐작이 가고도 남을 일이다.

그러나 바둑이 일취월장(日就月將)하는 데 반해, 치료제의 개발은 그만큼

더디어졌다. 그래서 무언가 상황 전환을 위한 계기가 절실하다고 느끼던 터인데, 대학으로 오라는 김영만 선생의 권유를 받자 '좋은 기회'라는 판단이 들어 앞뒤 돌아볼 것 없이 승낙했다.

원광대학교에서 내 공식 직함은 원광대 한방병원 광주 분원의 침구과장 겸 보건전문대 겸임 교수였다. 당시 김영만 선생은 보건전문대학교 교장이면서 익산의 본원 원장을 맡고 있었고, 광주 분원 원장은 한방 내과를 담당한 박호식 선생이 맡고 있었는데, 두 분 다 한의학계에서는 내로라하는 거목들이다.

이렇게 자리를 잡고 나니 평소에는 병원에서 환자들을 돌보고, 강의는 원광보건전문대학에서 '한의학 개론'을 맡아 출강하는 한편, 뜻했던 편도선염 치료제 연구 개발에 더욱 박차를 가할 수 있게 되었다.

이 기간 중 전북대학교 경영대학원에서 생산 관리를 전공으로 하는 경영학 석사를 마쳤다. 사실 한의사로서 다소 엉뚱한 분야였지만, 마음속에 세계를 누비는 무역상의 꿈을 버리지 못하고 있었던 나에게는 너무나 당연했다. 그 꿈과 공부는 오늘에 와서 생각해 보면 제대로 실현된 셈이다. 편강탕을 국내만이 아니라 세계 30여 개 나라에 수출하고 있으니, 어찌 세계를 누비는 무역상이라 하지 않겠는가? 어떻게 보면 한의사라는 직업이 주는 안정성에 만족하지 않고, 아버지로부터 물려받은 사업적인 기질을 더 키우고 발휘한 것이 오늘의 '편강'을 있게 하지 않았나 하는 생각이 든다.

광주 분원 시절 잊지 못할 환자가 있다. 구안와사(口眼喎斜)로 얼굴이 마비된 채 1년 7개월을 고생하던 환자였는데, 나를 찾아 왔을 때 완전히 눈과 입이 돌아가 있었고, 눈이 제대로 감기지 않아 눈물을 계속 흘리는 상태였다. 나는 환자의 상태를 유심히 관찰한 뒤 심호흡을 하고 침을 꽂았다. 대부분의 구안와사 환자처럼 침을 꽂자 얼굴 모양이 돌아오기 시작했다. 그러나 중요한 것은 침을 뺄 때다. 얼굴이 돌아왔던 환자도 침을 빼면 다시 일그러지는 경우가 허다한 것이다. 나는 손거울을 들고 환자에게 보여주면서 "얼굴이 돌아왔지요. 이제 이렇게 나을 겁니다"라고 환자를 안심시키면서 침을 뺐다. 그리고 환자를 지켜보는데 얼굴이 다시 돌아가지 않는 것이다. 그 몇 초 순간의 가슴 터질 것 같은 긴장과 환희는 침을 시술하는 한의사가 아니면 결코 알지 못할 것이다. 나는 "선생님, 보십시오. 얼굴이 정상으로 돌아왔습니다!"라고 외치면서 거울을 가리켰는데, 벽에 붙은 거울 앞에서 자신의 얼굴을 한참 들여다보던 이분이 갑자기 돌아서서 내게 큰절을 하는 게 아닌가. 본인도 너무 감격하고 놀랐던 모양이다.

침술의 신비는 여기에서 말로 다 설명할 수 없다. '침의 대가(大家)' 하면 우리나라에서는 구당 김남수 옹을 떠올리는데, 이분이 정식 교육을 받지 않았고 한의사 면허증이 없다 보니 이를 문제 삼아 시비를 걸기도 하는데 나는 생각이 좀 다르다. 어디 그 옛날의 화타 선생이나 이제마 선생, 허준 선생이 6년제 대학을 나와 면허증을 가지고 있었던가. 스승에게 배우고 이를 스스로 더 갈고 닦아 한 경지에 이른 것인데, 환자를 낫게 하는 결과가 눈앞에 있다면 이를 인정해 서로의 한방 지식과 기술을 교류하고 발전시켜야 한다고 생각한다.

물론 이 말이 누구나 정식 한의사 면허를 가지지 않고도 개인적으로 한의원을 할 수 있다는 뜻은 아니다. 사람의 목숨을 다루는 일이므로 절대 그렇게 할 수는 없다. 정식으로 공부를 해야만 한다. 그러나 그야말로 아주 드물게는 혼자 공부해서 높은 경지에 이른 그런 이인(異人)도 있을 수 있는 것이다. 만약에 면허가 없다 하더라도 흉내내는 수준이 아니라 그런 존경할 만한 경지에 도달한 사람이 있다면, 그 피나는 공부와 인내, 그리고 성취를 존중해서 한의학계의 파트너로 인정해야 한다는 것이다.

유레카! 편도선염을 정복하다

이 기간에 한 가장 큰 일은 드디어 편도선염 치료제 개발에 성공한 것이다. 이 시기에는 본격적으로 폐와 연관을 시켜서 청폐(淸肺) 작용을 함으로써 건강한 편도선을 만드는 곳까지 외연이 확장되어 있었다.

예부터 지성이면 감천이라던가. 연구와 실험을 거듭한 지 삼 년여 만에 드디어 편도선염을 치료하는 약의 처방을 완성할 수 있었다. 내 몸의 병을 고치기 위해 만든 약이므로 당연히 내가 먼저 실험 대상이 되어 복용했는데, 그렇게 사람을 괴롭히던 편도선염이 깨끗이 사라져 다시는 찾아오지 않았다.

나는 조심스레 다른 사람들에게도 처방을 적용해 보았다. 그랬더니 편도선염을 자주 앓던 사람들에게 완치 효과가 나타나는 것이었다. 그야말로 부어오른 편도선염을 가라앉히는 약이 아니라, 편도선 자체의 기능을 건강하게 만드는 약으로 개가(凱歌)를 올린 것이다.

비로소 확신을 가진 나는 이 약에 '편도선을 튼튼하게 해준다'라는 뜻의 '편강탕(扁强湯)'이라는 이름을 붙였다. 그러나 이것도 나 혼자의 생각이지

공표한 것은 아니었다. 그런 만큼 편강탕은 아직 그 진가를 발휘할 때를 만나지 못하고 있었다. 그렇게 고생해서 약을 개발해 놓고도 당시에는 오로지 편도선염을 치료하는 약, 또는 편도선을 건강하게 해주는 약으로만 한정해 생각하다 보니 그 효력이 얼마나 중대한 처방을 만들어 낸 것인지 미처 깨닫지 못하고 있었다. 당시 편강탕을 복용한 환자들이 편도선염은 물론 분명 호흡기 질환이나 알레르기 질환도 같이 낫는 경험을 했을 텐데, 그런 이야기를 제대로 해주지 않아 나 자신도 편강탕의 효능이 어디까지인지 잘 모르고 있었던 것이다.

만약 그때 편강탕의 효능을 제대로 알아서 아토피·비염·천식 치료제로 진즉에 선을 보였다면, 오늘날 더 많은 환자들에게 치료의 혜택이 돌아갔을 것이다.

그러나 모든 일은 때가 있는 법이다. 〈명심보감〉 순명편에 이르기를 "좋은 때가 오니 바람이 불어 등왕각(滕王閣)으로 보내고, 운이 물러가니 벼락이 천복비(薦福碑)를 때렸다(時來風送滕王閣　運退雷轟薦福碑: 세상사 뜻과 같지 않고 운이 따라야 함)" 했는데 틀린 말이 아니다. 실력으로 맞붙는 바둑에서까지도 '운칠기삼(運七技三: 운이 7할, 실력이 3할)'이라는 말이 있듯이 인생을 살아보면 아무리 실력 있고 노력파라 해도 일이 잘 풀리지 않는 그런 때가 있다.

그러므로 한때 삶이 힘들고 괴롭더라도 결코 희망을 버리면 안 된다. 내일이 바로 운이 피어나는 그때일 수도 있기 때문이다. 당시에는 편강탕도 아직 그런 때를 못 만나니 잠룡(潛龍)이 물속에서 잠자듯 조용히 때를 기다리고 있었던 것이다.

대한전선 전남 대리점

편강탕의 개발에 성공해서 뿌듯한 마음으로 한숨 돌리고 있을 무렵 아버지로부터 전화를 받았다. 광주로 나와 당신의 사업을 물려받으라는 것이었다. 아버지의 사업은 '대한전선 전남 대리점'이었는데, 아버지가 검인정 교과서 파동을 겪으면서 서점을 직원에게 물려준 이야기는 앞에서 했다.

서점 일은 내려 놓으셨지만, 아버지는 평생 사업을 하며 살아오신 분이라 역시 가만히 있지 못했다. 그래서 손을 댄 것이 대한전선 전남 대리점 사업이었다. 대한전선 가전 대리점은 여러 곳에 있었지만 금전등록기, 이온수기, 폴라로이드 카메라 같은 특수 품목을 하나로 묶어서 아버지가 대리점을 내게 된 것이다. 아버지는 서점이나 대리점이나 다 같은 사업이기 때문에 자신 있다고 생각하신 모양이다.

그러나 결과는 아버지의 생각과는 전혀 다르게 흘러갔다. 아무래도 사업 아이템의 차이가 있기 때문에 서점을 하던 경험으로는 대리점을 제대로 감당하기가 어려웠던 것이다. 점점 어려워지던 일이 더 이상 견딜 수 없게 되자, 아버지가 나에게 일종의 'SOS'를 친 것이다. "너는 아직 젊으니 한번 맡아서 사업을 키워 보라"는 것이었다.

한의사를 접고 사업의 길로 나선다는 것이 많이 망설여지기도 했지만, 여러 번 언급했듯이 나는 아버지의 말이라면 거스르는 법이 없는 아들이었다. 게다가 아버지가 처한 상황이 아버지 말을 나 몰라라 할 수 없도록 만들었다. 아버지가 처한 상황이라고 하는 것은 익산에서 내로라하는 사업가로서 인정받던 분이 대리점 사업에서 좌초하게 된 것을 말한다. 당신 스스로 자존심이 상한 것은 물론이요, 대외적으로도 상당히 체면을 구기게 된 것이다. 항상 '큰 산'으로 존경해왔던 아버지의 곤경을 외면할 수만은 없었다.

거기에다 일단 편강탕의 개발이 완료되어 더 이상 대학 병원에 있어야 할 절박성이 떨어진 것도 아버지 말씀을 따르게 된 한 요인이다. 또 한 가지는 나를 원광대로 이끌었던 은사 김영만 교수가 원광대를 떠나 서울로 올라가 버린 것도 대학에 미련을 버리게 했다.

깊은 이야기는 다 할 수 없지만, 김영만 교수는 학내 라이벌 인물과 경쟁하다 밀려나 병원장직과 교수직을 그만 둔 상황이었다. 존경하던 은사의 교직 마감은 나에게도 더 이상 교직에 대한 애정이 생기지 않게 만들었다. 결국 나는 미련 없이 짐을 쌌다.

그렇게 해서 나는 평생에 단 한 번의 외도인 대리점 사업 2년의 길로 나서게 된다. 처음에는 사업이 잘 되어 전국 대리점 중 실적 1위를 차지하기도 했다. 그러나 시간이 지나자 불가항력적인 문제가 불거지기 시작했다. 바로 제품의 품질에 하자가 있었던 것이다.

당시 대한전선 제품은 고장이 잦았는데, 처음에는 A/S에 대한 클레임이 많아 이를 처리하는 데 시간이 많이 소요됐다. 나중에는 점차 이것이 대리점의 이미지 자체를 나쁘게 만들었다. 슬금슬금 고객의 발길이 뜸해지는가 싶더니, 급기야 더 이상 어떻게 손을 써볼 도리가 없는 지경에까지 이르게 되었다.

사실 전자제품 대리점이 나의 본업도 아니요, 내가 시작한 일도 아니었기 때문에 당시의 어려움을 감안하면 좀 더 일찍 가게를 접을 수도 있었다. 그러나 일단 시작한 사업에 대한 승부 근성과 아버지의 자존심을 회복시켜

드려야 한다는 아들로서의 의무감이 하루하루를 지금에 쫓기는 긴박한 어려움 속에서도 쉽사리 가게를 접지 못하게 하고 있었다.

그렇게 고전을 면치 못하고 있던 그때, 서울에서 한 통의 편지가 날아들었다. 바로 고교 시절 단짝이었던 이재춘 군이 보낸 것이었다. A4 용지 여덟 장에 이르는 장문의 편지였는데, 한 마디로 요약하면 '큰 물고기는 큰물에서 놀아야 한다'는 것이었다. 아버지에 대한 효심으로 사업의 길로 나선 것에는 이의를 달지 않겠지만, 이제 2년 정도 최선을 다했으니 그만하면 아버지에 대한 도리는 다했다는 것이었다. 그러니 이제는 서울로 올라와서 본래의 길인 한의사로서 포부를 펼쳐보라는 것이었다.

나 자신도 그때쯤에는 '남의 물건을 파는 일은 절대로 섣불리 할 일이 아니로구나' 하는 생각이 들었다. 아무리 내가 최선을 다한들 무슨 소용이 있단 말인가. 물건 자체가 하자 있는 상태로 만들어져 오니 고객들에게 쏟아지는 불만을 감당할 수가 없었던 것이다. 그래서 이때 결심한 것이 '앞으로는 반드시 내가 책임지고 스스로 잘 만든 내 것만 판다'라는 신조였다. 그렇게 해서 드디어 2년여에 걸친 외도를 마치고 서울로 상경하면서 본래의 길인 한의사로 돌아오게 되었다.

대리점을 하던 그 시절을 지금 와서 돌이켜 보면 한 가닥 아쉬운 감도 없지 않다. 아무리 아버지의 뜻이라고 해도 한의사의 길을 벗어나 잠시나마 사업가의 길로 갔던 사실이 그렇고, 더욱이 그 사업을 성공시키지 못하고 실패한 사실이 그렇다.

그러나 '실패는 성공의 어머니'라는 말이 있듯이 인생을 살아보면 사실 힘들었던 시절에 배운 것이 더 많다. 남이 만든 물건을 파는 것이 어렵다는 사실, 제품에 하자가 있으면 처음에는 A/S 요청이 오지만 그게 잦으면 결국에는 이미지가 나빠져 회복 불능의 치명상을 입는다는 사실 등을 이 시절에 절절하게 깨달았다.

그 깨달음은 지금의 편강한의원을 성장시키는 원동력이 되고 있다. 이때의 깨달음으로 편강탕에 대한 품질 관리만큼은 한 치의 오차도 허용하지 않고 철저히 하기 때문이다.

나는 지금도 탕전실 직원들에게 "한약재를 씻은 물로 밥을 해 먹으라"고 이야기를 한다. 물론 이 말은 꼭 그렇게 실제로 밥을 지어 먹으라는 뜻이 아니다. 그만큼 공을 들여 약을 만들라는 뜻인데, 이 신념이 바로 대리점 사업의 실패를 겪으면서 깨달은 것이다.

둘째,
산삼이 돼라!

이 세상에서 성공하겠다는 뜻을 세우지 않는 사람은 없다. 거의 모두가 학생 때이든 직장인 시절이든, 언제 어떤 형식이든 나도 한번 성공하리라 굳게 마음먹는다. 그러나 실제로 성공하는 사람은 드물다. 왜일까? 어쩔 수 없는 운명의 장난으로 좌절하는 경우도 있을 것이다. 그러나 대부분의 경우 거듭되는 장애에 걸려 넘어지고 말기 때문이다.

그렇다면 그 장애물은 무엇인가? 바로 본질 자체에 충실하라는 신의 계시다. 어려움을 만나면 대부분의 사람들은 몇 번 해보다 포기하고 만다. 그러나 나는 그것이 나의 길이라는 확신이 있다면, 더욱 완결성을 높여 명품을 만들라는 따끔한 일침(一鍼)이라고 생각하고 더욱 연구에 매진했고, 그 결과 나만의 독창적이고 뛰어난 처방을 만들어냈다.

그리고 50여 년이 흐른 지금까지도 효능을 더욱 높이고, 복용을 더욱 편리하게 하고, 단가를 더욱 낮춰 많은 이들이 편안하고 건강하게 복용하여 모든 생명이 병을 앓지 않는 지상낙원을 만들고자 향상일로(向上一路)의 자세로 최선을 다하고 있다.

내가 편강탕을 만들어내게 된 것은 어릴 때부터 천형으로 타고난 편도선염을 치료하겠다는 결심이 계기가 됐음은 이미 밝힌 바 있다. 그러나 그런 결심만 한다고 해서, 또 내가 한의학을 전공했다고 해서 그런 비방이 쉽게 만들어진 것은 결코 아니다. 그야말로 긴긴 세월 수많은 밤을 지새우면서 끝없는 시행착오를 거친 끝에 마침내 인간의 자연치유력과 면역력을 높이는 본질적인 처방을 찾아낸 것이다.

성공을 바라는 젊은이들에게 단언하건대, 다른 이의 뜻이 아닌 나만의 뜻을 세웠으면 어떠한 일이 있어도 절대로 포기하지 말라. 좋은 머리와 화려한 스펙이 성공의 비결이 아니다.

성공의 비결은 실패의 원인을 깨닫고 본질적인 문제를 간파하여 해결하려고 파고드는 끈기, 곧 끝까지 버티어내고 알아가는 인내에 있다. 그 인내 끝에 고만고만하게 한 줄씩 심어서 자란 인삼이 아닌, 모진 풍파 이겨내고 천하의 명약이 되는 산삼이 탄생하는 것이다.

미국 애리조나 사막지대에 살고 있는 인디언, 호피(Hopi)족은 기우제를 지내기만 하면 어김없이 비가 오는 것으로 유명하다. 그들의 기우제에는 과연 어떤 비밀이 숨어 있는 것일까? 비결은 의외로 간단하다. 그들은 한번 기우제를 지내기 시작하면 비가 내릴 때까지 끊이지 않고 제를 드린다.

무슨 일이든 계속 매진하면 하늘이 감동하여 길을 열어 준다. 그 길은 내가 노력하는 동안 나를 지켜본 수많은 조력자들에 의해 뜻하지 않는 지혜와 깨달음을 얻어 열리기도 한다.

또한 필자는 바둑을 좋아하는데, 한 판의 바둑과 인생 모두 힘겨운 고비를 맞을 때가 있다. 끝나서 지는 게 아니라 포기해서 진다. 아직 가능성이 있다면 지레 끝내지 않고 마지막 힘을 모아 시도해 본다. 생각지도 못한 나만의 길이 열릴 수 있다.

장애물이란, 본질에 충실하라는 신의 계시다
가능성이 있다면 끝까지 시도해 보자
생각지 못한 나만의 길(道)이 열릴 수 있다

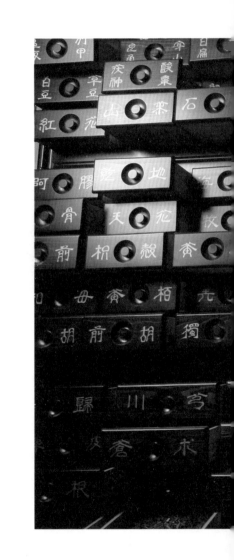

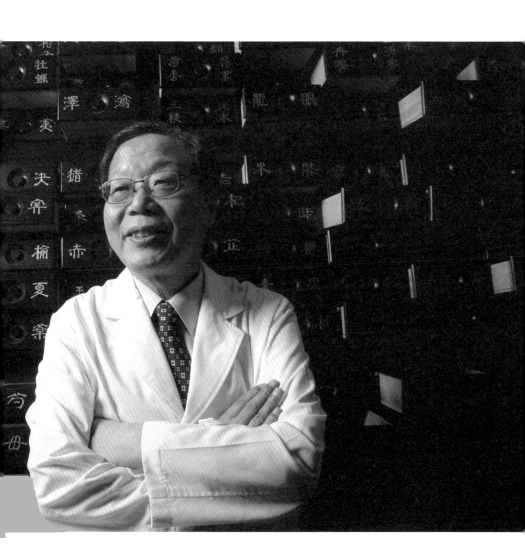

제3부
不惑, 한의학의 발전을 위하여

두꺼비 한의원

서울로 올라온 나는 장위동의 재래시장 한편에 '두꺼비 한의원'이라는 이름으로 다시 개업했다. '두꺼비'라는 이름은 얼른 생각하면 점잖은 한의원의 상호로는 적절치 않은 느낌이 드는데, 나는 개의치 않았다.

'두꺼비'는 학창 시절 내 별명이었다. 나의 외모에서 그런 별명이 붙었는지, 아니면 진득하게 앉아서 공부만 한다고 해서 그런 별명이 붙은 건지는 잘 기억이 안 나지만, 어쨌든 그렇게 불렸었다. 그래서 '두꺼비 한의원'으로 지었는데, 두꺼비는 사실 예로부터 한방에서 수많은 고질병에 사용하는 약재로 쓰였기 때문에 한의원 이름으로 전혀 생소한 것은 아니었다.

돌이켜보면 이 시절이 개업 한의사로서는 나의 일생에 가장 편안했던 시절이었다. 가족과 함께하며 아이들이 커가는 모습을 지켜보고, 한의원도 별다른 일 없이 소박하게 운영이 되던 그야말로 평화로운 시기였다.

당시에는 경기가 좋았기 때문에 시장에 다니러 오는 고객들이나 지인 소개로 오는 고객들만으로도 한의원은 충분히 운영되었다. 특별히 재산을 모으거나 할 수준까지는 아니었지만, 용돈 쓰고 가족을 부양하는 데 큰 어려움이 없었기에 낮에는 손님을 맞이하고, 저녁이 되어 문 닫을 때가 되면 바둑 둘 생각에 가슴이 설레던 평화로운 시절이었다.

김덕룡 선배와의 만남

이 시기에 가장 기억에 남는 것은 남성 동문 선배인 김덕룡 의원을 만난 일이다. 어느 날 김덕룡 선배의 동생인 항균이를 데리고 그 어머니가 한의원에 찾아오셨다. 항균이의 허리가 아파 침을 맞히러 온 건데, 사실 가까이에도 좋은 한의원이 있으련만 일부러 나를 찾아 먼 길을 방문해 준 것이다. 침을 꽂아 놓고 잠시 쉬는 틈에 어머님과 이런저런 이야기를 나누었는데, 치료를 마치고 가는 길에 "내가 우리 덕룡이 보고 원장님께 전화를 하라고 시키겠어요"라고 말씀하는 것이었다. 김덕룡 선배가 나보다 5년이나 위인데 감히 될 말인가? 얼른, "아닙니다. 제가 먼저 전화를 하겠습니다"라고 답을 했는데 실행에는 옮기지 못했다. 아무래도 평범한 한의사가 당시 유명한 정치인이었던 YS의 비서실장한테 선뜻 전화를 하기가 어려웠던 것이다. 그런데 그로부터 한 달 후 정말 김덕룡 선배로부터 전화가 걸려왔다. "나 김덕룡입니다. 서 원장님 이야기는 많이 들었는데 한번 만납시다." 이렇게 해서 어느 토요일 저녁, 종로에 있는 신성(新星)이라는 일식집에서 첫 만남을 가졌다.

첫 만남이었지만 서로 통하는 바가 있어 화제는 고향 이야기에서부터 정치 이야기까지 일순하며 대화가 아주 길게 이어졌다. 그러다 보니 오후 5시에 만나 밤 11시까지 무려 여섯 시간 동안 술을 마셨는데, 당시 새로 출시된 청하(淸河)라는 정종을 마셨다. 술이 약했던 나는 중간에 화장실에 가보면 머리와 옷이 헝클어져 있어 매무새를 바로잡고 자리로 돌아오곤 했는데, 그때마다 김덕룡 선배를 보면 한 치의 흐트러짐도 없이 깔끔하게 자리를 지키고 앉아 있는데, 속으로 '야, 역시 거물 정치인의 비서실장을 하는 사람은 뭐가 달라도 다르구나!' 하는 감탄을 했다. 나중에 일어서면서 보니 둘이서 마신 청하 빈 병이 큰 상자에 하나 가득 차 있었다.

그렇게 만난 김덕룡 선배와는 아주 가까운 사이가 되었고, 나는 김 선배를 재경 남성동문회 회원으로 적극 추천했다. 김 선배는 남성중을 거쳐 경복고로 진학했기 때문에, 대부분의 동문회가 그렇듯 고등학교 동문들이 주를 이루는 이사회에서 과연 김 선배가 남성 동문이냐 아니냐 하는 일부 논란도 있었다. 그러나 나는 확신을 가지고 다음과 같이 주장했다.

"원래 남성이 중고등학교가 같은 재단이요, 또 남성이라는 이름 아래 동문 자격이 발생하는 것은 사실 중학교가 먼저다. 그렇기 때문에 남성 동문이라 함은 중학교에 입학했거나 중퇴한 자, 고등학교에 입학했거나 중퇴한 자가 다 해당된다. 고로 김덕룡 선배는 당연히 재경 남성동문회 회원의 자격이 있다."

당시 동문회 기수별 이사회에 육군 장성, 검사장, 언론사 주필, 기업 중역 등 쟁쟁한 선배들이 참석해 있었는데도 별 이의를 달지 않고 동문회 총무인 내 논리에 모두 수긍해 주었다. 사실이 그렇지 않은가? 당시 시골의 중학교에서 서울의 명문인 경복고로 진학한다는 것은 대단히 어려운 일인데, 그런 사람을 동문으로서 환영하지는 못할망정 동문이 아니라고 하는 것은 큰 잘못이다. 어쨌든 그 이후 김 선배는 남성 동문으로서 당당하게 대접받게 되었고, 나와는 아주 막역한 사이가 되어 오늘에 이르고 있다.

두꺼비 한의원 시절에도 편강탕 처방은 종종 선보였으나, 그야말로 편도선이 부어서 오는 환자에게만 처방했고, 그 외에는 대부분 한의사들의 기본 경전인 〈방약합편(方藥合編)〉에 의거한 처방을 사용했다. 이때 당시에는 '편강탕'이라는 공식 처방 명칭도 없었기 때문에 아직 편강탕은 때가 이르지 않아 긴 잠에 빠져 있었다. 물론 이때에도 편강탕에 대해 계속해서 연구를 했다. 이때쯤에는 '편도선을 넘어 폐가 건강하면 호흡기 관련 질병 전체가 낫는 것이 아닌가' 하는 쪽으로 온통 관심이 쏠려 있었다.

두꺼비 한의원 시절에 기억나는 일은 두 가지이다.

첫째는 아내와 함께 천주교 교리를 배우고 영세(領洗, 세례)를 받은 일이다. 부모님이 천주교인이었으나, 나는 그 영향을 받지 않고 신앙 없이 생활하고 있었다. 식구들 중에도 여동생(순석)이 특히 신앙에 열심이었는데 종종 집에 와서 아내와 나한테 입교를 권유했다. 사실은 광주에서 사업을 하던 당시에도 집으로 와서 특히 아내에게 권유를 많이 했었는데, 성사가 되지 않았다. 그러던 어느 날, 당시 장위동 성당 주임 신부로 계시던 염수정

신부님(현재 추기경)이 한의원을 직접 방문하셨고, 입교를 간곡히 권유했다. 여동생이 신부님에게 권유해서 한의원을 찾아오신 건지는 정확히 기억이 안 나지만, 어쨌든 이 일을 계기로 해서 아내와 함께 교리를 받고 나는 '프란치스코'라는 본명으로, 아내는 '제노베파'라는 본명으로 영세를 받았다. 그 이후 중간에 잠깐의 공백기도 있었으나, 지금까지 성당에 나가며 열심히 신앙생활을 하고 있다.

두 번째 일은 아버지가 중풍으로 쓰러지신 일이다. 당시 여러 사업에서 손을 떼고 딱히 할 일 없이 지내는 아버지가 무료해 보여 서울로 오도록 해서 모시고 있었는데, 중풍으로 쓰러지신 것이다. 항상 내 마음속에 거목으로 자리 잡고 있고, 건강도 좋았기 때문에 그런 일이 있으리라고는 전혀 짐작을 못하고 있었는데… 사람의 일이란 알 수 없는 것이다.

어쨌든 닥친 일이라 집에서 한방으로 정성을 다해 치료하고 있었는데, 문제는 형제들이 좀 서운하게 생각하는 것이었다. 즉, 병원에 입원을 시키지 않고 집에서 돌보는 것을 마치 내가 돈을 아끼려고 그러는 것처럼 의심의 눈초리를 보내는 것이다. 아무리 형제라 해도 생각이 제각각이라 내 진심을 이해시키기 어려웠는데, 어쨌든 아버지의 상태가 많이 호전되어 가는지라 나는 내 방식대로 집에서 치료를 했다.

그러나 결국에는 형제들의 무언의 압력을 버티기 어려워 K대 병원에 입원을 시켰는데, 어찌된 일일까? 상태가 더 좋아지지 않고 자꾸 나빠지는 것이 아닌가! 결국 안 좋은 상태로 퇴원을 하셔서 다시 집으로 오셨는데, 이 일을 겪으면서 나 스스로가 한방에 대한 신념을 끝까지 못 지켰다는 자괴감이 많이 들었고, 이때 깨달은 바가 상당히 컸다.

그것은 내가 한의사일 뿐이지 형제자매라 하더라도 한방에는 문외한이므로 깊은 이해가 없이 남들이 말하는 정도를 귀동냥으로 듣고 양방 병원에 가야 한다고 횡설수설 우왕좌왕했던 것인데, 그것이 효심이라는 묘한 포장을 하고 나오니 나 또한 그런 상황에서 눈치 보이기가 싫어서 일시적으로 신념을 꺾은 것이다. 양방이든 한방이든 의사가 신념을 가지지 못하면 환자가 고생하게 되는 것이다.

이후 나는 한방에 대해 안다고 왈가왈부하는 사람들 앞에서 비록 그가 같은 길을 가는 한의사라 할지라도, 또는 피를 나눈 형제라 할지라도 나의 신념을 꺾지 않는다. 내가 분명하게 알고 확신이 있는 한방의 지식과 처방을 지키려면 부모형제라 하더라도 '맞는 것은 맞고 아닌 것은 아니다'라고 분명하게 주장하는 것이 옳다는 철학이 생긴 것이다.

백제당 한의원

장위동에서 두꺼비 한의원을 할 당시에 경동시장에 약재상을 하면서 녹용을 판매하러 다니는 분이 있었는데, 이분이 한의원의 이전을 권해왔다. 이분의 논리인즉, '호랑이를 잡으려면 호랑이 굴에 들어가랬다'고 한의원을 하려면 한약재 시장의 메카인 경동시장으로 들어가야 한다는 것이다. 게다가 "원장님 같이 그릇이 큰 인물이 이런 변두리 재래시장 구석에 앉아 있는 것은 어불성설(語不成說)이다"라고 자꾸 권하는 게 아닌가? '큰 인물'이라는 말이야 언감생심(焉敢生心) 듣기 좋으라고 하는 말이지만, '호랑이를 잡으려면 호랑이 굴에 들어가야 한다'는 말은 일리 있게 들려서 장위동 시절을 접고 경동시장으로 자리를 옮기게 되었다. 이때는 '두꺼비'라는 상호를 버리고 '백제당 한의원'이라 하였다. 상경 후 첫 개업인 장위동에서는 내 젊은 시절의 별명을 따서 이름을 지었지만, 아무래도 한약재상의 본령인 경동시장으로 진출하면서는 그럴듯한 이름이 필요해 이번에는 고향 익산의 연원을 따라 '백제당(百濟堂)'이라 지은 것이다.

서울 시의원 출마

백제당 시절 가장 기억에 남는 것은 서울시 시의원 선거에 출마한 일이다. 누구나 그러하듯 평소 정치에 관심이 없지는 않았지만, 정치는 정치가가 하는 것으로 생각하고 한의사의 본분에 충실하게 지내고 있었는데, 평소에 친분이 두터운 황경식 서울대 교수로부터 서울시 시의원 선거에 출마하라는 권유를 받게 된 것이다.

황경식 교수는 서울대 철학과 교수로 재직 중이었는데, 여자 한의학 박사 1호로 유명한 강명자 원장의 부군(夫君, 남편)이다. 강명자 원장은 강남에서 '꽃마을 한의원'을 운영하고 있는데 불임 분야에 일가견이 있으며, MBC '성공시대'에도 나왔던 유명한 분이다.

강 원장과는 한의대 동기생인데 당시 유일한 홍일점 학생이었고, 내가 수석 입학생이었지만, 수석 졸업생은 강 원장이었다. 재학 당시 학번이 강 원장이 19번, 내가 20번인 탓에 자리를 항상 같이 쓰게 되어 실험실에서도 항상 한 조가 되어 붙어 다니며 실험을 하곤 했다. 이런 인연으로 친하게 지내다 보니 자연스레 부군인 황 교수와도 가까이 지내게 되었는데, 이분이 출마를 권해 온 것이다.

나는 원래부터 호기심이 많고 가능성이 있는 여러 가지 일에 도전해 보는 성격이지만, 아무 일에나 눈을 돌린 적이 없다. 그런데 황경식 교수는 "우리나라 한의학계의 발전을 위해서는 서 원장 같은 사람이 전면에 나서야 한다"는 것이었다.

지금은 그때와 사정이 많이 달라졌지만, 아직까지 우리나라 의료·제약업계는 거의가 양방과 양약의 기준 하에 운영되고 있다. 각종 법규와 제도도 다 양방과 양약 기준으로 마련되어 있다고 해도 과언이 아니다. 열악한 한의학계의 사정을 개선하려면 정치적 영향력이 있어야 힘을 쓸 수 있는데, 그런 인물이 전무한 상태였다. 황경식 교수가 한의학계의 발전을 위해 나서라고 한 것은 이런 배경에서 한 말이었다. 물론 정치적 영향력을 발휘하려면 당연히 국회에 입성해야겠지만, 당시로서는 생각도 못할 일이었으니 우선 서울시 의회에 진출하라는 것이었다.

나는 충분히 도전할 가치가 있는 일이라고 판단, 시의원 출마의 결심을 굳히고 김덕룡 선배에게 내 뜻을 밝혔다. 김덕룡 선배도 흔쾌히 동의하고 당시 여당인 민정당의 동대문 지구당 공천을 주선해 주었는데, 일이 묘하게 되어 공천을 받지 못했다. 당시 동대문 지구당 위원장이 중앙당의 뜻을 무시하고 다른 사람을 공천해 버린 것이다. 어쨌든 나는 내친걸음이라 당시 '꼬마 민주당'이라 불리던 야당 후보자로 출마했는데, 결과는 낙선이었다.

만약 그때 당선이 되었다면 편강탕은 존재하지 않았을 것이다. 물론 그만큼 다른 측면에서 한의학계를 위해 열심히 일했겠지만, 지금처럼 전 세계인에게 아토피를 비롯한 비염·천식 등 난치병 치유의 기쁨을 선사하지는 못했을 것이다. 지금 돌이켜보면 정말 낙선이 천만다행이었다고 여겨진다.

내가 정치를 하려고 했던 이유를 좀 더 소상히 밝히겠다. 사정을 잘 모르는 분들은 막연히 권력 집단에 들어가 영향력을 발휘하여 한방의 위상을 높이려는 것이 아닌가 하고 오해를 할 수도 있기 때문이다. 실제로 나를 아는 지인들 중에는 내가 과거 정치에 뜻을 두었다는 사실을 아는 분들이 많이 있고, 또 그분들 중에는 '아니, 한의사 일이나 열심히 하지 왜 정치를 하려고 하는 건가?'라는 의문을 가진 분들도 많이 있었음을 안다.

당시 나의 간절한 소원은 크게 두 가지였다. 하나는 양방에 맞먹는 한방의 위상 확립이요, 다른 하나는 한방의 세계화였다. 그러나 이 두 가지는 모두 요원한 것이 현실이었다. 양방에서는 한방을 일종의 가정(假定) 의학이나 미신처럼 생각하는 경향이 강했고, 따라서 세계화는 아예 엄두도 못 내었다. 한의사들이 자신들의 위상을 만천하에 세우기에는 너무도 힘이 미약했기 때문이다.

이런 문제를 능률적으로 해결하기 위해서는 권력으로서의 정치가 필요한 게 아니라 홍보 무대로서의 정치가 필요하다고 판단했다. 물론 어떤 제도를 제정함에 있어 힘도 필요했지만, 무엇보다 절실한 것은 한의학의 우수성을 만방에 효율적으로 알리는 힘이 필요했던 것이다. 그렇게 생각한 나는 감히 서울 시의원 도전에서부터 시작했던 것인데, 그런 당시 한방의 상황을 명쾌하게 알려주는 사례가 한 가지 있다.

한약으로 중이염(中耳炎)이 나았다고요?

내가 잘 아는 지인 한 사람이 나에게 들려준 다음 이야기는 우리 사회에서 양방이 한방을 어떻게 보고 있는가를 극명하게 알려주는 사례이다.

다음은 그 지인이 내게 직접 들려준 내용이다.

———

우리 딸이 중학생이었던 시절, 얼굴에 볼거리를 앓아 병원에서 수술로 치료를 한 적이 있다. 그래서 자세히 보지 않으면 눈치 챌 수 없지만, 턱선 아래 가느다란 수술 자국이 남게 되었는데, 일 년도 채 안 되어 이번에는 중이염을 앓게 되었다.

학교에서 수업을 듣는데 자꾸 선생님 말씀이 들리지 않는다고 하소연을 했다. 강동 S 병원에 데리고 가서 정밀 진단을 했더니 중이염이라는 판정이 나왔고, 의사 말이 하루 속히 수술을 해야만 낫는다고 하는 것이다.

우리 부부는 '그러면 수술을 할 수밖에 없구나' 하고 의사와 면담을 하는데 아이가 자꾸 눈치를 줘서 밖으로 나왔더니 "엄마, 나 수술하기 싫어. 지난번에도 볼거리 수술할 때 엄청 무서웠는데, 다시 얼굴에 칼 대서 수술한다니까 너무 싫어!"라는 게 아닌가? 우리 둘이 괜찮을 거라고 달래보았지만, 애가 워낙 완강하게 거부를 해서 달리 결론을 못 내고 그냥 집으로 돌아왔다.

그날 저녁 집에 놀러 온 이웃에게 이런저런 이야기를 하다가 딸의 병 이야기가 나와서 "빨리 수술을 해야 할 텐데 아이가 저렇게 반대를 하니 걱정"이라고 했더니 그 아주머니가 "그러면 한약으로 한번 치료를 해 보는 게 어떠냐?"라고 제안을 하는 것이었다. "서울 후암동에 가면 한약 한 첩으로 죽은

107

사람도 한 번 돌아눕게 만든다는 용한 한의사가 있는데 거길 가보라"고 하는 것이다.

이웃의 말에 이끌려 후암동 H 한의원을 찾아 갔더니 그곳은 가는 즉시 진료가 되는 게 아니라 손님이 밀려 있어서 예약 표를 받아야 하는데, 아침 일찍 예약권이 매진된다는 것이다.

특이하게 이 한의원은 하루에 환자를 여덟 명밖에 진료를 하지 않고, 또 보약은 지어주지 않는 원칙이 있었다.

며칠을 아침 일찍 나가 줄을 선 뒤에 마침내 예약을 하고 딸아이를 진찰받게 했는데, 6개월 치 약을 먹으라는 것이었다. 그래서 한의사가 시키는 대로 6개월간 지어준 약을 먹었는데, 어느 날 아이 말이 귀가 아프지도 않고 잘 들린다는 게 아닌가?

우리는 아이의 중이염이 나았는지를 확실하게 검증하고 싶어서 처음 중이염 판정을 받았던 S 병원으로 아이를 데려가 담당 의사에게 다시 정밀 진단을 해주도록 부탁했다. 진단 결과를 보면서 의사가 하는 말이 "아니, 진단은 여기서 받고 수술은 어디에서 받았습니까? 중이염이 깨끗하게 나았네요" 라는 것이다.

우리 부부는 너무나 기쁜 나머지 "선생님, 사실은 유명한 한의원의 약을 먹고 나은 겁니다"라고 했더니 의사가 얼굴을 찡그리면서 "아니, 왜 그런 거짓말을 하십니까? 그때 중이염은 수술이 아니고는 나을 수가 없었던 상태입니다. 그런 외과적 처치 없이 어떻게 내복약인 한약만으로 병이 나을 수 있단 말입니까? 말도 안 되는 소리 하지 마시고, 그런 이야기 하려거든 돌아가십시오!" 하고 등을 떠미는 것이다.

분명히 한약을 먹고 아이가 중이염이 나았는데도 양의사는 이를 믿지 않는 것이다.

이 이야기를 하면서 그 지인은 "왜 이렇게 양방이 한방을 인정하지 않느냐?"라고 나에게 물어왔다. 물론 이 이야기는 다소 오래된 일이기 때문에 지금은 그렇게까지 양방이 한방을 무지하게 대하지는 않는다고 본다. 그러나 그 당시에는 이런 일이 다반사였으며, 어찌 보면 아직도 이처럼 양방이 한방을 소 닭 보듯 하는 예가 있다고 본다.

기통증(氣痛症)의 비밀

양방에서 이해하기 어려워하는 한의학의 개념 중 하나가 기(氣)다. 기라는 것은 그야말로 눈으로 볼 수 있는 것이 아니고, 또 어떤 기계로 측정할 수 있는 것도 아니기 때문에 양방의 개념에서는 기를 뜬구름 잡는 개념으로 생각하는 것이다.

그러나 기는 분명히 존재하는 것이며, 사람들이 기를 이해하기 어려워하는 것은 한방에도 일정 책임이 있다. 즉, 기를 좀 고상하게 설명하다 보니 그 고상함이 너무 어렵게 미화됨으로써 마치 음양오행의 이치를 알아야만 이해할 수 있는 것처럼 형이상학적인 존재로 가버린 것이다. 그러나 나는 기를 어렵게 생각할 필요가 없다고 보는 사람이다. 사실 진리는 간단한 것이다.

생명체가 살아있다는 것은 숨을 쉰다는 뜻이고, 숨이 살아있다는 것은 대기(大氣)가 생명체 속에 들락날락한다는 것이다. 대기가 생명체 속을 들고나지 않으면 바로 죽어 버린다는 것은 불문가지(不問可知)의 사실이다.

이 대기가 들고나는 현상이 숨인데, 바로 이 숨을 쉰다는 것은 폐에 일정량의 대기가 담기게 되고, 이 대기가 신체의 각 부분에 전달된다는 뜻이다. 대기가 신체의 각 부분에 전달되는 과정을 바로 기가 흐른다고 하는 것이다. 폐를 통해서 전신에 전달되는 것이 대기이든 더 세부적으로 산소이든 상관없다. 폐는 산소를 공급하고 이산화탄소를 회수(回收)해서 배출하는데, 이런 전체의 과정이 바로 기의 흐름인 것이다.

이 기를 실어 나르는 운반 차량이 바로 적혈구이며, 그 길은 혈관이다. 그렇기 때문에 사람은 혈관이 튼튼하고 적혈구가 제 기능을 잘 발휘해 기의 흐름이 원활하다면 사실 아플 일이 없는 것이다.

그러나 여러 가지 연유로 인해 이 기의 흐름이 원활하지 못하게 될 때 우리 몸의 여기저기에는 아픔이 찾아온다. 이렇게 기의 흐름이 막혀 통증이 오는 것을 '기통증'이라 하며, 이는 양방에서는 찾아낼 수 없는 개념인 것이다.

아무리 정밀 진단을 해도 이상이 없는데 환자는 아프다고 한다면, 그것은 바로 기통증이다. 그래서 한방에서는 '통즉불통 불통즉통(通則不痛 不通則痛: 기가 통하면 아프지 않고, 기가 통하지 않으면 아프다)'이라고 하는 것이다. 특히, 폐는 생명의 원천인 대기를 한껏 받아들여 우리 몸의 구석구석에 전달하고, 노폐 가스를 몸 밖으로 내버리는 중요한 역할을 하는 핵심 장부이다.

야생 동물은 자연 속에서 끊임없이 걷거나 뛰기를 해서 폐가 단련되므로 별다른 노력을 하지 않아도 폐 기능이 충분히 발달되어 있다. 그러나 현대인들은 바쁜 일상으로 운동 부족이 되기 쉬우며, 이로 인해 폐에 독소와 노페물이 쌓이면 몸에 좋은 것을 받아들이고 나쁜 것을 내보내는 기능이 떨어지게 된다.

집안에 청소와 환기가 필요하듯 폐에도 청소와 환기가 필요하다. 이런 것을 청폐작용(淸肺作用)이라 하는데, 여기에는 운동이 제일이다. 그러나 무조건 운동만 한다고 해서 청폐가 되는 것은 아니고, 몇 가지 원칙이 있다. 나는 이것을 '으뜸 장부'인 '폐'를 강화하는 것이므로 '으뜸 호흡법'이라 부른다.

호흡 이야기

기(氣) 이야기를 하다 보니 결국 호흡 이야기가 나왔는데, 말이 나온 김에 설명을 하고 가겠다. 요즘 뉴스를 보노라면 '세상 살기가 얼마나 어려운가?'라는 생각이 든다. 생활고를 비관해서 스스로 목숨을 끊는 일들이 비일비재하고, 대학을 나와도 취업이 안 되거나, 취업을 해도 비정규직, 정규직이어도 상사의 폭언과 횡포, 어느 정도 승진을 했어도 퇴출의 우려 때문에 이래저래 끝없는 고민이 이어지는 것이 우리네 인생이다.

그러나 여러분들에게 당부한다. 이 모든 고민 앞에서 절대로 기죽지 말기를! 어떤 일이 있어도 기죽지 않는 한 인생에서 기회는 다시 온다. 입시에서 낙방했다고, 취업이 안 된다고, 사업에 실패했다고, 애인이 떠나갔다고, 직장에서 퇴출당했다고 절대로 기죽지 말라.

금전이나 부나 명예를 잃는 것은 인생에서 일부를 잃는 것이다. 그러나 건강이나 용기를 잃어버리는 것은 모두를 잃어버리는 것이다. 지금 어떤 어려움에 처해 있다면 좌절하지 말고 깊은 숨을 들이마시며 호흡을 골라라. 대초원의 풀숲에 몸을 숨긴 사자가 먹잇감을 노려보며 숨을 고르듯이 말이다. 그러면 성공의 기회는 반드시 온다.

그럼 이제 호흡 이야기로 들어가 보자. 세상에는 별별 호흡법이 참 많다. 일반인들에게 많이 알려져 있는 것으로는 단전 호흡법과 복식 호흡법이 있고, 그 외에도 정충 호흡법, 프라나 호흡법, 라마즈 호흡법, 아나파나 사티, 아누로마빌로마, 카팔라바티, 바스트리카 등등이 있는데, 이러한 호흡법들은 저마다 그 속에 특수한 비결이 있다. 그러나 일반인들이 이러한 것을 다 알아야 할 필요는 없다.

복잡다단한 호흡법들을 일일이 열거한 것은 이런 호흡법을 하라는 뜻이 아니라, 우리의 건강에 있어서 호흡이 얼마나 중요한가를 알라는 뜻에서 설명한 것이다. 그만큼 호흡이 중요하므로 온갖 호흡에 관한 비법이 생겨나는 것이다. 그러나 독자들은 그런 비법을 모른다고 해서 전혀 걱정할 필요가 없다. 아주 쉽고 효율적인 '으뜸 호흡법'이 있기 때문이다.

으뜸 호흡법은 다음 네 가지 요령만 지키면 된다.

첫째, 땀이 충분히 나고 숨을 헐떡일 정도로 운동한다. 이것은 폐와 피부가 동시에 그 기능을 최대치까지 끌어올리는 효과를 볼 수 있다.

둘째, 맑은 공기 속에서 운동한다. 가장 좋은 것은 등산이다. 사정이 여의치 않을 경우 학교 운동장에서 달리기를 해도 좋다. 이때 주의할 점은 밀폐된 공간 속에서 나쁜 공기를 마시며 하는 운동은 좋지 않다는 것이다.

셋째, 상상하며 숨 쉰다. 공기는 일단 폐에까지만 전달되는 것이다. 그러나 폐를 넘어서 혈관을 타고 전신으로 퍼지는 기(氣)를 상상하며 숨을 쉬면 좋다.

넷째, 일주일에 3회 이상 이와 같이 한다.

앞에서 여러 가지 호흡법을 소개했는데, 그 구체적인 호흡 방법을 살펴보면 간단치가 않다. 그러다 보니 그런 호흡법을 가르치는 학원들까지 있을 정도다. 그러나 바쁜 현대인들이 학원까지 다니며 특수한 호흡법을 배운다는 것은 쉽지 않은 일이며, 애써 배울 필요도 없다. 나는 평범 속에 진리가 있다고 믿는다.

으뜸 호흡법은 평범하다. 평범하기에 건강의 진리가 그 속에 있다. 나는 우리 한의원에 와서 편강탕을 지어가는 환자분들께 이 호흡법을 권장한다. 약이 좋더라도 몸이 받아들일 준비가 되어 있어야 효과가 있는 법이다. 몸을 함부로 굴리거나 방치한 상태에서 약으로만 건강을 찾으려고 하는 것은 어리석은 일이다.

그런데도 이 평범한 호흡법을 제대로 꾸준히 시행하는 사람은 의외로 드물다. 특히 담배를 끊지 않으면서 폐 건강을 바라는 것은 우물에서 숭늉 찾기와 같다.

셋째,
나만의 철학을 지녀라!

우리는 돈의 위력을 피부로 느끼는 자본주의 사회에 살고 있다. 성공이라는 말을 '많은 돈을 벌었다'라는 의미로 받아들이는데 별 저항을 느끼지 않는다. 그러나 성공에는 돈이 전부가 아님을 알아야 한다.

물론 이 말이 돈을 벌려는 노력을 하지 말라는 것은 아니다. 부를 추구하되 반드시 그 이상을 보라는 것이다. 사람들이 나를 '성공한 한의사'라고 하는 것은 우리 한의원의 놀라운 성장과 발전에 있다. 그러나 나는 아직 나 스스로를 성공한 한의사로 생각하지 않는다. 내가 보는 성공은 좀 더 높은 곳에 있기 때문이며, 그것은 바로 한의사라는 내 직업의 본질을 최상으로 극대화하는 것. 즉, 이 세상에 불치병으로 고통받는 이들이 없게 하는 것이요, 모든 사람이 건강 백세를 누리도록 하는 것이다.

목표가 물질 이상의 높은 곳에 있으면 중간에 어떤 어려움을 겪어도 좌절하지 않고 그 과정을 즐기게 되며, 세상의 자잘한 비난이나 손가락질에 흔들리지 않게 된다.

우리가 어릴 때부터 많이 듣던 '소년이여, 야망을 가져라!'라는 말은 유명한 윌리엄 클라크의 말인데, 여기에는 우리가 놓치고 있는 것이 있다. 즉, 'Boys, be ambitious!'의 뒤에 클라크가 더 붙인 말이 있다는 것이다. 그것은 '돈이나 자기를 드높이기 위해서나 명성이라고 부르는 덧없는 것을 위해 야망을 지니지 말고, 사람으로서 마땅히 갖춰야 하는 것을 위해 야망을 지녀라(Be ambitious not for money or for selfish aggrandizement, Not for that evanescent thing which men call fame. Be ambitious for the attainment of all that a man ought to be.)'라는 문구이다.

세상 사람들이 너나없이 목숨 거는 부와 명예에 집착해서는 진정한 성공을 이룰 수 없다. 남을 위해서 무엇을 해주었는가를 세상에 남길 수 있는 길을 찾아 거기에 헌신하라. 그러면 진정한 부와 명예는 그 결과로써 찾아올 것이다.

목표를 물질 이상의 높은 곳에 두고
남을 위해 헌신하라
부와 명예는 그 결과로써 찾아올 것이다

서초동 백제당

　김덕룡 의원 측에서 한의원을 강남으로 옮기면 어떻겠는가 하는 권유가 들어왔다. 김덕룡 선배를 만나서 인연을 맺게 된 일은 앞에서 설명했는데, 사실 그동안에 또 한 번 중요한 일이 있었다. 김 선배가 5선을 거치는 동안 아주 힘든 선거가 한 번 있었는데, 1991년도의 총선이었다.

　당시 경쟁 후보가 막강했던 터라 김 의원 캠프에서는 선거 운동에 총력을 다하고 있었는데, 유권자들에게 파고드는 전략으로 '사랑방 좌담회'라는 것을 개최하고 있었다. 이름만 대면 알만한 유명 인사들로 강사진을 구성한 뒤 주민들을 초빙해 일종의 무료 강연을 여는 것이었는데, 김 의원 측에서 강사로 나서 줄 것을 요청해 온 것이다. 나는 두말없이 지원에 나섰다.

　그런데 이상한 일은, 세상이 다 아는 유명한 강사들이 강의를 해도 내가 하는 강의만큼 인기가 없었다는 사실이다. 그도 그럴 것이 일반인의 최대 관심사는 건강이다. 일상생활에서 얼마든지 적용할 수 있는 쉬운 건강법을 사례를 곁들여 가면서 재미있게 강의하다 보니 반응이 그야말로 폭발적이었다. 이렇게 해서 예상외로 캠프에 많은 도움을 줄 수 있었는데, 개표 결과 김 선배가 399표 차이로 이겼다. 그야말로 아슬아슬한 신승(辛勝)이었는데, 이때 김 선배가 뭔가 느낀 바가 많았던 것 같다.

　그런 일과 함께 또 동대문구에서 시의원 공천 불발의 일도 있고 해서 이런저런 의중을 복합적으로 담고 김 선배가 자신의 지역구에 와서 한의원을 개업하도록 권유를 한 것이다. 어쨌든 '사람은 나면 서울로 보내라' 하는 말이 있는데 서울에서도 강남은 당시 새로운 서울의 심장으로 떠오르고 있었다.

그래서 김 의원 측의 권유가 아니더라도 기왕이면 수도 서울의 심장부에서 한의원을 성공시켜보고 싶은 생각에 마침내 강남 이전을 결심하고 서울교대 옆에 자리를 잡고 상호는 그대로 사용해서 '백제당 한의원'을 개업했다.

백척간두에 서다

그러나 인간지사 새옹지마라고, 뜻하지 않은 난세를 만나 서초동 백제당은 바람 앞에 등불처럼 위태로워지고 만다. 전 국민을 강타한 한약 분쟁과 IMF 외환 위기가 닥쳐온 것이다.

직장을 오래 다니던 사람은 제대로 정년퇴직을 해도 상당 기간 허탈감에서 벗어나지 못한다고 한다. 갑자기 할 일이 없어져 존재감을 잃기 때문이다. 그래서 어떤 퇴직자는 마당 한 구석에 조그만 벽돌집을 지어놓고 아침에 그리로 출근했다가 저녁에 집으로 들어오는 생활을 했다는 일화도 있는데, 웃을 수만은 없는 일이다.

남의 밑에서 월급을 받는 사람도 그러한데, 하물며 본인의 모든 것을 바쳐 자영업을 하는 사람들은 어떠하겠는가? 그야말로 자신의 사업이 망하면 모든 것을 잃는 것과 같다. 눈앞이 캄캄해지고 살아갈 의미를 잃게 된다.

서초동 백제당의 문을 닫은 내가 바로 그랬다. 한약 분쟁의 와중에 한의학계를 위해서 나름대로 눈부신 활약을 하며 여의도 법정 토론, 청와대 협상, 개정시안 입법 예고 등을 합리적인 방향으로 이끌고자 고군분투하며 전공을 세우기도 했지만, 결국 수석 부회장 자리에서 전격 해임되는 비극을

맛보았다. 또 내 생각을 관철시키기 위해 한의사회 회장에 두 번씩이나 출마하고 실패하다 보니 본업인 백제당 한의원은 사실 뒷전이 되어 찾아오던 고객들이 떨어지는 그야말로 상처뿐인 영광만 남게 되었다.

한의사회 회장 선거를 치르고 나서 이제는 정말 본업에 충실해야 되겠다고 결심하는 순간, 그 누가 알았으랴? 온 국민을 실업과 좌절의 고통으로 몰아넣은 IMF가 닥쳐온 것이다. 당시 IMF가 터질 때까지 한의원은 가히 황금기를 구가했다. 한의사의 인기가 대단했다는 사실은 당시 경희대 한의대의 경쟁률과 입시생 수준이 서울대 의대를 능가했다는 사실만 봐도 쉽게 알 수 있다. 그러나 경기가 악화되면 한의원은 위축되게 마련이다. 필수 불가결이 아닌 보약의 수요가 아무래도 줄어들고, 흔한 감기약 하나도 간단히 싸게 구입할 수 있는 약방으로 발길을 돌리게 된다.

그래도 나는 내 한의원이 최악의 사태까지 가리라고는 예상하지 못했다. 그러나 IMF의 후폭풍은 거셌다. 게다가 한의사회 활동으로 자리를 많이 비웠던 영향까지 겹쳐서 한의원의 매출은 끝을 모른 채 곤두박질쳤다. 그럴 수밖에 없는 것이 한의원이라는 것이 본디 그곳에 있는 한의사를 보고 찾아오는 것인데, 고객이 왔을 때 원장이 자리를 비워서 만나지 못한다면 어찌 다시 찾아오겠는가. 결국 한의원의 이익은 고사하고 한 명 있는 사무장 월급조차 주지 못할 정도로 재정이 악화되었다.

어떻게 할 것인가? 문만 열어놓고 앉아 있으면 뾰족한 방법이 있을 것인가? 날로 악화되는 재정을 견딜 수 없어서 결국에는 한의원을 닫기로 결정했다. 6,000여만 원을 들여 꾸민 인테리어를 이번에는 천만 원의 돈을 들여 일부러 뜯어내야 하는 현장을 바라보는 내 가슴은 마치 뜯겨 나가는 인테리어처럼 찢어지는 것 같았다. 한번 실패를 하고 나니 개업 자금도 없거니와, 있다고 해도 다시 다른 곳에 개업하기가 너무나 두려워서 엄두가 나지 않았다.

그래서 자연히 발길이 향한 곳이 평소에 좋아하던 바둑을 둘 수 있는 기원(棋院)이었다. 아침을 먹고 나면 기원에 나가서 하루 종일 바둑을 두는 것이다. 그리고는 저녁에 소주 한 잔 하고 집에 와서 쓰러져 잤다. 그러기를 무려 반 년… 정말 인고의 세월이었다.

나는 지금도 그때 아무런 불평하지 않고 묵묵히 곁을 지키며 아이들을 돌보고 살림을 해준 아내에게 무한한 감사를 느낀다. 딱히 무엇을 해야 되겠다는 계획도, 희망도 없이 개미 쳇바퀴 돌듯 집과 기원을 오가기만 하는 나를 아내는 말없이 그냥 지켜 주었다.

그러나 마냥 그러고 있을 수만은 없었다. 아무리 한의원이 망한 한의사라 하더라도 죽치고 앉아서 바둑만 둘 수는 없는 일이 아닌가? 사람이 막다른 골목에 닿으면 생각도 발상의 전환을 하게 되는 것일까? 언제 다시 개업을 하게 될지는 몰라도 다시 한의원을 하게 되면 이제는 기존에 하던 식으로 해서는 안 되겠다는 생각이 끝없이 머릿속에 떠올랐다. 기존의 것을 답습해서는 다시 실패할 확률이 높다. 아니 실패는 안 하더라도 성공이라는 말을 하기보다는 현상 유지에 급급할 것 같은 예감이 들었다. 그렇다면 어떻게 할 것인가?

그때 머리에 떠오른 것이 이것저것 모든 처방을 다 다루는 한의원이 아니라, 한 가지에 집중하는 그런 한의원이 어떨까 하는 생각이었다. 식당도 이것저것 다 하는 식당이 있기도 하지만, 흔히 '명가(名家)' 소리를 듣는 식당을 보면 한 가지를 전문적으로 다룬다. 그러면 '곰탕' 하면 을지로의 하동관, '설렁탕' 하면 본가 설렁탕, '돼지갈비' 하면 마포 갈비, '냉면' 하면 오장동 냉면을 떠올리듯 일반인에게도 각인되어 고객들이 알아서 찾아오게 되는 것이다. '그래, 나도 나만의 장기를 지닌 명가(名家) 한의원이 되어 보자!'라는 생각이 점차 확고해져 갔다.

다섯 가지 처방을 고민하다

대강의 방향은 정해졌다. 그러나 과연 무엇을 단일 브랜드로 할 것인가? 날마다 집과 기원을 오가는 생활 속에서도 머릿속에는 단일 브랜드에 대한 구상으로 복잡했다. 일단 그동안의 경험으로 미루어 볼 때 다섯 가지 처방이 대상으로 떠올랐다.

첫째는 탁리소독음(托裡消毒飮)이었다. 인삼(人參)·황기(黃耆)·백작약(白芍藥)·당귀(當歸)·백출(白朮)·백복령(白茯苓)·진피(陳皮)·연교(連翹)·금은화(金銀花) 각 4g, 백지(白芷)·감초(甘草) 각 2g을 약재로 쓰는데, 곪은 곳이 터졌으나 원기가 허하여 잘 아물지 않을 때 쓰면 아주 잘 드는 약이다.

둘째는 귀비탕(歸脾湯)인데, 당귀(當歸)·용안육(龍眼肉)·산조인(酸棗仁 덖은 것)·원지(遠志 법제한 것)·인삼(人參)·황기(黃耆)·백출(白朮)·복신(茯神) 각 4g, 목향(木香) 2g, 감초(甘草) 1.2g, 생강(生薑) 5쪽, 대조

(大棗) 2개를 주원료로 한다. 심비(心脾)가 허하여 식욕이 부진하고 온몸이 나른하며 가슴이 두근거리고 불안할 때, 건망증·불면증·식은땀·천식·놀람 등에 쓴다. 약효가 아주 좋아서 예전에 이 귀비탕으로 위암을 낫게 한 적도 있었다.

셋째는 삼출건비탕(蔘朮健脾湯)인데, 인삼과 백출을 주원료로 하며 비장과 위장 기능이 저하되어 체하는 일이 잦고 식욕이 없을 때 식욕을 증진시켜 주는 약이다.

넷째는 오적산(五積散)인데, 고(故) 최치문(崔致汶) 선생이 아주 잘 지었던 바로 그 약이다. 오적산은 기(氣)·혈(血)·담(膽)·음(陰)·식(食)의 오적을 치료한다는 의미에서 붙인 것인데, 보혈(補血)하는 동시에 혈액 순환을 왕성하게 하며 모든 장기의 기능을 항진시키는 효능이 있다. 〈방약합편〉의 처방은 창출 2돈, 마황·진피 각 1돈, 후박·길경·지각·당귀·건강·백작약·백복령 각 8푼, 천궁·백지·반하·계피 각 7푼, 감초 6푼, 생강 3쪽, 총백 3본으로 되어 있다.

그리고 마지막 다섯 번째가 편강탕(扁强湯)인데, 사실 이때는 그 처방만 발견해서 가지고 있었을 뿐이지 편강탕이라는 이름조차 없었다. 그러나 내가 직접 만든 처방이면서 편도선염의 치료에 탁월한 효과가 입증되었고, 나아가 감기 예방에도 좋은 효능을 보였으므로 이 약을 세상에 내놓아 볼까 하는 생각도 많이 했다.

그러나 다섯 가지 처방을 생각하면 모두가 어느 것을 단일로 해도 인기리에 잘될 것 같은 생각이 들다가도, 한편으로는 과연 누가 한 가지 약만을 보고 한의원을 찾아올 것인가 하는 두려움에 자신감이 없어지기도 했다.

그렇게 머릿속에서 단일 브랜드로 한의원을 개업해 볼까 하는 생각은 하면서도 결론을 내리지 못하고 세월만 보내고 있을 즈음 모교의 김병운 교수님으로부터 월급제 한방 병원장을 해 볼 생각이 없느냐는 제안이 들어왔다. 단일 브랜드에 대한 생각은 여전히 머릿속을 맴돌고 있었지만, 한의원이 망해버린 전력으로 개업에 대한 두려움이 크던 때라 별다른 생각 없이 기꺼이 가겠노라고 대답했다.

I shall return, 서초동!

1988년 헐리우드 최대 히트작 터미네이터 1편을 보면 아놀드 슈왈제네거가 경찰서를 찾아가 정찰을 한 뒤 "무슨 용건이냐?"라고 묻는 경찰에게 "I will be back!"이라는 말을 남기고 사라진다. 뒤이어 터미네이터가 자동차를 몰고 경찰서로 돌진해 들어온다. 이 장면이 너무 유명해 한참 동안 "I will be back!"이라는 대사가 유행했던 적이 있다. 세가 불리해서 지금은 물러나지만 곧 돌아오겠다는 뜻인데, 사실 이 말은 '터미네이터'가 나오기 반세기 전에 맥아더가 해서 유명해진 말이다.

그 사연은 필리핀의 역사로 잘 알려진 것인데, 필리핀은 1565년부터 약 300년이 넘도록 스페인의 식민지였다. 그러다가 1860년 독립 운동이 일어나고 전투가 여의치 않자 미국에 구원을 요청한다. 이에 응한 미국이 스페인과 전쟁을 벌여 1898년 승리하는데, 필리핀을 곧바로 독립시켜 준 게 아니라 미국의 지배하에 둔다. 필리핀이 이번에는 미국에 대항해서 싸웠지만 결국 역부족으로 1902년에 항복하게 되고 '자치적 능력이 생기면 독립시켜 준다'는 단서 조항 아래 미국의 지배를 받아들인다.

그로부터 40여 년이 지난 뒤 2차 대전이 발발하고, 1941년 12월 일본이 전격적으로 하와이 진주만을 기습 공격하는데, 같은 날 필리핀의 클라크 미 공군 기지도 일본군의 공습을 받게 된다. 일본의 공격에 대한 준비가 없던 당시 극동 주둔 미군 총사령관 맥아더는 도저히 일본군을 감당할 수 없음을 알고 1942년 부대를 이끌고 전격적으로 호주로 철수하게 된다. 이때 맥아더를 막아서는 필리핀 사람들에게 반드시 돌아오겠다는 약속으로 "I shall return!"이라는 비장한 한 마디를 남기고 배에 오른다.

2년 뒤 전열을 재정비한 맥아더는 650척의 전함과 4개 사단의 병력으로 필리핀의 레이테에 상륙하고, 1945년 필리핀 주둔 일본군의 항복을 받아내 필리핀을 해방시킨다. 이듬해 7월 필리핀은 완전한 자치 독립을 하게 된다. 바로 이렇게 맥아더가 그 약속을 지킴으로써 그가 던진 짧은 한 마디인 "I shall return"이 유명해지게 된 것이다.

미국 육사인 웨스트포인트를 수석 졸업하고 항상 승승장구하던 맥아더가 맥없이 일본군에게 밀려 패장이 되어 필리핀을 떠날 때 그 심정이 어떠했겠는가? 가슴속에 할 말은 많지만 오직 한 가지, 반드시 다시 돌아와 승리하겠다는 생각만이 머릿속을 꽉 채웠을 것이다.

서초동 백제당 문을 닫고 비참한 실업자 생활 반년 만에 서울을 떠나는 당시의 내 심정도 그와 다르지 않았다. 다시 재기해서 반드시 돌아오리라는 투지를 불태우며 서초동을 떠나 산본의 남천 한방병원으로 발길을 돌린 것은 IMF로 온 나라가 신음하던 1998년 여름의 일이다.

넷째,
파도가 험할수록 내 가슴은 뛴다!

88만원 세대, 이태백(20대 태반이 백수), 삼팔선(38세 퇴직), 사오정(45세 정년), 오륙도(56세까지 일하면 도둑), 육이오(62세까지 일하면 오적), 장미족(장기 미취업자), 오포세대(연애, 결혼, 출산, 인간관계, 내 집 마련까지 포기한 세대), 청년실신(청년실업과 신용불량자의 합성어) 등등 우리를 슬프게 하는 신조어들이 세상을 떠돌아다닌다.

청년실업 백 만이 넘어가고 있는 그야말로 상실의 시대이다. 그러나 결코 좌절하지 말라. 지금의 역경은 앞날의 귀중한 자산이 될 것이다.

'위기 뒤에 기회가 온다'는 말은 스포츠에서만 적용되는 진리가 아니다. 우리의 일상생활에서도 진정 어려움을 겪었을 때, 힘들지만 오히려 발상의 전환과 집중력은 더욱 강해진다.

막다른 궁지에 몰린 쥐가 돌아서서 용감하게 고양이를 물듯, 더 이상 물러설 곳이 없을 때 우리는 없던 힘도 쥐어짜서 의외의 결과를 만들어 낸다. 투지만 죽지 않는다면 말이다.

서초동 백제당 시절, 한국 경제를 강타한 IMF 사태를 넘기지 못하고 나는 한의원 문을 닫고 말았다. 결국 생애 초유의 실업자 생활을 하게 되는데, 나는 이 기간이 오히려 성공에 큰 도움이 되었다고 본다. 내가 그때 한의원이 망하지 않고 어느 정도 수입이 보장되면서 한의사 생활을 유지했다면, 오늘의 편강은 없었을 것이다.

물론 편강탕은 이미 만들어져 있던 처방이지만, 그에 대한 골똘한 집중이 없었기 때문에 단지 편도선염 약이나 감기 예방약 정도로만 치부하고 있었던 것인데, 한의원이 망하면서 위기에 처하게 되자 예전처럼 해서는 안 되겠다는 비상한 자각과 결심이 들었고, 결국 활로를 찾아내게 된 것이다.

스포츠에서 위기 뒤에 기회가 오는 이유도 바로 그렇다. '이대로라면 그냥 지고 만다'는 위기의식이 뭔가에 대한 활로를 찾게 만들고, 그 해법에 초긴장 상태로 집중함으로써 결국 기회를 만들어 내는 것이다.

젊은이들이여! 지금 당신이 어떤 극심한 곤경에 처해 있다면, 그것은 앞으로 더 큰 일을 하도록 돕는 중요한 기회라는 사실을 알아야 한다. 역사 속에 수도 없이 많은 성공한 이들 - 예술가, 정치가, 군인, 경제인, 부자, 과학자, 탐험가, 작가 등은 모두 좋은 일만 있었던 사람이 아니다.

그 반대로 엄청난 시련에 직면해서 그것을 이겨낸 사람들이다. 큰 역경 없이 평온하게 살다 간 사람들은 그들의 인생도 역시 평범했다는 사실을 알아야 한다.

물론 그렇게 평범한 인생이 무의미하다는 것은 절대 아니다. '평범 속에 비범'이라는 말이 있듯이 평온한 인생을 행복하게 사는 것은 권장할 일이다.

내가 말하고자 하는 것은 어떤 큰 시련에 처했을 때, 그것에 굴하지 말고 오히려 그것을 기회로 삼으라는 것이다.

유능한 선원을 만드는 것은 잔잔한 바다가 아니라, 휘몰아치는 커다란 폭풍우다. 파도가 험할수록 기꺼이 나아가 맞이하라.

시련에 굴하지 말고
그것을 성숙의 기회로 삼아라

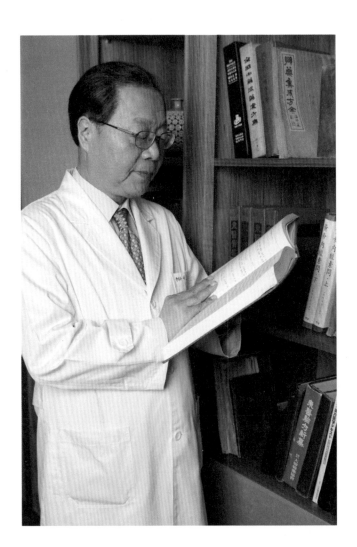

제4부
知天命, 폐에 관해 깨닫다

나를 다시 일깨워 준 남천 한방병원

1998년 7월 1일 아침 9시. 나는 군포에 있는 남천 한방병원의 정문을 바라보면서 머뭇거리고 있었다. 신임 한방 병원장으로서의 첫 출근이었지만 어쩐지 낯선 느낌이 들고, 반년 동안 일을 쉬어서 그런지 선뜻 들어서기 어려웠다. 대전 동인당, 전주 태평 한의원, 익산 서 한의원, 원광대 광주 분원, 광주 대한전선 대리점, 장위동 두꺼비 한의원, 제기동 백제당 한의원, 그리고 망해버린 서초동 백제당까지 지난날의 일들이 그 짧은 순간에 주마등처럼 머릿속을 스쳐갔다. 내 인생이 어떻게 돌고 돌아 지금 이 자리에 월급쟁이로 섰단 말인가……

그런데 바로 그때였다. 집에서 나를 차로 태워서 출근시킨 아내가 곧바로 출발하지 않고 차 안에 앉아 있는 모습이 보였다. 아내는 나와 눈이 마주치자 어서 들어가라고 손짓을 했다.

나중에 들은 이야기지만 평생 나를 지켜보면서 그렇게 망설이며 서성이는 모습은 처음 봤다는 것이다. '서초동에서의 실패가 얼마나 상처가 되었으면 평소에 자신만만하던 저 사람이 저러고 있을까?'라는 생각에 차마 발길이 떨어지지 않아 한참을 지켜보았다는 것이다.

아내의 손짓을 본 나는 마음을 다져 먹었다. '그래! 나는 가족을 책임지는 한 사람의 가장이요, 내가 실력이 없어서 한의원이 망한 게 아니요, 한의사협회를 위하여 뛰다가 IMF까지 맞은 것 아닌가!' 그렇게 생각하자 불현듯 용기가 솟아오르며 평소의 내 낙천적 기질이 되살아났다. '차라리 잘된 일이다. 여기에서 한의사로서의 임상 경험을 더 쌓자!' 나는 아내한테 씩씩하게 손을 흔들고 정문을 밀쳤다.

나는 어떤 일이든 한번 결정을 하면 집중해서 밀어붙이는 뚝심이 있다. 다시 새 출발하는 마음으로 경험을 쌓기로 한 이상 과거의 서효석이 아닌 남천 한방 병원장으로서의 서효석이 되기로 결심했다. 그리고 그 첫 단계로 서울에 있을 때 다방면으로 교류하던 친목회 23개 중 3개만 남겨놓고 20개와 모두 연을 끊었다. 김덕룡 선배와의 남성 동문 모임인 나무회, 대학시절 의료봉사 동아리 클럽 회원들의 모임인 피닉스회, 그리고 이리 초등학교 6학년 4반 반창회 – 이 셋은 어떤 일이 있어도 끊을 수 없는 모임이었기 때문에 그대로 두고 웬만한 나머지는 다 정리한 것이다.

그리고 전임 병원장이 마침 아는 대학 선배라 보름 동안만 OJT(On the

Job Training: 현장 실습 교육)를 시켜달라고 부탁했다. 타이틀은 병원장이지만 그야말로 견습 한의사의 각오로 임상 경험을 쌓아 나갔다.

그러한 나의 노력이 헛되지 않아 환자들의 반응이 참 좋았다. 당시 남천한방병원은 중풍 전문 병원으로 소문나 있었기 때문에 입원 환자들이 많았다. 날마다 회진을 돌면서 그들을 대하고 침을 놓고 경과를 살피면서 나는 새삼스레 나의 소질을 재발견하게 되었다. 그것은 바로 내가 환자들의 아픈 곳을 잘 파악해서 어루만져 주며, 그들이 고통과 걱정을 덜하도록 격려를 해주는데, 그 말을 들은 환자들이 실제로 힘을 얻고 치유에 대한 믿음을 가져 병상 생활이 상당히 호전된다는 것이었다.

병원의 오너인 박경애 이사장도 그런 나를 보면서 "서 원장님의 말씀에는 환자들을 매료시키는 마력 같은 것이 있다"라는 평을 해 주었다. 나는 그런 과정을 겪으면서 완전히 나를 재발견하고 자신감을 얻었다.

그리고 이 시기에 깨달은 무엇보다도 중요한 사실은 일반 한약을 잘 조제하는 약사로서의 한의사가 아니라, 특정 질병을 분명하게 잘 치료하는 의사로서의 본분에 더 치중하는 한의사가 되어야 한다는 것이었다.

코페르니쿠스적 발상의 전환

그렇게 병원에 잘 적응해서 일도 잘하고 환자들이 좋아해서 매출이 늘어나자 병원 측에서 판공비로 쓰라고 법인 카드를 주었다. 나는 이 카드를 가지고 젊은 의사들에게 종종 술을 사줬는데, 특히 그중에서도 자주 어울리는 양방의 젊은 소아과 의사 한 사람이 있었다.

　하루는 그와 같이 술을 마시며 이런저런 이야기를 하다가 그동안 고민해 온 단일 브랜드의 이야기를 대략 들려주면서 네 가지 약을 말한 뒤 마지막으로 내가 각고의 노력 끝에 찾아낸 편도선염 치료의 비방이 있다는 말과 이 약을 먹은 사람들은 감기에 걸리지 않는 효과가 있다는 말까지 다 했다. 바로 그때였다. 그 젊은 의사가 이렇게 말하는 게 아닌가!

　"편도선염 치료만으로는 범위가 너무 좁지요. 그 약을 먹은 사람이 그렇게 감기에 걸리지 않는다면 차라리 감기 예방 전문 약으로 하는 게 어떻습니까? 편도선염도 어떻게 보면 일종의 열감기이고 열이 나는 감기는 사실 심한 감기이니 심한 감기를 낫게 한다면 그 처방이 편도선염은 물론이고 오히려 감기약으로 특효약일지도 모르지 않습니까?"

　아이작 뉴턴이 만유인력의 법칙을 발견한 것은 1687년의 일이다. 그는 자신의 집 뒤뜰에서 쉬고 있다가 사과나무가 땅에 떨어지는 것을 보고 문득 한 가지 의문을 가졌다. 그것은 바로 '사과가 왜 땅에 떨어질까?'라는 의문이 아니라, '사과는 땅에 떨어지는데 꼭 같이 허공에 떠 있는 달은 왜 땅에 떨어지지 않을까?'라는 의문을 가진 것이다. 그리고 그 의문을 풀기 위해 다각도로 연구에 매달린 결과 만유인력의 법칙을 찾아낸 것이다.

　인류가 생긴 이래 사과나무에서 익은 사과는 수도 없이 떨어졌고, 그 장면을 지켜본 사람은 셀 수 없을 정도로 많았다. 그러나 뉴턴은 그 평범한 순간에 남과 다른 의문을 지님으로써 인류 역사상 위대한 발견을 해낸 것이다. 그날 젊은 소아과 의사의 말을 듣는 순간, 나는 내가 만들어낸 처방에 대해 눈을 뜨게 되었다.

이 세상에 감기를 앓지 않는 사람은 없다. 그리고 감기는 한번 지독하게 걸리면 일주일 이상을 고생해야 한다. 그렇다면 내 비방으로 그 수많은 감기 환자들을 치유하고, 또 완벽하게 감기를 예방하도록 만들어 줄 수 있다면…! 내 머릿속에서 떠나지 않던 다섯 가지 처방에 대한 선택은 그렇게 한 순간에 결정되었던 것이다.

그렇게 편강탕은 편도선염 약에서 감기약으로 바뀌는 일대 코페르니쿠스적 전환을 맞이하게 되었다.

지금도 생각하면 중요한 힌트를 준 그 젊은 소아과 의사에게 정말 감사한데, 그때 당장 남천을 그만 두고 개업한 게 아니라 한참 뒤에 실행에 옮겼기 때문에 그때는 편강탕의 파괴력을 미처 몰랐다. 따라서 그 의사와도 헤어진 뒤 긴밀한 연락을 하지 않아 이름도 모른 채 오늘에 이르고 있어 아쉬움이 있다.

그러나 이 책의 2부 중 '돌고 도는 인연'에서 안*모 씨와의 재회를 언급한 적이 있는데, 시간이 흐르면 언젠가는 그 의사를 만나 회포를 풀 날이 오리라 믿는다.

제일 산부인과 병원을 지켜내다

그렇게 이런저런 일들을 경험하면서 열심히 병원장 생활을 하던 그 시기가 아내의 말로는 가장 행복했던 때였다고 한다. 아침이면 어김없이 일터로 나가고, 저녁이면 집에 들어와 같이 저녁을 먹고, 월급날이면 꼬박꼬박

월급이 들어오니 소박하지만 얼마나 마음이 편안했겠는가? 나 자신도 그 시절이 다른 걱정 없이 참으로 평화로웠던 한때였다.

그렇게 평화롭게 지내던 시절이 1년여가 지난 어느 날, 한 가지 일이 생겼다. 남천 병원을 서울에 있는 큰 병원인 C 병원이 인수한다는 소식이었다. 당시 남천 병원은 재정에 문제가 있어 곤란을 겪고 있었는데, 이걸 안 C 병원에서 인수를 제의했고, 남천 측에서도 그런 쪽으로 일을 진행하고 있었던 것이다.

그런데 문제는 정작 남천 병원이 아닌 바로 곁에 있는 제일 산부인과에서 터져 나왔다. 당시 제일 산부인과는 산본에서는 규모가 큰 병원이었지만, C 병원은 워낙 산부인과 전문으로 유명하고 큰 병원이었기 때문에 C 병원이 들어오면 제일 산부인과가 어려워지는 것은 불을 보듯 빤한 일이었다. 요즘도 대형 마트가 동네에 들어오면 작은 가게들이 모두 어려워지는 것과 꼭 같은 이치이다.

일이 그렇게 돌아가자 평소 안면이 있던 제일 산부인과 부원장이 나를 찾아와 대책을 묻는 것이었다. 특히 당시 제일 산부인과는 큰돈을 들여 세 배나 큰 병원을 신축하던 중이었는데, C 병원이 들어오면 아주 큰 낭패라는 사실과, 그의 말에 의하면 이 문제는 비단 제일 산부인과만의 문제가 아니라, 산본에 있는 모든 군소 산부인과의 존폐와 관계되는 일이라는 것이었다. 듣고 보니 사실이 그렇다면 미상불 큰일은 큰일이었다.

또 하나의 당면한 일은 한방병원이 없어진다는 사실이다. 다른 데 눈 돌리지 않고 조용히 살고자 했지만, 이 일은 산본 주민으로서도 눈감고 있을 수가 없는 일이었다. 일을 도와주기로 마음먹자 나는 재빨리 움직였다.

먼저 복지부의 보건정책국장에게 전화를 걸었다.

"의과대학까지 가지고 있는 초대형 병원이 군소도시에 들어오면 작은 병원들은 다 죽는다. 지역 경제에 해를 입히면서까지 이렇게 큰 병원이 들어와야 하겠는가?"라고 설득을 했는데, 명분이 분명해서 그랬는지 복지부는 C 병원의 이전을 지지하는 입장에서 손을 떼겠다고 약속해 줬다.

그다음에는 지역구 국회의원인 유 의원을 새벽에 한 호텔 커피숍에서 만나 이 사태를 그대로 두면 지역 구민의 표심은 완전히 돌아설 것이라고 설득했다.

유 의원은 돌아가 지구당 사무국장에게 C 병원이 들어오지 못하도록 조처할 것을 지시했고, C 병원에도 전화를 걸어 "거기서 잘 하고 계신데, 군포에까지 말썽을 일으키지 않았으면 좋겠다"라는 의사를 전했던 걸로 알고 있다. 재단을 사고파는 것이 부담이 되었던지, 그 계약은 그 뒤 해약이 되었다.

그러고 나서 제일 산부인과에서 탄원서를 내는 것까지 내가 직접 교정을 봐 주었다. 학창 시절부터 국어에는 자신이 있었는데, 같은 말이라도 설득력 있게 전달하는 데에는 타고난 소질이 있었다. 그래서 그랬는지 우리나라 제일의 의료 전문 변호사였던 신 변호사로부터 "참 잘 썼다"라는 이야기를 들었다.

복지부, 현역 의원, 당사자인 이사장까지 다 나서서 공감을 하고 도와주니, 결국 C 병원의 남천 병원 인수 건은 없던 일이 되었는데, 지금도 남천 병원은 잘 운영되고 있다.

경희 한방병원

이 일을 겪으면서 제일 산부인과와 아주 가까워지게 되었는데, 당시 제일 산부인과는 신축 건물로 이전하고, 구 건물에 한방병원을 해 보면 어떻겠느냐는 제의가 들어왔다. 이때가 남천 한방병원 원장으로 1년 반쯤 재직했을 때이다. 나는 다시 새로운 계획을 실천에 옮길 시기라고 보고, 제일 산부인과 3층으로 옮겨 경희 한방병원이라는 간판을 내걸었다.

남천을 나올 때 당시 부원장으로 있던 이가 나하고 같이 옮기겠다고 하는 걸 극구 만류해서 주저앉히기도 했다. 왜냐하면 남천과 무슨 문제가 있어서 내가 떠나는 것도 아니요, 그동안 많은 것을 깨닫게 해준 고마운 곳이었기 때문에 남천에 타격을 주면서 옮기는 것은 결코 내 의도가 아니었다.

그 결과 부원장은 원장으로 승격하면서 내가 받던 급여보다도 더 올려받았다는 이야기를 나중에 들었다. 남천에 근무한 1년 4개월이 짧다고 보는 독자도 있을지 모르지만, 내 앞에 근무했던 세 명의 원장이 각각 4개월을 못 넘기고 나간 사실을 감안하면 짧지만은 않은 기간이다.

편강탕, 마침내 날개를 펴다

나는 개업을 하면서 오랫동안 생각해 오던 일 하나를 실행에 옮겼다. 바로 병원 건물 2층에 커다란 플래카드를 내건 것인데, 거기에 쓰인 문구인즉 '세계 최초로 감기 예방약 개발!'이었다. 이 문구를 보고 지나가는 사람들은 고개를 갸웃거렸다. '감기를 예방하는 약이라니 이 무슨 말인가?' 주변에 근무하던 의사들 중 일부는 의학적 지식이 있었기 때문에 '아니, 어떻게 감기 예방을 한단 말인가?' 하는 심정에서 "허이구, 노벨상 받게 생겼네!"라고 비아냥대며 지나갔다.

나는 예나 지금이나 그런 사람들을 탓하지 않는다. 갈릴레오 갈릴레이가 지구가 돈다는 사실을 발견하고 이를 발표했을 때 모든 사람들이 미친 사람 취급을 했다. "가만히 서 있는 지구가 빙빙 돈다니, 지구가 도는 게 아니라 저 사람 머리가 돌았구먼!"이라고 비아냥댄 것인데, 그들은 갈릴레이가 깨달은 것을 깨닫지 못했기 때문에 당연히 갈릴레이가 미쳤다고 생각한 것이다. 이런 일은 사실 인류 역사 이래로 새로운 것을 만들거나 찾아내거나 했을 때 수도 없이 일어났던 일들이다.

초고도 과학 시대라고 하는 현대를 사는 우리들도 사실은 마찬가지이다. 달에는 공기가 없다, 하루는 24시간이다, 인간의 최대 수명은 120세다 등등 이런 명제들을 모두 진리로 여기며 살아가고 있다. 그러나 우리가 진리로 알고 있는 그런 지식들이 영원불멸이라면, 앞으로 과학의 발전은 없을 것이다. 그러나 인생을 살아보면 새로운 진리와 사실은 끊임없이 나타나고 밝혀진다. 편강탕도 처음에 고고(呱呱)의 성(聲)을 울렸을 때, 이를 이해하지 못하는 사람들이 당연히 이게 무슨 소리냐고 비아냥댔던 것이다.

그러나 사람들이 비아냥대거나 말거나 편강탕은 그 자체로 자신의 운명을 개척할 준비를 착착 하고 있었는데, 어느 날 드디어 그 순간이 찾아왔다. 한 여중생이 아버지의 손에 이끌려 한의원을 찾아왔는데, 아주 심한 비염을 앓고 있었다. 공부도 안 되고 모든 생활이 너무 불편한데 안 가본 곳이 없지만 치료가 되지 않아 큰 고통을 겪는 중이라는 것이다.

이야기를 듣자마자 처음에는 일단 습관대로 한방에서 가장 많이 사용하는 비염약인 소청룡탕(小靑龍湯)을 처방하려고 했다. 그러나 잠깐 다시 생각해 보니 비염도 호흡기 질환인데 역시 감기에서 발병하여 고질병이 되어버리는 것이라는 데에 생각이 미쳤다. 그렇다면 심한 감기에 듣는 편강탕이 비염에는 듣지 말라는 법이 있겠는가? 실제로 감기와 비염은 사촌지간인데, 감기는 전염성이 있고 열이 나며 대체로 일주일 이내에 낫는다. 그러나 감기가 일주일 이상 가게 되면 뿌리를 내리게 되어 비염이 되는데, 콧물이 흐르고 눈가가 가려우며 숨쉬기가 어려워진다. 비염은 다만 열이 없고 전염되지 않는다는 점만 감기와 다르다. '그렇다면? 소청룡탕이 아니라 편강탕이다!' 최초로 편강탕을 비염 환자에게 처방하는 나는 가슴이 떨렸다. 그러나 단일 브랜드로 가고자 했던 나의 계획과 감기를 말끔히 없애주던 편강탕의 효능을 굳게 믿었기에 확신은 있었다.

그리고 사흘이 지난 아침 출근길에 나를 깜짝 놀라게 한 사람이 있었으니, 바로 그 여중생의 아버지가 열지도 않은 병원 문 앞에 서서 나를 기다리고 있는 게 아닌가? 그 사이 무슨 일이 벌어진 것일까? 사무실로 들어온 그 아버지는 내 손을 붙잡으며 하염없이 감사 인사를 하는 것이었다. 알고 보니 그 딸이 편강탕을 먹은 지 사흘 만에 호전 반응을 보인 것이다. 하루에 두루마리 휴지 한 통을 쓰던 아이가 약을 먹고 나서 사흘째 되는 날에는 다섯 장 미만을 쓸 만큼 상태가 좋아졌다는 것이다.

더욱 놀라운 것은 그 아버지가 경기도 화성에서 개업하고 있는 치과 의사였다는 사실이다. 본인도 비염이 있어 평생을 고생했는데, 딸이 자기를 닮아 비염으로 고생하는 것을 보고 전국 좋다는 병원은 안 가본 곳이 없다는 것이다. 강원도에 별장을 마련해 놓고 있었는데, 거기에 가면 약간 상태가 호전되어 괜찮았지만 어쨌든 딸에게 미안한 마음을 금할 수가 없었다는 것이다. 딸아이가 급격하게 호전되는 것을 보고 너무 놀라서 자기도 딸의 약을 몇 봉지 먹어 봤는데, 기분이 좋고 마음이 편안해져 느낌이 좋았지만 아직은 모르겠단다. 그런데도 일찍 찾아온 이유는 부인이 하도 간곡하게 가보라고 권해서 일찍 약을 지어 병원에 출근하기 위해서라는 것이다. 결국 나중에는 이분도 편강탕을 먹고 딸과 함께 비염이 완치되었다.

이 일을 나는 지금도 정말 감사하게 생각하고 있으며, 어떤 신의 섭리 같은 것이 있지 않았을까 하는 생각까지도 한다. 왜냐하면 훨씬 뒤에 안 일이지만, 편강탕을 먹고 비염에 호전 반응이 오는 데에는 상·중·하 세 그룹이 있다. 가장 빠른 상위 그룹은 그 효과가 한 달 이내로 오는데, 아주 빠른 사람은 일주일 이내에 오는 경우도 있다. 지금까지 쌓인 임상 사례로 보면 대체로 전체 환자의 10% 정도가 여기에 속한다. 그다음 중위 그룹은 통상 3개월을 복용해야 호전 반응이 나타나기 시작하는데, 가장 많은 70%의 환자가 여기에 속한다. 마지막 하위 그룹은 3개월 이상을 복용해야 호전 반응이 오는데, 아주 늦은 환자의 경우는 최장 1년 이상 복용해야 반응이 오는 경우도 있다. 이 그룹은 대체로 전체 환자의 20%를 차지한다. 이러한 데이터는 훨씬 나중에 수많은 환자들의 임상 사례가 쌓이면서 밝혀진 것이기 때문에 당시에는 전혀 몰랐던 사실이다.

그렇다면 한번 곰곰이 생각해 보자. 만약에 그 여중생이 가장 낮은 하위 그룹이거나 아니면 중위 그룹, 그도 아니면 통상적인 상위 그룹에만

속했어도 최소 1개월을 기다려야 하기 때문에 '이 약도 아니구나' 하면서 기다리지 못하고 편강탕 복용을 중단했을지도 모른다. 그러나 정말 놀랍게도 상위 그룹 중에서도 특이하게 가장 빠른 호전 반응을 보여서 사흘 만에 효과가 나타났고, 더구나 그 아버지가 치과 전문의로서 양의였고 본인도 비염을 앓던 사람이었으니 편강탕의 효능에 대한 입증이 신속하게 이루어진 것이다. 나는 여기에서도 바둑 격언인 운칠기삼(運七技三)을 떠올려 본다. 물론 내가 각고의 노력을 해서 편도선염 치료제인 편강탕을 개발한 것은 사실이지만, 그 약이 편도선염을 넘어 오늘날 아토피·비염·천식 치료제로까지 발전한 것은 나의 노력만으로는 힘든 일이다. 첫 환자를 그렇게 호전 반응이 좋은 사람을 보내서 편강탕의 미래를 열어준 것은 하늘이 도운 일이라 여기며, 언제나 진인사대천명(盡人事待天命)을 생각한다.

폐에 관해 깨닫다

한번 비염 치료제로서 효능이 입증되자 그 이후는 일사천리(一瀉千里)였다. 비염을 고치다 보니 천식이 사라지는 환자가 수없이 발생했다. 천식은 치료 기간이 비염보다 길어서 통상 호전 반응이 4, 5개월은 되어야 나타나는데, 천식을 치료하는 과정에서 이번에는 아토피가 낫는 환자가 수없이 발생했다. 걷잡을 수 없이 밀려드는 환자들을 치료하면서 나는 시간을 내어 폐에 관해 더욱 깊이 파고들어 연구했다. 그리고 마침내 인체에 있어서 폐가 무엇인가를 확고하게 깨닫게 되었다.

우리가 다 알고 있듯이 폐가 담당하는 가장 중요한 역할은 탄산가스를 버리고 산소를 받아들이는 일이다. 그러면 혈관 속의 적혈구는 폐가 받아들인 산소를 신속히 몸의 여러 장기로 운반해 주는 역할을 하게 된다.

백혈구의 역할은 조금 다르다. 백혈구는 우리 몸을 지키는 역할을 담당한다. 즉, 외부에서 호시탐탐 우리 몸을 노리는 바이러스, 박테리아, 곰팡이균, 기생충 등과 같은 세균들이 침범해 들어 왔을 때 용감하게 맞서 싸우는 역할을 담당하는 것이다.

폐가 건강하면 적혈구와 백혈구의 활동 역시 활발하다. 반대로 폐에 열이 쌓여 제 기능을 하지 못하면 적혈구와 백혈구의 활동력이 떨어져 심각한 질환을 일으키게 된다. 특히, 폐는 여러 장부(臟腑) 중에서 으뜸 장부이기 때문에 폐 기능의 활성화가 더욱 중요하다.

심폐(心肺) 기능이라는 단어가 증명하고 있듯이 폐는 심장과 밀접한 관계가 있다. 폐가 좋아지면 심장 · 대장 · 신장 등 다른 장부의 기능도 원활해진다. 이전에는 오행상생설(五行相生說)에 의거해 오장(五臟)을 동등한 무게로 보았으나, 나는 비로소 폐가 으뜸 장부라는 사실, 즉 폐가 왕(王)에 해당한다는 사실을 깨달은 것이다. 폐가 왕이라면 편도선은 무엇일까?

왕의 경호실장 – 편도선

우리 몸속 면역력의 주체는 백혈구와 임파구다. 외부에서 우리 몸을 호시탐탐 노리는 세균들을 식균(食菌) 작용으로 퇴치하기 때문이다.

백혈구는 경찰이 도로를 순찰하듯 혈관을 따라 전신을 돌며 식균 작용을 하고, 임파구는 군인이 부대를 이뤄 휴전선을 지키듯 집단으로 길목을 지킨다. 편도선은 임파선으로서 목을 지키는 군부대와도 같다. 대부분의 전염성 병원균들은 물이나 공기를 통해 식도와 기도로 잠입한다. 이때 편도선을 베이스캠프로 삼는 임파구들이 목을 지켜 더 이상 세균이 침투하지 못하도록 방어한다. 튼튼한 편도선이라면 당연히 편도선염은 물론 감기·기관지염·인후염·폐렴 등을 막아 주어야 한다.

이와 같은 편도선의 중요한 소임은 현대의학에서 오랫동안 가볍게 여겨져 왔다. 심지어 맹장과 함께 미리 수술해 두는 것이 말썽의 소지를 없애고, 건강에도 유익하다는 의견도 있었다. 그러나 병의 진행이 심한 경우, 예컨대 구개 편도의 부기가 심하여 호흡에 불편을 주는 경우라 하더라도 수술은 심사숙고해야 한다.

편도선이 붓지만 않으면 이상이 없다고 생각하는 것이 보통이나, 실제로 편도선의 건강 상태는 사람마다 각기 다르다. 점수로 말하자면 편도선이 자주 붓는 경우는 낙제점인 50점, 감기와 기관지염을 1년에 두세 차례 앓는다면 60점, 고유의 소임을 다하여 편도선염과 감기, 기관지염, 폐렴 등을 예방하면 100점이다. 어떤 사람이 편도선염을 앓고 있다면, 그것은 폐렴균 등이 편도선 내에 침입하여 임파구들과 싸우고 있음을 뜻한다. 튼튼한 편도선이라면 구강이나 비도(鼻道)에서 적을 퇴치해야 하는 것이다.

이처럼 편도선은 왕을 지키는 경호실장 역할을 수행하고 있다. 경호실장이 한눈을 팔거나 임무를 소홀히 하면 왕의 목숨은 위험해진다. 그러나 경호실장이 눈을 부릅뜨고 소임을 다할 때, 왕의 신변은 안전해지고 왕이 최상의 컨디션으로 할 일을 다 할 수 있게 될 때, 우리 몸도 최상의 컨디션을 유지하게 되는 것이다.

아토피의 비밀

지금은 아토피가 너무 흔한 병이 되어 아토피(Atopy)의 어원이 '알 수 없는, 불가사의한, 기묘한'이란 뜻을 지닌 그리스어(Atopos)에서 왔다는 것을 모두 알고 있다. 그러나 1925년에 코카(Coca)라는 학자가 사용했다는 이 아토피라는 이름 하나 때문에 아토피의 본질 자체를 그야말로 '알 수 없는 것'으로 치부해 버리는 치명적 실수를 현대의학은 저지르고 있다.

병은 근원을 찾아서 치료해야 한다. 즉, 뿌리를 없애야 한다. 거치적거리는 큰 가시나무를 없애고자 밑둥치에 톱을 대서 잘라 본 사람은 잘 알 것이다. 나무를 훌륭하게 잡았는가 하는 순간, 그 둥치에서 수많은 싹들이 솟아난다는 사실을 말이다. 잘라낸 자리에 비닐을 덮는다든지 제초제를 발라서 못살게 굴면 둥치에서는 싹이 나오지 않는데, 이번에는 오히려 더 여기저기에서 싹들이 솟아난다. 바로 땅속 깊이 뻗어나간 뿌리에서 새싹들이 솟아나는 것이다. 그래서 가시나무를 완전히 없애려면 그 뿌리를 뽑아야 하는 것이다.

아토피도 이와 같다. 아토피의 근원을 찾아서 이를 없애 주어야 한다. 그러나 앞에서도 이야기했듯이 아토피의 근원, 즉 그 뿌리 자체를 '알 수 없는 것'으로 치부하니 어떻게 근본적인 치유를 할 것인가?

결국 뿌리는 뽑지 못하고 가지를 치고 밑둥치에 톱을 대고 싹들이 올라올 때마다 그놈들만 잘라낸다. 즉, 속을 치료하지 않고 외부적으로만 임시조치를 하는 것이다.

양방에서 아토피 치료제로 즐겨 사용하는 스테로이드제는 치료제가 아니라 증상 완화제다. 즉 뿌리를 뽑는 것이 아니라 겉을 치료하는 약이다. 의사들은 아토피를 겁내지 말라고 하면서 스테로이드제를 적당히 쓰면 해결된다고 말한다. 그러나 그 말은 틀린 말이다. 여기에서의 해결은 근본적인 원인에 대한 해결이 아니라 일시적인 증상의 해결이다.

물론 워낙 증상이 심할 때 빠르게 증상을 가라앉히는 스테로이드제는 반가운 존재이지만, 이는 심각한 문제를 초래한다. 속에서 솟아오르고 겉에서 가라앉히는 과정이 반복되면서 병은 점점 깊어 가고, 그 과정에서 사용되는 스테로이드제는 인체에 여러 가지 부작용을 일으킨다. 의사들이 스테로이드제를 "적당히 사용하면 괜찮다"라고 말하는 것은, 이미 그들이 스테로이드제의 부작용이 어떠하다는 것을 잘 알고 있기 때문에 하는 말이다.

그러면 어떻게 할 것인가? 불치의 병으로 단정하고 완치를 포기한 채 평생을 스테로이드로 잠재우고 깨우는 일을 반복할 것인가? 그렇지 않다. 아토피를 그야말로 '알 수 없는 고질병'으로 생각하게 된 이유는 아토피를 피부의 병으로만 보기 때문이다. 피부를 아무리 깨끗하게 손질해 봐도 잘 낫지 않는다. 왜 그럴까? 아토피는 호흡에 관계되는 병이기 때문이다.

앞에서 폐의 기능을 설명하면서 폐는 탄산가스를 버리고 산소를 받아들이는 일을 한다고 했다. 그런데 이런 호흡을 하는 곳이 또 있으니 그것이 바로 피부다. 피부는 우리 몸의 쓰레기를 버리는 기능을 한다. 물 쓰레기는 땀구멍으로 배출하고, 기름 쓰레기는 털구멍으로 배출한다. 쓰레기의 성분은 다양한 노폐물들인데, 물과 기름에 녹아서 피부를 통해 밖으로 버려지는 것이다. 그런데 이런 쓰레기를 내보내야 하는 배출구, 즉 땀구멍과 털구멍이 막히면 어떻게 될까? 당연히 피부에 쓰레기가 쌓이고 거기에 심각한 트러블이 일어나게 된다. 이것이 바로 아토피다.

상식의학과 과학의학

그렇기 때문에 가장 중요한 아토피 치료법은 땀구멍과 털구멍을 열어 쓰레기를 원활하게 몸 밖으로 나가도록 해 주는 일이다. 털구멍과 땀구멍이 막혀서 물과 땀이 밖으로 나가지 못하면 그곳에서 썩게 된다. 이것이 아토피다. 흐르는 물은 썩지 않는다. 고로 물과 땀이 원활하게 흐르도록 만들어 주면 아토피는 낫게 된다.

그러면 어떻게 해야 털구멍과 땀구멍이 제대로 열릴 것인가? 바로 이 부분이 가장 중요한 지점이다. 우리는 숨을 쉬지 않으면 살 수 없다. 즉, 호흡을 해야만 산다. 그런데 사람들은 우리가 폐로만 숨을 쉬는 줄 안다.

인체의 호흡기는 두 개다. 즉 큰 호흡기인 폐와 작은 호흡기인 피부다. 폐로 95%의 호흡을 하며 피부로 나머지 5%의 호흡을 한다. 피부에 겉으로 로션을 바르고 기름칠을 하면 반들반들해질지는 모르지만, 그 본래의 기능을 향상시키려면 큰 호흡기인 폐를 먼저 강화해야 한다. 폐가 좋아지면 털구멍이 제대로 열리고, 운동을 하면 땀구멍이 열린다.

의사들은 아토피 환자에게 함부로 열을 내지 말라고 한다. 즉, 운동을 경계한다. 열을 내면 증상이 더 악화되기 때문이다. 그러나 그것은 잘못된 생각이다. 폐와 피부의 호흡 기능이 떨어져 땀구멍과 털구멍이 제대로 열리지 않는 상황에서 열을 내면 당연히 쌓여 있는 쓰레기들이 부글부글 끓어올라 증상이 심해지게 된다. 그러나 폐 기능을 강화함으로써 동시에 피부 기능도 강화되어 땀구멍과 털구멍이 제대로 열리도록 하려면 운동을 하는 것은 아토피 치료에 필수적 요소다. 운동을 하지 못하면 사우나에 가서라도 땀을 흘리는 것이 도움이 된다.

이러한 폐와 피부의 관계는 이미 황제내경(黃帝內經)에서 폐주피모(肺主皮毛: 폐가 피부와 터럭을 주관한다)라고 해서 명백히 밝힌 것인데, 이 간단하면서도 분명한 상식적 원리를 현대의학은 간과하고 있다. 예컨대 폐 기능이 좋아지면 아무리 심한 여드름도 4개월 이내에 씻은 듯이 사라진다. 피부병으로 보는 여드름이 왜 폐가 좋아지면 사라질까? 꼭 같은 원리이다. 여드름도 피부의 호흡 기능이 원활하지 못해서 피부 밑에 쌓인 기름 쓰레기의 덩어리들이기 때문이다.

도시의 현대인들은 대부분 오염된 공기 속에서 살아간다. 또 무한 경쟁 시대를 살다 보니 날마다 스트레스가 쌓인다. 게다가 일부는 흡연까지 해 댄다. 폐는 견딜 수가 없다. 오염된 공기와 스트레스, 흡연으로 인해 피부에 열이 쌓이는 적열(積熱) 현상이 발생한다. 그러면 폐 기능은 떨어지고 당연히 피부의 호흡 기능도 떨어진다. 그렇기 때문에 폐의 적열을 없애고 노폐물을 말끔히 씻어주는 청폐(淸肺) 작용을 해주어야 하는데, 그 처방이 바로 편강탕인 것이다.

이러한 깨달음은 알고 보면 아주 간단명료하며 상식적이다. 고인 물이 썩는다는 사실은 상식이다. 4대강 사업이 왜 말썽을 일으켰는가? 보에 가둔 물이 썩어 들어가기 때문 아닌가? 결국 그 해법은 보에 가둔 물을 흐르도록 만드는 길인 것이다. 마찬가지로 피부 밑의 독소를 밖으로 잘 흐르게 만들어서 아토피를 치료하는 원리도 알고 보면 지극히 상식적이다.

현대의학은 상식의 눈이 아니라 과학의 눈으로 너무 복잡하게 아토피를 바라보기 때문에, 길을 찾은 게 아니라 오히려 미로에 빠져 길을 잃어버렸다. 그래서 나의 이러한 치료 원리를 다른 말로는 '상식의학'이라고도 부른다.

이제까지의 의학을 과학의학이라고 한다면, 그 상대적 개념으로 상식의학이란 말도 있을 수 있다. 과학의학이 화학 방정식으로 이루어진 미시적 관찰에 의한 것이라면, 상식의학은 그야말로 상식선에서 추론하는 거시적 관찰에 의한 것이다. 과학의학은 쪼개고 쪼개서 아주 미세한 세계로 들어가다 보니 들어갈수록 혼미하다. 이에 반해 상식의학은 자연의 순리에 따라 크게 크게 돌아보기에 길을 잃지 않는 장점이 있다.

과학의학의 단점은 미궁에서 헤어나지 못하다 보니 결과물이 없다. 그동안 노벨 의학상 수상자가 200명이 넘었다. 노벨 의학상을 시상하는 진정한 목적은 '지금까지의 연구가 훌륭하니 더욱 분발해서 인류가 앓고 있는 고통의 병을 퇴치하라' 또는, '죽음의 병에서 인류를 구해내라'라는 간절한 염원이 담겨 있다. 그래서 많은 연구비를 지급하는 것이다.

그러나 명예의 전당에 들어간 분들은 200명이 넘었건만, 들어간 뒷모습만 보여줬지 전당에서 나와 질병 치유의 열매를 보여준 이는 없었다. 앞으로 노벨 의학상 수상자가 100명이 더 나와도 아토피·비염·천식은 불치의 병이요, COPD·폐섬유화는 죽음의 병일 것이다.

지금까지의 의학을 과학이 주도했다면, 이제는 상식이 주도하는 의학을 존중해야 할 때다. 그 상식이란 무엇인가? 사람이 살려면 숨을 쉬어야 하고, 숨을 주관하는 장부는 폐이며, 폐는 누구나 할 것 없이 매년 더러워지고 있다는 것은 누구나 알고 있는 상식이다. 수십 년을 살면서 폐에는 많은 때가 찌들게 되고, 이때 비염·천식은 물론이요, COPD·폐섬유화가 찾아온다. 놀랍게도 폐를 청소했을 뿐인데, 고질병이 사라진다. 비염·천식처럼 가벼운 병은 대체로 6개월 이내에 빨리 사라지고, 폐기종·기관지확장증·폐섬유화와 같은 죽음의 병은 2~6년이라는 매우 오랜 기간이 걸린다.

상식의학은 코에서 폐까지 호흡기 전반을 아우르며 길을 잃지 않는다. 폐에 때가 찌들면 폐를 찾아온 백혈구는 더러운 산소 받아가서 몸이 몹시 피로하다. 상식이다. 깨끗해진 폐에 찾아온 백혈구는 깨끗한 산소 받아가서 피곤하지 않다. 이 또한 상식이다. 더러운 폐에 찾아온 백혈구는 더러워서 눈을 뜨지 못한다. 폐렴균이 지나가도 알아보지 못하고, 암세포가 다가와도 본체만체하고 있다. 그러나 깨끗해진 폐에 찾아온 백혈구는 두 눈이 초롱초롱 수십 가지의 폐렴구균 모두를 알아보고, 200가지가 넘는 독감 바이러스 모두를 식별하여 불과 2달 후 폐렴과 독감은 없다. 이때 감기도 하루나 이틀로 짧게 짧게 이겨내고, 암세포가 다가와도 결코 놓치지 않는다.

이처럼 간단한 상식으로 건강의 축복을 예상한다. 이제는 폐를 깨끗이 청소한다는 새로운 생각을 노벨재단이 검증해야 한다. 더러운 폐를 깨끗이 청소만 했을 뿐인데, 아토피·비염·천식이 사라지고, COPD·폐섬유화가 치료된다는 이 상식의학을 주목하고 인정해야 한다. 폐 청소가 깨끗하게 이루어지면 고질병도 사라지고, 죽음의 병도 사라진다. 이제까지의 노벨 의학상이 관심을 가진 길이 과학의학의 외길이었다면, 이제 추가하여 상식적인 관찰이 가능한 상식의학도 존중해야 한다고 생각한다.

현대의학이 엄청난 비용을 투자해서 각종 수치와 분석과 관련 데이터를 동원하여 과학적 논문을 작성하려고 몰두한 그 노력에는 경의를 표하지만, 그 결과에는 과연 무엇을 얻었는지 의문이다. 돌고 돌아도 아토피의 어원인 '알 수 없는 기묘한 병'이라는 장벽을 깨지 못하고 증상 완화제인 스테로이드제에 기대고 있지 않은가?

나는 이런 상식의학과 과학의학을 대비해 보면서 저 옛날 고르기우스의 매듭을 끊어버린 알렉산더의 일화를 생각한다.

알렉산더가 한창 정복 사업에 열을 올리던 시절, 굉장히 현명하다 일컬어지는 왕이 통치하던 나라를 함락시킨 적이 있다. 고르기우스라 불리던 이 왕은 도망치며 나라의 보화를 모아놓은 창고에 매듭을 지었다. 그리고 그 매듭에 다음과 같이 적었다. '이 매듭을 푸는 사람은 세상을 정복할 것이다.' 알렉산더는 도착해서 물품을 점검하다 문제의 창고를 발견했다. 거의 모든 재화가 그곳에 모여 있다는 사실을 알고 알렉산더뿐 아니라 예하 장군들도 모두 모여들었다. 예상대로 굉장히 복잡한 매듭이 창고 문에 얽혀 있었다. 일부 눈썰미 좋은 사람들은 풀 수 있을까 머리도 굴려 보고 이리저리 만져 보았지만, 너무 복잡해서 도저히 답이 보이지 않았다. 서로 눈치들만 보며 긴장하고 있던 찰나, 알렉산더가 검을 뽑아 들었다. 그러고는 단칼에 매듭을 끊어 버렸다. 그리고 외쳤다. "내가 이 세상을 정복할 것이다!"라고.

현대의학은 매듭을 앞에 놓고 분석적으로 골똘히 생각하는 장수들과 같다. 즉, 아토피를 앞에 놓고 너무 복잡하게 생각한다. 매듭을 푸는 것이 관건이라면 한 오라기 한 오라기를 풀기 위해 복잡하게 생각할 것이 아니라 매듭을 단칼에 끊어내듯 상식적으로 생각하면 되는 것이다.

편강탕의 무한 가능성을 보다

필자에게 수많은 깨달음을 준 산본 시절, 잊지 못할 환자가 있었으니 바로 중풍을 치료한 환자다. 하루는 휠체어에 몸을 실은 40대 남성과 그의 아내가 나를 찾아왔다. 젊은 나이에 갑자기 중풍으로 쓰러져 걷지도 못하고, 오른손을 전혀 쓰지 못하는 남편을 보며 부인은 하염없이 눈물을 흘렸다. 풍을 맞은 후 다른 병원에도 3개월이나 입원해 있었으나, 성과 없이 반신불수가 되어 친한 건설업자에게 중풍을 신속히 잘 고치는 한의원이 있다는 소개를 받고 필자를 찾아오게 된 것이다.

다행히 그는 청폐 치료 후 놀랍게 호전되기 시작했다. 어느 사이 마비된 오른손으로 악력기를 들고 다니며 운동하는 모습이 눈에 띄더니, 6개월 후부터 급속도로 호전되어 당시 한의원이 5층에 있어 하나뿐인 엘리베이터를 타려면 오래 기다려야 했는데, 스스로 계단을 걸어서 올라오는 게 아닌가. 그는 오른손이 필기를 할 수 있을 정도로 회복되자 공인 중개사 학원에 다니면서 열심히 자격증 공부를 시작했고, 1년이 지나 완전히 회복된 것은 물론, 시험에도 합격하여 필자의 한의원 근처에 부동산 사무실을 열었다.

이처럼 어제까지 멀쩡했던 사람이 태풍에 아름드리나무가 쓰러지듯 갑자기 바람을 맞아 팔 다리를 못 쓰게 되거나 의식이 없어지는 상태를 일컬어 동양에서는 중풍(中風), 서양에서는 '스트로크(stroke)'라 한다. 둘 다 '강하게 때린다'는 뜻으로, 동서양을 초월해 공통된 뇌졸중의 성격이 잘 드러난다. 뇌졸중은 '침묵의 살인자'란 무서운 별명에 걸맞게 세계적으로 사망 및 성인 장애의 가장 중요한 원인 질환으로 꼽힌다. 전 세계 인구 6명 중 1명은 일생에 한 번은 뇌졸중을 경험하고, 2초에 1명씩 뇌졸중이 발생하며, 6초에 1명꼴로 뇌졸중으로 사망한다는 통계도 있다. 그러나 이렇게 심각한 중풍이 아직까지도 우리에게 불치병으로 인식되고 있음은 슬픈 일이다.

단언컨대 중풍은 불치병이 아니다. 나의 뇌혈관이 건강을 되찾으면 위 환자 사례처럼 중풍도 놀랍게 회복될 수 있다. 나는 항상 예방과 치료는 맥락이 같다고 보는데, 다만 예방은 짧은 기간에 가능하고, 치료는 적어도 그 기간의 5~6배 길어질 뿐이라 생각한다. 폐가 좋아질 때 곧 심장이 좋아지고, 이때 좋아진 심장은 혈관의 왕으로써 모든 혈관의 신축성을 되찾는 원리로 중풍을 치료한다. 신경 조직에 영양을 공급하는 것 또한 혈관이므로, 혈관이 탄력을 되찾으면 뇌의 부종을 개선하고, 세포 조직의 재생에 도움을 주며, 마비된 신체 부위의 퇴행을 막는다. 혈관이 탄력을 찾아야 마비도 예방할 수 있는데, 그러려면 평소 폐 기능을 최상으로 끌어올려야 한다.

심장이 약해서 펌프작용이 원활하지 못하면 혈관에 때가 끼기 쉽고, 혈액이 탁하고 어지럼증이 찾아온다. 건강한 심장, 좋아진 심장은 역시 폐 기능 강화에 비결이 있다. 심장의 부부장부가 폐이기 때문이다. 대체로 청폐치료 2개월째에 폐 건강의 바로미터 편도가 좋아지고, 심폐가 좋아지면

4개월째 폐의 아들장부인 신장(腎臟)이 좋아진다. 그때부터 뼈도 건강해지고 피가 맑고 깨끗해져 혈액순환이 원활해지면서 치료에도 속도가 붙는다. 청폐 6개월이 되면 뇌에 있는 뇌소동맥들이 탄력을 되찾으면서 빠른 속도로 회복된다. 오랫동안 치료할수록 성공률도 굉장히 높아지고 놀랍게 호전된다.

또한, 중풍의 원인이 되는 고혈압, 저혈압이나 동맥경화 등도 청폐를 통해 예방할 수 있다. 숨을 주관하는 폐가 좋아지면, 부부장부로서 맥을 주관하는 심장도 좋아진다. 우리 몸은 체중이 10kg 늘어나면 20km의 혈관을 만들고, 체중 10kg이 줄어들면 20km의 혈관을 없애는데, 이를 조절하는 장부가 바로 심장이다. 혈관의 왕인 심장이 활력을 되찾으면 이 활력은 모든 혈관에 전달되어 신축성이 회복되면 고혈압은 낮아지고, 저혈압은 올라가 정상혈압을 회복하게 된다. 이때 머리 끝에서 발끝까지 혈관이 탄력을 되찾아 동맥경화가 불러오는 혈전, 이 혈전이 막아버린 좁은 혈관 또는 이 약한 혈관을 터트리는 분노, 그 어떤 경우에도 혈전·경색·출혈 모두를 예방하게 된다. 결과로써 중풍도 예방할 수 있는 것이다.

혈관의 신축성이 회복되면 설령 중풍이 왔다 해도 말끔히 해결되는 놀라움을 보게 된다. 혈관이 터지면 출혈이 일어나고, 그대로 실려 응급실에 가면 출혈반이 발견된다. 소뇌 옆 중요 부위의 출혈이라면 병원에서는 반신불수 어쩔 수 없고, 안정기에 들어가면 운동해서 회복을 꾀하라고 조언한다.

그러나 청폐한약을 6개월 이상 복용한 사람은 금방 회복된다. 우선, 출혈반이 사라진다. 양의사는 납득할 수 없는 변화라고 의아해하지만, 나는 이미 환자들의 증언을 통해 수차례 경험하고 있다. 눈 밝은 백혈구들이 출혈반을 모두 먹어 치운 것이다. 백혈구의 식별 능력이 최상으로 살아있으면 설혹 뇌 속의 출혈이 있다 하더라도 회복될 수 있다. 생명체의 위대함은 미루어 짐작할 수 없다. 다만 사례로만 증명될 뿐이다.

물론 이러한 중풍 치료의 원리는 그 이후 오랜 기간 청폐 효과에 대한 연구를 집중적으로 한 후 명료하게 알게 된 결론이지만, 이미 산본 시절 편강탕은 아토피·비염·천식을 넘어 여러 질병에 대한 놀라운 치료 가능성을 확실하게 보여주고 있었으며, 아직 때가 무르익지 않아 그 숨을 고르고 있을 뿐이었다.

재기의 땅 – 안산으로

편강탕이 유명해지면서 산본의 편강한의원 말고 다른 곳을 물색해야 하는 상황이 되었다. 산본은 도시가 작고 한의원 자리도 복잡한 상가에 있어 전국 어디에서나 환자들이 찾아오기에는 좀 구석진 감이 있었다.

서울 강남 서초동으로 다시 가야 한다는 일념이 불타고 있었지만, 곧바로 서울로 재진입하기에는 아직 상황이 여의치 않았다. 그러려면 좀 더 힘을 길러야만 했다.

이런 사정을 이야기하고 부동산 중개소에 새로운 한의원 자리를 상의했더니 안산을 가보자는 것이다. 병원은 가급적 대로변이 좋기 때문에 전철역 4호선을 따라 이어지는 안산 시가지를 죽 둘러보았다.

현재 초지역(草芝驛)으로 이름이 바뀐 곳까지 가보았는데, 안내하는 사람이 한번 공단 쪽을 가보자는 것이다. 안산 공단에 대한 이야기는 많이 들었지만, 막상 실제로 가본 적은 없었다. 내친김에 그를 따라 공단엘 가봤는데, 공장에서 쏟아져 나오는 매연이 엄청난 데 깜짝 놀랐다. 그 순간 떠오르는 것이 있었다. 그것은 바로 아프리카로 간 신발 회사 영업 사원 두 명의 이야기였다.

아프리카 오지에 도착한 두 사람이 현지인을 만나보니 그곳은 모두 맨발로 신발을 신지 않는 것이었다. 그래서 A가 먼저 본사에 보고서를 내는데 '이곳 사람들은 전혀 신발을 신지 않고 생활하기 때문에 우리 물건을 팔 가능성이 전혀 없음'이라고 썼다. 그러나 B는 정반대의 보고서를 보냈다. '이곳 사람들은 신발을 소유한 사람이 전혀 없는 상태라 우리 상품을 팔 노다지 시장으로 판단됨'이라고 보낸 것이다.

내 심정이 그랬다. 이렇게 공기가 안 좋은 곳에 사람이 몰려 산다는 사실은 무엇을 의미하는가? 그것은 바로 호흡기가 안 좋은 사람들이 많다는 뜻이다. 그렇다면 이는 폐 관련 전문 약으로 이제 막 피어나기 시작한 편강탕을 보급하기에 안성맞춤이라는 뜻이다. 그리고 약의 판매보다도 중요한 것은 약의 효능에 대한 임상 사례를 많이 쌓는 것이다.

나는 주저하지 않고 마음속으로 '그래, 이곳 안산에서 임상 사례를 쌓고 서울로 진출하자!'라고 결심한 뒤 아내와 함께 다시 안산을 찾았다. 때마침 중앙역 앞 지금의 안산 편강한의원 자리에 좋은 장소가 나왔고, 그곳을 계약하게 되었다.

서초동 백제당 한의원이 실패한 후 반년의 공백 기간을 거쳐 남천 한방병원으로 갔는데, 그곳에서 1년 4개월을 일했다. 그 뒤 제일 산부인과에서 경희 한방병원을 열어 역시 1년 4개월을 일했고, 편강탕 단일 브랜드로 경희한의원을 열어 편강한의원으로 이름을 바꾸면서 다시 1년 4개월을 일하고 안산으로 나온 직후라, 나는 안산에서도 다시 1년 4개월을 보낸 뒤 서울로 진입할 거라 생각을 했다. 그러나 그 생각은 오산이었다.

안산으로 옮긴 후 예상한 것보다도 네 배나 긴 무려 6년을 거기에 머물렀으며, 이 6년이 나에게는 편강탕으로 완전히 재기하는 소중한 시기였다. 이 기간 동안 서초동에 땅을 사서 지금의 편강한의원을 신축하였고, 일본인과 중국인을 위해 명동에 편강한의원을 개원하였으며, 미국 LA에 스탠톤 한의과 대학과 함께 편강 한방병원을 열고, 오사카에는 주식회사 편강탕 한약 연구소를 설립하였다.

중동에서 빛난 편강탕의 위력

안산에서 개원하고 있던 시절 잊지 못할 일이 하나 있으니, 그것은 바로 두바이에서 날아온 편강탕의 대량 주문이었다. 당시 두바이에서 종업원 1,500명 규모의 사업을 운영하는 부잣집 큰며느리가 한국인 여성이었는데, 그 집안의 열두 형제가 모두 비염을 심하게 앓고 있었다. 그도 그럴 것이 두바이가 열사(熱沙)의 나라이기 때문에 덥다고 해서 항상 집안에 에어컨을 켜고 지냈던 탓에 모두 비염 환자가 되었던 것이다.

모국에서 비염 치료에 특효가 있는 한약이 있다는 소식을 들은 그 큰며느리가 열두 형제들의 약을 각각 6개월 치를 주문해서 가져갔는데, 약값만 해도 내 기억으로 당시 그랜저 한 대 가격에 해당하는 큰돈이었다. 약을 주문해 간 다음에 종종 연락이 왔는데, 형제들의 비염이 다 나았을 뿐만 아니라, 특히 시동생의 이야기는 나를 놀라게 했다.

사연인즉, 그 동생은 고환이 썩어가는 괴질을 앓고 있었는데, 당시 내로라하는 세계의 유명한 병원에 가도 병명을 모른다고만 한다는 것이었다. 그런데 놀랍게도 비염을 치료하기 위해 편강탕을 먹기 시작하자 고환이 정상으로 돌아왔을 뿐 아니라, 비뇨기과에 가서 검사한 결과 정자 수가 정상이고 아주 활발하게 움직인다는 기쁜 소식을 알려 왔다. 당시에는 편강탕의 효능을 스스로가 제대로 다 알지 못하던 때라 놀라기만 하고 이유는 알지 못했다. 지금 돌이켜 생각해 보면 그의 병은 자가면역질환이었음이 분명하다. 편강탕이 면역력의 베이스캠프인 편도선을 건강하게 만들었고, 이로 인해 비염은 물론 난치병인 자가면역질환까지 낫게 했던 것이다.

한 가지 더 재미있는 사실은 시어머니는 잘 알지 못하는 나라의 전통 약이라고 아예 먹으려고 하지도 않았는데, 아들들의 병이 낫는 걸 보고 나도 한번 먹어보자 해서 편강탕을 시켜 먹었는데, 놀랍게도 그동안 시어머니를 괴롭히던 관절염이 나았다고 연락이 왔다. 이 부분도 마찬가지여서 당시에는 편강탕의 효능에 대한 전모를 파악하기 전이었다. 즉, 폐가 신장의 어미 장부로서 폐가 좋아지면 신장이 좋아질 수밖에 없고, '신주골(腎主骨: 신장의 정기가 골수를 생성하여 뼈를 주관함)'의 원리에 의해 뼈가 튼튼해지니 당연히 관절염이 나았던 것이다. 지금은 이런 원리를 다 깨달았기 때문에 편강한의원에 성장발육센터를 운영하고 있지만, 당시로서는 이런 원리를 깊이 알지 못했기 때문에 놀라울 따름이었는데, 사람이 알지 못해도 편강탕은 저 혼자 이역만리 두바이에서 그 효능을 다하고 있었던 것이다.

다섯째,
기회는 준비하고 기다리는 자에게 온다!

우리 주변을 둘러보면 당첨의 행복한 꿈을 꾸며 로또 복권을 사는 사람들을 볼 수 있다. 그들에게 왜 우연에 기대를 거느냐고 물어보면 그래도 적은 돈으로 일주일은 행복한 꿈을 꿀 수 있지 않느냐고 말한다. 그리고 정말 기회가 와서 당첨되면 얼마나 행복한 일이냐고 말한다. 맞는 말이다.

그러나 나는 여러분들에게 말하고 싶다. 우연에 기대지 말고 필연을 찾으라고! 우리 모두에게 성공의 기회는 반복적으로 수없이 다가왔다가 멀어져 간다. 여기에는 차별이 없다. 누구에게나 그 기회는 공평하게 찾아온다. 그런데도 성공하는 자와 실패하는 자로 나뉘는 것은 바로 그 기회를 제대로 포착하지 못하기 때문이다. 그리고 기회를 제대로 포착하지 못하는 이유는 바로 자신의 일에 불타는 열정을 지니지 않았기 때문이다.

내가 편강탕을 개발하기 위해 겪은 온갖 고초는 책에 설명해 놓았지만, 그런 고생 끝에 비방을 만들어 놓고도 그 당시에는 편강탕의 위력에 대해 진실을 모르고 있었다. 오로지 편도선염을 고치는 약으로만 생각했고, 조금 더 나아가 감기를 예방할 수 있는 약으로만 생각했었다.

그러나 보약을 파는 평범한 한의원에서 병을 전문으로 치료하는 특별한 한의원으로의 전업을 열심히 강구하던 중에 한 소아과 의사가 해준 "편도선염은 열감기의 일종이니 감기 특효약으로 쓰면 되겠군요"라는 짧은 멘트가 내 운명을 바꿔 놓았다. 아니 정확히 표현하면, 그 소아과 의사의 멘트에서 편강탕의 진실을 발견해낸 내 열정이 운명을 바꿔 놓았다.

이처럼 우리 주위에는 끊임없이 스스로의 내면에서, 각종 매체에서, 또는 누군가의 입에서 성공을 위한 정보들이 수없이 쏟아져 나오고 있다. 그 속에서 기회를 포착하라. 그러려면 매의 눈을 지녀야 한다. 즉, 정신이 잠들어 있으면 안 된다. 항상 깨어 있어야 한다.

나도 한번 남들 앞에 무언가를 보란 듯이 해내고 싶다면, 로또에 기대지 말고 365일 바라는 것에 대해 치밀하게 준비하며 기회를 기다려라. 그 열정과 인내가 당신을 성공으로 안내할 것이다.

치밀하게 준비하며 기회를 포착하라
당신의 열정과 인내가 성공으로 안내할 것이다

우리나라 의료 광고 규제의 문제점

다음은 우리나라 의료 광고에 대한 규제 조항 중 일부의 예다.

> **의료법(법률 제10609호) 제56조(의료 광고의 금지 등)**
>
> 2. 치료 효과를 보장하는 등 소비자를 현혹할 우려가 있는 내용의 광고
>
> **의료법 시행령(대통령령 제25050호) 제23조(의료 광고의 금지 기준)**
>
> 2. 특정 의료기관·의료인의 기능 또는 진료 방법이 질병 치료에 반드시 효과가 있다고 표현하거나 환자의 치료 경험담이나 6개월 이하의 임상 경력을 광고하는 것

안산 시절 가장 안타까웠던 일 중 하나는 의료 광고의 규제 조처였다. 지금도 마찬가지이지만 우리나라에서 의료 광고는 상호와 위치, 제품명, 연락처 이외에 그 효과와 효능이 어떻게 좋다는 세부 사항을 기재하면 대부분 위 조항에 저촉된다.

그렇게 규제를 하는 이유는 이 조항을 두지 않으면 너도 나도 내 약이나 의료 기술이 최고라고 온통 광고를 해대서 과연 어떤 것이 진실인지를 알 수 없게 되기 때문에 그 피해가 고스란히 국민들에게 돌아가기 때문이다. 당연히 맞는 이야기지만, 그러나 여기에는 중요한 잘못이 있다.

의료 광고를 규제하지 않아서 너도 나도 검증되지 않은 약이나 의료 기술을 가지고 최고라고 선전하는 문제가 생긴다는 말은, 뒤집으면 반대로 정말 좋은 약이나 의료 기술까지도 아예 선전하지 못하도록 묶어 버림으로써 정작 국민들이 알아야 할 좋은 내용마저도 알지 못하도록 원천 봉쇄하는 문제가 생긴다는 뜻이다.

 이는 학생들이 수학여행 가다 사고가 생기면 바로 전국의 수학여행을 일체 금지시켜 버리는 것과 같다. 학생들의 안전이 중요하기 때문에 일단 수학여행을 금지시키는 것은 온당한 조처이다. 그러나 그 사고의 원인이 무엇이었는지를 밝혀내 그것을 보완하고 난 뒤에는 바로 수학여행 금지 조처를 해제해야 한다. 왜 그럴까? 수학여행이 학교 교육의 정식 교과 과정의 일환으로 실시하는 것이라면, 갈 만한 이유가 있기 때문에 가는 것이며, 다른 곳에서 사고가 났다고 해서 그 이유가 없어지지는 않기 때문이다.

 질병으로 고통받는 환자들에게도 마찬가지 논리가 적용된다. 즉, 고치기 힘든 병으로 고생하고 있으면 좋다는 약이 있을 경우 물에 빠진 사람 지푸라기라도 잡는 심정으로 찾아가게 마련이다. 그렇기 때문에 그런 좋은 약이 있다고 선전하는 것을 막을 것이 아니라, 그 광고대로 정말 좋은 약인지를 철저하게 검증하는 것이 절박한 환자를 위해 당국이 해야 할 일이다.

 물론 정확한 검증이 쉽지는 않을 것이다. 그러나 어떤 일이 어렵다고 해서 수학여행 전면 금지하듯 의료 광고 자체를 통째로 금지하는 것은 큰 잘못이다. 머리를 싸매고 연구해서 그렇게 광고해도 되는 근거 자료를 구비하여 제출하도록 하고, 또 전문가로 하여금 사실인지를 검증하도록 하는 제도를 두어야 한다.

나는 이것이 진정으로 국민을 위한 의료 광고의 발전 방향이라고 본다. 이를 한 마디로 아주 쉽게 표현하면, 의료 광고의 'KS 마크' 제도라고 보면 된다. 정부 당국이 인정하는 어떤 마크를 달고 하는 의료 광고는 국민들이 전폭적으로 믿을 수 있는 시스템으로 가는 것이다. 그러려면 의료 광고 심의를 아주 철저하고 까다롭게 해야 할 것이다. 물론 그 과정이 수고롭고 힘들겠지만, 그것이 진정으로 환자들을 위하는 길이 아니겠는가?

지금의 의료 광고 심의는 '하지 말라'는 것을 하지 않았는지만을 들여다보는 정말 단세포적인 심의에 그치고 있으니, 당국은 편하지만 '알 권리'라는 차원에서 국민들은 손해를 보고 있는 것이다.

규제와 견제를 뚫고 나가다

의료 광고에 대한 현실이 이렇다 보니 편강탕의 효능은 입소문을 타고 번져 나갈 뿐이지 매체를 통해 알릴 길이 없었다. 그러나 입소문이 들불처럼 번져 나가자 한 신문에서 나를 인터뷰하자고 찾아왔다. 나는 별생각 없이 인터뷰에 응했다. 그야말로 있는 사실을 진실대로 말하는 것일 뿐이었기에, 그것이 이러한 법 조항에 저촉되는 것인지에 대한 생각은 아예 해보지도 않았다.

그러나 나의 순진한 생각과 세상은 너무 달랐다. 아토피의 치료 효과에 대한 편강탕 기사가 나간 뒤 대한의사협회에서 의료 광고법 위반이라며 나를 고소한 것이다.

이 재판은 무려 2년을 끌었으나, 결국 내가 승소했다. 이 재판에서의 승소는 두 가지 측면에서 귀중한 의미가 있다.

첫째, 의료 광고 규제의 단순성을 좀 더 실질적인 측면에서 검토·개선할 필요가 있다는 것이다. 이는 '의료인의 기능이나 진료방법에 대한 광고가 소비자들을 기만하는 것이거나 소비자들에게 정당화되지 않은 의학적 기대를 초래 또는 오인하게 할 우려가 있거나 공정한 경쟁을 저해하려는 것이라면, 국민보건과 건전한 의료경쟁을 위해 규제의 필요성이 있다. 다만 객관적인 사실에 기인한 것으로 소비자에게 해당 의료인의 의료기술이나 진료방법을 과장함 없이 알려주는 광고라면, 이는 소비자들에게 중요한 의료행위의 정보를 제공함으로써 올바른 선택의 기회와 공정한 경쟁으로 공익을 증진시킨다'라고 판시한 재판부의 판결문을 보아도 알 수 있다.

둘째, 이 일로 인해 편강탕의 아토피 치료 효과에 대한 법적 검증이 이루어졌다는 사실이다. 앞의 판결문에서 '다만 객관적인 사실에 기인한 것으로'라는 단서 조항을 보면, 재판부가 내 말의 객관적 근거를 인정해 승소를 선언한 것이라는 사실을 알 수 있다.

그러나 소송에서는 이겼지만 마음은 그리 즐겁지 않았다. 그 이유는 재판부의 이러한 합리적인 견해가 있음에도 불구하고, 아직 당국에서 의료 광고 규제 관련 법령의 개정을 검토하고 있지 않기 때문이다. 이는 나 혼자만의 문제가 아니라, 한방·양방을 망라한 전 의료인의 문제임이 분명한데, 아직 의료인들 사이에서 여기에 이의를 제기한 적은 없다.

다음은 나에 대한 의료 광고 소송의 전말을 보도한 기사이다.

합당한 의료 광고 '알 권리' 해당
편강탕 약효 광고 무혐의 처분

35년간 오로지 아토피 치료 연구에만 매달려온 한 한의사가 과대광고 논란에 휩싸여 대한의사협회 전 회장과의 소송에서 승소한 사실이 뒤늦게 알려져 화제다.

이번 판결로 인해 앞으로 전문 의료인이 평생을 연구한 특정 효능을 홍보하는 수단이 법을 크게 저해하지 않을 경우 소비자의 알 권리와 올바른 정보 선택, 사익의 중요성 등이 인정됨으로써 법이 과도한 규제를 할 수 없을 것으로 전망된다.

경기 안산시 편강한의원 서효석 원장이 과장 의료 광고에 휘말린 것은 2005년. 서 원장은 당시 모 신문과의 인터뷰를 통해 아토피와 천식·비염의 위험성을 설명하는 과정에서 자신이 심혈을 기울여 개발한 '편강탕'이 "폐 기능을 보완해 편도선과 천식을 치료하며, 폐 기능 향상으로 피부의 호흡을 활성화시켜 아토피를 치료하는 효능이 있다"라는 내용을 설명했다.

이 같은 신문 보도가 나가자 당시 대한의사협회 J 회장이 서 원장을 상대로 과대 의료 광고 행위라며 검찰에 고소하게 됐다. 2년여의 소송을 끌어온 이 재판은 결국 지난해 11월 1일 수원지방법원으로부터 무혐의 처분을 받게 되었다.

당시 검찰은 "편강탕은 폐 기능을 보완해 편도선을 강화하고 이때 강화된 편도선이 비염·천식을 치료하면서 향후 2개월 후에는 폐가 강화되며 활성화된

폐 기능은 피부의 호흡을 강화시켜 결국 아토피를 치료한다고 설명한 내용을 광고로 판단, 의료법 6조를 위반했다"는 것을 기소 이유로 들었다.

당시 의료법은 누구든 특정 의료기관이나 특정 의료인의 기능·진료방법·조산방법이나 경력 또는 약효 등에 관해 대중광고, 암시적 기사, 사진을 인물·방송·도안 등에 의해 광고할 수 없다고 규정했기 때문이다.

하지만 재판부는 "2007년 4월 개정된 의료 광고 법을 적용, 편강탕의 약효 광고에 대해서는 공소사실을 적용할 수 없고, 또 의료인의 기능이나 진료방법에 대한 광고가 소비자들을 기만하는 것이거나 소비자들에게 정당화되지 않은 의학적 기대를 초래 또는 오인하게 할 우려가 있거나 공정한 경쟁을 저해하려는 것이라면, 국민보건과 건전한 의료경쟁을 위해 규제의 필요성이 있다"라고 판시했다.

재판부는 "다만 객관적인 사실에 기인한 것으로 소비자에게 해당 의료인의 의료기술이나 진료방법을 과장함 없이 알려주는 광고라면, 이는 소비자들에게 중요한 의료행위의 정보를 제공함으로써 올바른 선택의 기회와 공정한 경쟁으로 공익을 증진시킨다"라고 판시했다.

재판부는 이어 "과도한 의료법 광고 규제는 의료인의 진료방법 등 광고와 선전을 막고 표현의 자유를 박탈함으로써 영업경쟁을 저해하고 직업수행의 자유를 제한해 결국 소비자의 의료정보 알 권리를 제약한다"며 "보호하고자 하는 공익보다는 사익이 더 중요하다 볼 것이므로 위헌심판대상 부분은 법익의 균형성 원칙에도 위배된다"라고 덧붙였다.

서효석 원장은 "아토피는 선진문명병으로 환경오염이 원인이며, 일본은 아토피 환자가 1,500만 명으로 국가적 차원에서 이를 퇴치하기 위해 노력하고 있고, 이를 치료하기 위해 연간 1,000만 명이 온천·해수욕장 등지로 '아토피 투어'를 하고 있는 실정"이라고 말했다.

그는 또 "한국도 2001~2005 4년 사이 아토피 환자가 10배, 천식 환자는 4배 증가했다"며, "서울시가 지난해 학생들을 상대로 아토피 유병률을 조사한 결과 학생 3명당 1명이 아토피에 감염된 것으로 조사됐으며, 아토피 없는 서울을 선언하고 막대한 예산을 책정해 아토피 기초 조사에 착수한 것으로 알고 있다"고 밝혔다.

– 2008년 1월 10일 뉴시스 발췌

미국에 광고를 하다

의료 광고 규제는 하루빨리 개정되어야 한다고 보지만 법을 지켜야 하므로, 편강탕이 실제로 임상에서 아토피 · 비염 · 천식 환자들에게 치유 효과를 내고 있어도 법을 어기면서 광고를 할 수는 없었다.

그래서 생각한 것이 미주판 한국 신문에 광고를 내는 것이었다. 그곳에서는 자유롭게 편강의학의 이론과 근거, 편강탕의 효과를 광고할 수 있기 때문에 바다 건너 미국에서 광고를 한 것이다.

당시 그 광고를 보면서 사람들은 "아니 광고라는 것이 비용 회수율이 중요한데, 아무 상관도 없는 태평양 건너 미국에다 광고를 하면 무엇하오? 돈만 버리는 게지"라고 걱정을 했다. 그러나 내 생각은 확고했다. 그것은 바로 '임금님 귀는 당나귀 귀'와 같은 논리이다.

옛날에 고집불통이어서 백성들 아픔에 귀를 기울일 줄 모르는 왕이 있었다. 이를 괘씸하게 여긴 신령님이 그 왕의 귀를 당나귀 귀처럼 길게 늘어지도록 만들어 버렸는데, 이 귀를 숨기기 위해 왕이 모자장이를 불러

긴 모자를 만들도록 했다. 그리고 "이 사실을 발설하면 네 목숨은 없다"라고 하니, 궁에서 돌아온 이 모자장이는 자신이 알고 있는 비밀을 누군가에게 말하고 싶어서 죽을 지경이었다. 그래서 생각다 못한 모자장이는 뒷산에 있는 대나무 밭을 찾아가 큰소리로 "임금님 귀는 당나귀 귀"라고 거푸 소리를 질러댔다. 속이 후련해진 모자장이가 집으로 돌아온 뒤, 바람이 불 때마다 그 대나무 숲에서는 "임금님 귀는 당나귀 귀"라는 소리가 들렸다는 것이다.

이 이야기 속의 모자장이가 바로 나였다. 폐에 건강의 요체가 달려있다는 편강의학의 이론과 편강탕을 먹음으로써 폐와 편도를 건강하게 하면 뿌리가 같은 아토피·비염·천식을 치료할 수 있다는 사실을 내놓고 이야기할 수 없으니 얼마나 답답한 일인가? 그래서 대나무 숲을 찾은 것인데, 그곳이 바로 미국이었던 것이다. 광고 효과는 눈앞에 보이는 것만 생각해서는 안 된다. 마치 바람이 불면 대나무 숲에서 "임금님 귀는 당나귀 귀"라는 소리가 나듯이 바다 건너 멀리 미국 땅이지만, 누군가는 한국의 지인에게 이 광고에서 본 이야기를 할 것이 아닌가?

지나치게 똑똑한 사람들은 광고를 비용으로만 보기 때문에 비용 효과를 계산해서 광고를 하기도 하고 안 하기도 한다. 그러나 나는 광고를 투자의 개념으로 본다. 당장 회수되지 않더라도 나중에 힘을 발휘하는 투자인 것이다. 뒤에서 뉴욕 타임스 캠페인 이야기도 하겠지만, 다 같은 맥락이다. 꼭 상업적인 개념만이 아니라 좋은 소식을 고통받는 환자들에게 알림으로써 그들에게 희망을 주는 차원에서 의료 광고를 생각한다면, 안산에 앉아 미국에 광고를 했던 나의 심정을 충분히 이해할 것이다.

고수끼리는 통한다

양방이 한방에 대해 회의를 품고 있지만, 양방이라고 해서 다 그런 것은 아니다. 양방에서도 고수의 경지에 간 사람은 함부로 한방을 폄훼하지 않는다. 아니, 폄훼가 아니라 오히려 믿어 준다. 이러한 사실은 안산 시절 한 대학 병원 의사와의 대화에서 깨달은 것이다.

이 이야기는 나의 전작(前作) 〈편강 100세 길을 찾다〉에 이미 소개한 내용이지만, 읽지 못한 분들을 위해 다시 한번 소개하고 넘어가겠다.

안산에서 어느 젊은 여성 환자의 비염을 치료해 준 적이 있는데, 편강탕을 먹고 비염이 나은 그 환자는 역시 30년 동안 비염을 앓고 있는 자기 아버지에게 편강탕을 권했다. 공교롭게도 그 여성의 아버지는 의사이자 서울대에 재직 중인 교수였다. 딸에게 편강탕에 대한 상세한 설명을 들은 그는 천천히 머리를 끄덕이더니 "네가 믿는 약이라면 기꺼이 임상 실험의 제물이 되겠다"라고 말했다 한다. 국내 최고의 권위를 지닌 대학의 교수이자 의사로서의 도도한 자존심이 느껴지는 한마디였다.

며칠 후 그가 안산에 있는 편강한의원을 찾아왔다. 그는 한의원 앞에 차를 대지 않고 중간에 내려서 기도하는 마음으로 걸어왔다고 한다. 그것은 자신의 비염 치료를 한방에 위탁하기로 마음먹은 양방 의사가 한의사에게 보여준 예의이며 완치에 대한 기대감이었다. 나는 그 교수에게 비염 치료 과정을 자세히 설명했다. 묵묵히 나의 설명을 듣던 그가 물었다.

"서울대 알레르기 클리닉에서 준 약은 어떻게 할까요?"

"끊어 주세요."

그 후 몇 개월 만에 편강탕의 효과를 확인한 그는 역시 비염을 앓고 있는 처남과 미국에 또 다른 딸에게도 편강탕을 보냈다. 그 딸과 처남의 비염이 완치된 것은 물론이다. 얼마 있다가 그 교수한테서 전화가 왔는데, 재미있는 일이 있었다는 것이다.

편강탕에 마약을 넣었다?

스승의 날을 맞아 제자들이 그 교수 집에 인사를 왔는데, 차를 마시면서 그 교수가 말했다.

"내가 이번에 한약 먹고 비염이 나았어."

그 이야기를 듣자마자 한 젊은 교수가 깜짝 놀라며 소리쳤다.

"선생님, 위험합니다. 그 효과는 틀림없이 스테로이드 때문일 겁니다. 한약재 중에는 스테로이드 성분을 천연적으로 함유한 것들이 얼마든지 있습니다. 틀림없이 일시적인 효과일 겁니다. 아니면 마약을 넣었을지도 모르고요."

또 다른 후배가 말했다.

"교수님, 요즘 한약재에는 농약이 많이 묻어 있습니다. 특히 중국산 한약재를 써서 만든 약을 먹으면 방부제를 먹는 거나 마찬가지입니다."

제자들의 이야기가 어찌나 완강한지 그는 시험 삼아 서울대 도핑 센터에 편강탕 분석을 의뢰했다.

"오늘 그 결과가 나왔습니다."

나는 그저 빙긋이 웃으며 그의 말이 이어지기를 기다렸다.

"편강탕 분석 결과 스테로이드, 방부제, 기타 중금속, 환경 호르몬, 마약 등 186개 유해물질이 전혀 검출되지 않았습니다. 축하드립니다."

이렇게 해서 나는 돈 한 푼 들이지 않고 권위 있는 대학 연구소에서 편강탕 성분 분석을 마쳤다. 내가 직접 편강탕의 성분 분석을 의뢰했다면 모르긴 몰라도 꽤 많은 비용이 들지 않았을까?

그는 편강탕의 성분을 의심했던 제자들에게 곧바로 전화해서 이렇게 말했다고 한다.

"이 사람들아. 한약이라고 해서 그렇게 함부로 말하면 쓰는가?"

그는 내가 책(편강 100세 길을 찾다)을 쓰는 중이라는 말을 듣고 이렇게 말했다.

"원장님, 독자들에게 내 말도 좀 전해 주십시오. 안심하고 드십시오. 최고 권위의 양방 의사가 보증하는 약입니다. 이렇게 말입니다."

안전성 공인

산이 높으면 골이 깊다던가. 편강탕의 치료 효과가 입소문을 타고 국내는 물론 해외까지 번지기 시작하자 경이롭게 바라보며 격려해 주는 사람들도 많지만, 질시와 의심의 눈초리를 보내는 이들도 있었다. 해외 진출을 위한 기반 확보와 안전성에 대한 의문들을 확실히 잠재우기 위해 미국 FDA에 등록된 공식 검사 기관에 편강탕 성분 검사를 의뢰하기로 결심했다. 이미 서울대 도핑 센터에서 성분에 대한 분석을 마쳤지만, 한의원에서 공식적으로 신청한 것이 아니고, 특히 해외에서는 설득력이 약했기 때문이다.

2006년 2월 1일 애타게 기다리던 결과가 나왔다. FDA 인증 공식 검사 기관인 마이크로백(Microbac)사의 책임자 아우리어 요가라하(Aurea Yogarajah)의 공식 서명이 선명한 분석 결과서가 온 것이다. 그 내용은 '화학적, 생체분자학적 유독성 검사(Chemical Biological Physical Molecular and Toxicological Analysis)'를 한 결과 '안전한 제품(Safe Product)'으로 판명되었다는 것이었다.

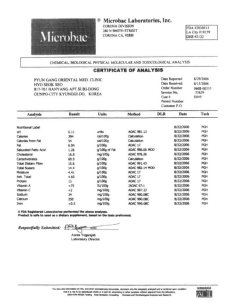

이 부분과 관련해 지금은 국내에서도 관련 기관이 지속적으로 검사를 시행하고 안전성을 입증해 주고 있다. 우리나라에는 (사)한국의약품수출입협회가 있는데, 이 협회 산하에 한국의약품시험연구원(KPTR)을 운영하고 있다. KPTR은 국내 유일 법령 품질 관리 전문 분석 기관으로 지정된 곳인데, 여기에서 수시로 편강탕의 무독성과 안전성을 확인하고 있다.

편강탕은 국내에선 한약으로 분류되고 해외에선 건강식품으로 분류된다. 외국에선 제약의 경우 일정한 공식에 의해 화학적으로 동일하게 표현·합성할 수 있는 품목을 약으로 보는데, 편강탕은 생약이기 때문에 그런 관점에서 제약으로 분류하지 않고 폐를 맑게 해주는 건강식품으로 보는 것이다.

일본 상륙

일본 내 아토피 환자는 4천만 명으로 추정된다. 이는 전체 인구의 31%에 달하는 큰 규모다. 아토피는 흔히 선진국병으로 불린다. 그만큼 항생제와 소염제의 남용, 기름진 식사와 인스턴트식품 섭취, 극심한 스트레스 등으로 아토피 발병률이 높기 때문이다.

어느 날 일본인 한 분이 안산 편강한의원을 찾아왔다. 전(前) 일본 생약학회 회장인 쇼야마 큐슈대 교수. 그는 생약 전문가이면서도 아토피로 고통스러워하는 아들의 병을 고치지 못해 괴로워하고 있었다. 쇼야마 교수 아들의 사진을 보니 차마 눈뜨고 볼 수 없을 정도로 중증이었다. 나는 편강탕의 치료 원리와 복용법을 자세히 설명하고 한약을 처방했다.

일본으로 돌아간 쇼야마 교수는 4개월 후 국제 전화를 걸어왔다.

"센세이, 도오모 아리가또오 고자이마스(선생님, 정말 감사합니다.)"

아들의 아토피에 큰 차도가 있었고 완치 직전에 도달했다는 기쁨에 가득 찬 목소리였다. 그 후 쇼야마 교수 부자는 완치되어 편강한의원을 다시 방문했고, 그 치료 결과를 생생하게 목격한 일본 큐슈대 의대 학장의 아들도 편강탕으로 치료를 시작했다. 편강탕의 효험을 전해들은 일본 아토피 환자들로부터 문의 전화가 빗발치자 일본 유명 연구소가 아예 편강탕을 일본에 수입하기로 전격 결정하면서 일본에 진출하게 되었다.

2008년 12월 드디어 '아토피 편강탕 한약 연구소(주)' 개소식이 오사카 현지에서 열렸다. 나는 2009년 일본의 세계적인 럭셔리 잡지 〈세븐 힐스(SEVEN HILLS)〉에 '한국의 카리스마 닥터'로 소개되면서 일본에서도 명의로 이름을 알리게 되었다.

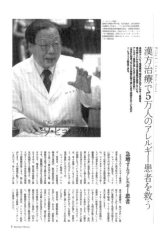
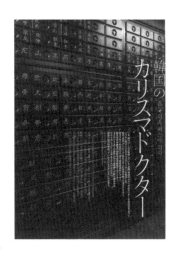

특히 일본에는 우리나라 같은 한의사 제도가 없고, 통합의학으로 양방에서 한약을 연구하고 침을 놓는 침구사 정도만 있다. 우리처럼 고유한 영역을 인정하는 한의사가 없기에 오늘날 한방이 공략할 만한 좋은 시장이다. 한의학의 한류 열풍에 대한 열망을 담아 '아토피 편강탕 한약 연구소'의 '한'자도 중국의 '漢(한나라 한)'이 아닌 우리나라를 뜻하는 '韓(한국 한)'으로 하였다.

미국 진출의 서막

2000년 호주 시드니 올림픽에서 처음 공식 종목으로 인정받은 태권도는 체급이 몇 개일까? 답은 총 4체급이다. 그렇다면 금메달 수는 모두 몇 개일까? 총 8개이다. 각 체급별로 남·녀 두 부문으로 나누어지기 때문이다.

그렇다면 우리나라 태권도 선수가 다음 올림픽에서 남녀 모두 우승한다면 얻을 수 있는 금메달은 모두 몇 개일까? 8개! 틀렸다. 정답은 4개이다. 왜 그럴까?

시드니 올림픽에서 정식 종목으로 채택될 때, 태권도 4개 체급 남녀해서 8개 체급에 금은동 메달 3개면 3×8=24개인데, 이 24개의 메달을 태권도 종주국인 한국이 모두 싹쓸이할까 봐 출전 체급을 각 나라 별로 두 개 체급만 할 수 있도록 제한했기 때문이다.

어쨌든 IOC의 우려대로 시드니 올림픽에서부터 태권도는 한국 선수들이 거의 메달을 휩쓸었는데 요즘은 그런 걱정을 하지 않는다고 한다. 왜일까?

그만큼 다른 나라 선수들의 경기력이 향상되어 이제는 한국 선수가 일방적으로 이기기는 어렵게 되었기 때문이다. 그래서 한국 태권도계는 종주국으로서의 자존심을 지키기 위한 일대 기술 발전을 이루어내야 하는 큰 과제를 안고 있다.

왜 뜬금없이 태권도 이야기를 하는지 의아해할 독자가 많을 것이다. 내가 태권도 이야기를 꺼낸 이유는 편강한의원의 미국 진출을 이야기하려고 하니 문득 떠오르는 게 있어서 그렇다.

태권도의 현실을 보면 논어(論語)에 '공부는 물을 거슬러 올라가는 배와 같아서 멈추면 곧 뒤로 가느니라(學問如逆水行舟 不進卽退)'라는 가르침이 생각난다. 아무리 우리나라가 태권도의 원조요, 종주국이요, 수출국이라 하더라도 태권도가 해외로 나간 날부터 알아야 할 것은 언젠가는 다른 나라 사람들에게 추월당할 수도 있다는 사실이다.

우리가 가르쳤기 때문에 '아직 한참 멀었다'라고 방심하고 있을 때 밤낮없이 달려온 상대는 코앞에 도달하고 '앗!' 하는 순간 어느새 추월해 앞으로 나가게 된다.

한의학이 미국에 진출한 것은 일부 한의사들에 의해서 아주 미약하게 1980년대부터 시작되었다. 그동안의 자세한 내용은 생략하고 대강만 이야기하면, 40여 년이 지난 지금 미국 내에는 엄청난 수의 한의원이 개업하고 있다. 미국에 있는 한(韓)의대가 몇 군데인지는 모르지만, 미국에도 국가고시로 한의사 시험이 있고, 이를 통해 배출된 한의사 수는 우리나라 한의사 수보다 더 많다. 자세한 통계는 모르지만 미국의 한방업계는 상당한 규모이며, 침구는 보험에도 포함되어 있다.

일전에 미국을 방문했을 때 네바다에 있는 지인의 한의원에 잠깐 들른 적이 있는데, 내원하는 고객 중에 미국 현지인이 대부분이었으며 만족도가 상당히 높아 보였다. 쉽게 말하면 미국 내에서 그 질적 수준이 우리나라와 대등한가는 모르지만, 양적 수준은 이미 상당한 단계에 와 있는 것이다. 호주에도 상당수의 한의원이 있다.

아직까지는 서구 동양의학이나 한방의 대부분 주요 기둥은 우리 동포들이나 중국인들이 점하고 있다고 본다. 그러나 태권도의 사례에서 보듯이 현지인들의 노력 여하에 따라서 머지않은 날에 얼마든지 우리를 추월할 수 있다. 그 시기가 영영 안 올지, 또는 올지, 온다면 언제인지는 아무도 모른다.

그러나 세계는 미국이 기침하면 한국이 감기에 걸릴 정도로 밀접하게 영향을 주고받는 그야말로 지구촌 시대다. 우리 것이라고 해서 '그 누가 이것을 우리보다 더 잘하랴?' 하고 마음 놓으면 언제든지 우리보다 앞서는 날이 반드시 온다. 이 말을 하는 이유는 한방의 세계화라는 대명제도 그 골든 타임을 놓치면 나중에 우리가 반드시 주도적 위치를 점한다고 볼 수 없다는 것이다.

나는 이러한 시대의 흐름을 읽고 우리 한방이 진정한 세계 동양의학의 리더가 될 수 있도록 하기 위해 현재 미국 시장 공략에 전력투구하고 있다. 물론 미국 시장을 어느 정도 점유하면 그 다음에는 5대양 6대주로 발길을 넓혀야 한다.

내가 항상 주장하는 바이지만 해외 시장에 진출하고자 애쓰는 나의 노력은 결코 나 혼자만 잘 먹고 잘 살겠다는 것이 아니다. 한식과 K-POP으로 이루어 놓은 한류 열풍이 계속되려면 그 후속타로써 한방이 가장 유력하다고 보는데, 이미 이런저런 동양의학, 대체의학, 한의학, 월남의학 등이 어수선하게 서구에 번져 있기 때문에 질적으로 이를 압도하고 주도하려면 시간이 그리 많이 남아 있지 않다.

그렇다면 우리가 해야 할 일은 무엇인가? 양방이 한방을 경시하고, 계열이나 견해가 다르다고 한방이 한방을 비난하는 일은 이제 멈추어야 한다. 양방도 한방의 장점을 인정해 서로 협조하며, 한방은 한방의 이름 아래 하나로 뭉쳐 서로 발전적으로 경쟁하며 앞으로 나아가야 한다.

한방의 해외 진출이라는 과제를 어느 하나의 한의원이 영리 목적으로만 시도하는 것으로 보는 좁은 시야를 버려야 한다. 그래야만 앞으로 다가올 음식이나 K-POP 이후의 한류를 우리 한방이 이끌어 갈 수 있다.

어쨌든 2008년 여름, 편강이 미국에까지 알려지면서 캘리포니아주 오렌지 카운티에 위치한 스탠톤대에서 나를 초빙하고 싶다는 연락이 왔다. 스탠톤대 한의대에서 현지 한의사들에 대한 보수 교육을 하는데, 와서 특강을 해달라는 것이었다.

나는 즉각 LA로 날아가 이틀간 강의를 했는데 반응이 너무 좋았다. 강의가 끝난 뒤 즉석에서 편강환을 판매했는데, 그 자리에서 2만 달러어치가 팔렸다.

이 자리에 스탠톤대 총장이 같이 있었는데, 여기에 감명을 받은 그가 다음 해에 스탠톤 한의대 부속 편강 한방병원을 짓자는 제안을 해 왔는데, 그일은 서초동으로 옮겨서 이루어졌으므로 순서상 뒤로 미루겠다.

수도 재입성(再入城) - 명동 지점

이제 안산 시대의 거의 마지막 부분에 도착했다. 모든 일이 순조롭게 진행되어 한의원이 안정을 찾게 되자, 드디어 그토록 돌아가기를 염원했던 서울 재입성을 결행하게 되었다.

서울 재입성은 앞에서도 이야기한 것처럼 서초동에서 실패했으므로 당연히 서초동으로 복귀하는 것이 자존심을 살릴 수 있었다. 그러나 그 당시의 상황을 보니 외국 관광객이 많이 찾아오는데, 가장 많이 들르는 곳이 명동이었다.

그렇다면 어차피 해외 진출에 대한 나팔은 이미 울려 퍼진 마당인데, 찾아오는 외국인들을 놓쳐서야 되겠는가? 나는 일단 서초동 복귀를 잠깐 뒤로 미루고 명동 지점을 먼저 열었다.

나는 아직 안산에 머물고 있었지만, 명동 지점을 둘러보는 내 가슴에는 '서울 재입성'이라는 남다른 감회가 밀려왔다. 당시만 해도 명동 일대는 일본인과 중국인들로 넘쳐나고 있었기 때문에 '일본과 중국 시장 진출을 위한 교두보는 명동이어야 한다'라는 생각으로 구태여 임대료가 비싼 명동을 택하게 된 것이다.

그 결과 역시 예상대로 중국인들이 제법 방문을 하고, 한때는 일본인들이 꽤 많이 왔었다. 그러나 한일 관계가 악화되면서 아무래도 한의원을 찾는 환자의 수는 빠르게 줄어들어 지금은 오히려 중국인들이 더 많이 찾고 있다. 그래서 현재 일어 통역은 약간 알아듣는 직원 1명, 중국어 통역은 수준급 중국어 구사가 가능한 직원 2명이 근무하고 있다.

당시 의료법 규제가 심하여 내가 직접 진료할 수는 없었기 때문에 나는 명동을 거치지 않고 의료법인으로서 명동 지점을 브랜치로 열게 되었고, 훗날 나 개인의 한의원으로 서초점을 열어 확실하게 서울에 재입성하게 되었다.

어찌 보면 내가 서울에 입성하기 전 명동점 개설은 그 전초전이라 할 수 있었다. 그리고 무엇보다 나에게는 중국인과 일본인에게도 편도선의 건강으로 비염·천식·아토피를 물리칠 수 있으며, COPD도 더 이상 불치병이 아니라는 기쁜 소식을 알려주고자 하는 확실한 사명감이 있었다.

이러한 편강의학을 제대로 전파하기 위해 명동점에 새로 부임할 원장은 다음 세 가지 조건이 필수였다. 첫째는 인성이 좋고, 다음으로 세계인 누구라도 친절하게 내 가족처럼 진료하며, 마지막으로 편강의 사명을 잘 이해하고 이행할 수 있는 사람을 뽑았으며, 명동점에 부임하기 전 나의 진료 모습을 참관하도록 하여 편강 마인드 교육도 시켰다.

현재 명동점의 특색은 1층에 '편강도원'이라는 녹용 카페를 통해 다양한 녹용 제품의 무료 시음을 진행하고 있고, 구전녹용과 편강율 화장품 시리즈 등 다양한 제품군을 판매하고 있다는 점이다. 또한, 2층에는 편강한의원이 자리하여 진료 및 처방을 받을 수 있다. 편강도원에서 판매하는 상품들이 다채로워 앞으로 더욱 기대되는 지점이다.

여섯째,
다르게 생각하라!

　대부분의 사람들은 '추운 나라에는 에어컨이 필요 없다'라고 생각하지만, 한 에어컨 회사는 오히려 추운 나라 러시아라는 거대 시장을 공략해 홈런포를 날렸다. 사전 조사를 해보니 러시아에는 1년 중 4개월 정도의 여름이 있었고, 추위에 적응되어 있는 러시아인들은 조금만 더워도 견디기 힘들어한다는 사실을 알게 된 것이다. 이런 역발상을 통해 다른 기업보다 한발 빠르게 에어컨을 수출해 점유율 1위를 차지할 수 있었던 것이다.

　사람들은 성공한 사람을 보면서 "야- 저 사람, 운도 좋지. 어떻게 저런 좋은 기회가 찾아온담?" 하고 부러워한다. 그러나 이는 잘못된 생각이다. 누구에게나 성공의 기회는 매일매일 다가왔다 멀어져 가기를 반복하고 있다. 다만, 그 기회를 알아보지 못하고 있을 뿐이다.

성공의 기회를 잡으려면 역발상을 하라. 남들과 다르게 생각하라. 국내에서 사례 제시형 의료 광고가 불가능하다면, 그 제도를 탓하고만 있을 것인가? 발상의 전환을 통해 외국에서 하면 되는 것이다.

물론 이런 행동을 두고 주변에서는 '기행(奇行)이다', '돈키호테 같다', '무모하다' 등등의 말로 정상인 자신을 비호하고, 비정상인 상대를 공격하고 비난한다. 그러나 그렇게 순진하게 정상으로만 가서는 질벽이 막아섰을 때 그냥 돌아설 수밖에 없다.

얼마 전 인터넷을 뜨겁게 달궜던 동영상이 하나 있다. 은행 강도가 돈을 훔치고 달아나다가 문이 끝내 열리지 않아 붙잡히는 영상인데, 그렇게 몸을 내던지며 밀어도 열리지 않던 그 문을 한 할머니가 태연하게 손으로 당겨 열고는 밖으로 나갔다.

문은 밀거나 당겨서 여는 것인데, 한번 밀어서 안 열린다고 거듭 두 번 세 번 밀기만 하는 것은 어리석은 짓이다. 방향을 바꿔 당겨보아야 한다.

당신도 어떤 어려움에 처해 있다면 계속해서 부딪치기만 하지 말고 한번 생각을 바꿔 보라. 진실로 다르게 생각할 줄 안다면 이 세상에 풀리지 않는 문제는 없다. 이것을 스티브 잡스는 간당명료하게 외쳤다.

"Think different!"

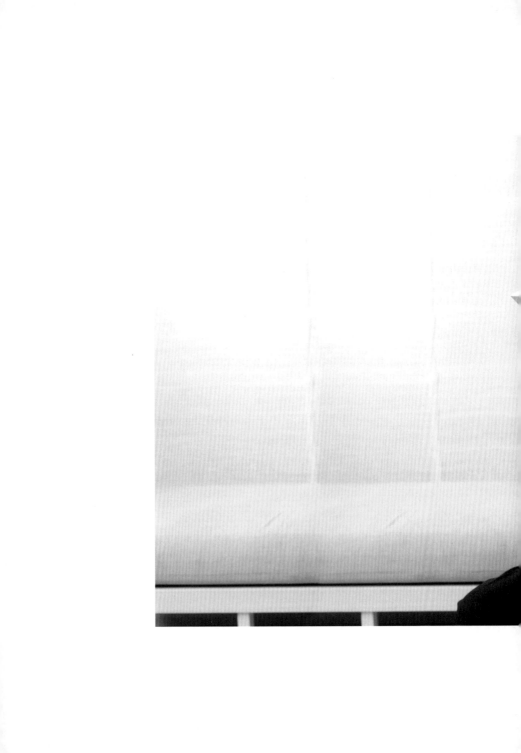

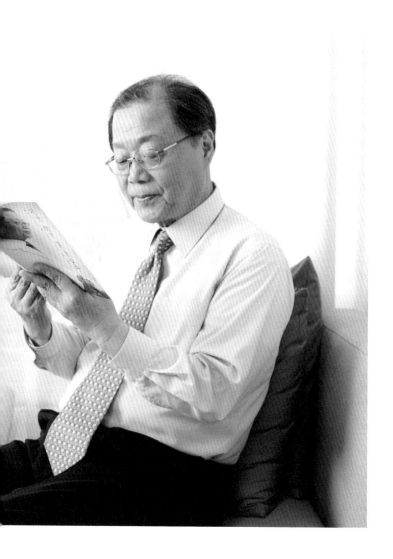

제5부
耳順, 편작(扁鵲)의 꿈을 깨닫다

미국 진출 – 스탠톤 한의대 부속 편강 한방병원

2009년 7월 드디어 미국의 캘리포니아주 오렌지카운티 가든 그로브에 스탠톤대 부속 편강 한방병원이 완공되어 문을 열었다. 앞에서 이야기한 것처럼 2008년에 초청 특강을 할 때 이를 눈여겨보았던 스탠톤대 총장으로부터 연락이 와서 50만 달러를 출자해 편강 한방병원을 열게 된 것이다.

개원식 날은 그야말로 축제의 한마당이었다. 강석희 어바인 시장, 오렌지카운티 수퍼바이저 자넷 니언 등 지역 유명 인사 300여 명이 참석했고, 미국 상원과 하원에서 축하 메시지를 보내왔다. 이날 강석희 시장은 나에게 명예 시민권을 수여하기도 했다.

스탠튼대 부속 편강 한방병원은 여러 면에서 상징적인 의미를 지닌다. 세계인의 고질병인 비염·천식·아토피를 퇴치해 미국의 주류 사회는 물론 5대양 6대주에 한의학의 우수성을 알리는 도약의 장소이자, 편강환을 공급하는 본거지로 활용되고 있기 때문이다.

신기하게도 다른 인종의 환자들은 그동안 한방 생약을 써본 적이 없어서 한약의 효과가 마치 주사를 맞은 것처럼 빨리 나타나는 경우가 많다. 여기에 시장성을 접목시켜 먹기 힘든 탕약 대신 환약이나 젤리 형태로 조제 한약의 변화를 꾀한다면 뛰어난 효능과 맞물려 한방 세계화의 일익을 담당할 수 있다고 본다.

돌아온 서초동

2009년 2월 1일. 98년 서초동 백제당 문을 닫고 서울을 떠난 뒤 실로 10년 만에 다시 서초동에 입성했다.

서초동 본점은 지하 1층 지상 5층짜리 건물인데, 지하 1층에는 회의실, 간호사 휴게실 등이 있으며, 지상 1층은 콜센터와 구전녹용 카페 '편강도원'이 있다. 2층에는 접수 카운터와 상담실, 침구실, 진료실이 있어 성장 상담 및 치료, 일반 상담 및 한약 처방, 침이나 뜸, 안마, 부항, 핫팩, 적외선 치료 등을 받을 수 있다. 3층은 필자의 진료실이 있고, 최근에 중국 환자들이 많이 방문하고 있어 중국어 통역이 가능한 간호사와 코디가 일하고 있다. 4층은 인사부, 법무부, 재무부, 회의실 등이 있다. 5층은 미쓰윤 대표이자 편강의료재단 이사인 큰아들이 사는 집이다.

나는 사실 편강한의원의 기반을 다지게 해 준 안산의 6년 시절을 소중하게 생각한다. 그곳에서 편강의 모든 기반이 다져졌고, 사연도 많고, 기쁨과 눈물도 많고, 추억도 많았다.

그러나 한편 내 가슴에는 앞으로 다가올 서초동 시대의 십 년 세월에 대한 희망으로 가득차 있었다. 안산이 나에게 국내에서의 기반을 다져 주고 해외 진출의 물꼬를 터준 곳이라면, 이제 서초동은 앞으로 지구촌 곳곳을 누비는 편강의 본거지가 될 것이다.

다시 일본으로

2010년 11월 일본 오사카 타카츠 가든에서 열린 '알레르기에 대처하기 위한 면역력 개선 세미나'에 초청을 받았다. 현지 피부과 의사와 아토피 환자들 70여 명을 대상으로 알레르기 질환을 극복하는 폐 기능 강화 요법에 대해 열정적으로 강의한 결과 많은 현지인들의 뜨거운 관심과 질문을 받았다.

그리고 이 강의에서 특히 기억에 남는 것은 한 여성 참가자로부터 "선생님, 집에서 기르는 강아지에게 편강탕을 먹이면 어떻게 됩니까?"라는 질문을 받았던 일이다. 당연히 개한테는 편강탕을 먹여본 적이 없으므로 "그래 본 적이 없어서 아직 모르겠습니다"라고 대답했는데, 질문을 한 이 여성분한테서 뜻밖의 답을 들었다. 그분이 말하기를 "실은 저희 집 개가 복수·당뇨·녹내장이 있어 제가 먹던 편강탕을 나눠주어 함께 먹었습니다. 그런데 신기하게 수년간 고생하던 고질병이 싹 나았습니다"라는 게 아닌가?

나는 그 순간 뭔지 모르지만 내 평소 습관대로 번쩍하는 것이 머릿속을 관통하는 느낌이 들었다. 집에서 기르는 애완견을 흔히 반려동물이라 해서 개를 아주 아끼는 사람들은 그야말로 식구와 같은 차원에서 애정을 쏟기도 하는데, 그런 강아지가 아프다면 무슨 약이든 먹이고 싶어 할 것이다.

그런데 강아지가 앓는 병은 사람과 거의 같을 뿐만 아니라, 심하면 정신적인 우울증까지도 사람처럼 똑같이 앓는다. 당시에는 이런 사실이 구체적으로 무엇을 의미하는가에 대해 더 깊이 생각할 여유가 없었기 때문에 그냥 지나갔는데, 이와 관련한 일이 몇 년 지나지 않아 내 앞에 모습을 드러내게 된다. 즉, 그 여성 참가자가 했던 질문 그대로 개에게 편강탕을 복용시킨 사례가 나온 것인데, 그 이야기는 뒤에 7부에서 별도로 다루겠다.

어쨌든 이렇게 일본에서 특강을 하고, 그 반응이 뜨거운 것을 보면서 나는 문득 400년 전 일본에 파견된 조선통신사들이 한국의 발전된 의술을 일본에 전파했던 일이 떠올랐다.

지금도 우리나라 부산과 일본 대마도에서는 당시의 조선통신사 사절 방문을 기념하는 행사가 벌어지곤 하는데, 여기에 무엇인가 중대한 의미를 부여하는 큰일을 편강이 해낼 수 있다는 생각이 들었다. 이 이야기는 미래의 희망사항이므로 역시 뒤에 6부에서 따로 다루겠다.

중의학 학회의 초청

2011년 북경 중의학 학회에서 초청장이 도착했다. 동양의학의 본고장인 중국에서 중의(中醫)·중약(中藥)과 한의(韓醫)·한약(韓藥) 간 교류 합작을 촉진하기 위해 개최한 12월 박람회에 한국 전람관을 만들어 편강한의원과 편강탕의 전시 기회를 준 것이다.

이 행사 기간에 나는 중국의 유명한 프로 기사 창하오(常昊)와 기념 대국을 두기도 하고, 편강환으로 아들의 비염과 피부 질환을 치료했다는 교포 사업가로부터 융숭한 식사 대접을 받기도 했다.

무엇보다도 놀라운 것은 350년 역사를 자랑하는 동인당을 비롯한 중국 랭킹 50위 안에 드는 쟁쟁한 제약회사들의 부스 안에서 사람들이 내 저서인 〈기적의 건강법〉 중국어판을 읽고 있는 모습이었다. 2009년에 중국 현지 과학기술연구출판사가 〈기적의 건강법〉 중국 판권을 사갔었는데, 동양의학의 본고장인 중국에서 그것도 중의사(中醫師)가 150만 명이나 되는 나라에서 중국인들이 내 책을 읽고 있다는 사실은 뿌듯함 그 자체였다. 덕분에 행사에 가져간 〈기적의 건강법〉 천 부는 금세 동이 났다.

그런 열기를 접하니 문득 2002년 사스(SARS, 중증급성호흡기증후군)의 공포가 전 세계를 엄습할 무렵, 주중 한국 대사관으로부터 날아온 편지 한 통이 떠올랐다. 직원들이 사스 예방에 쓰겠다며 편강탕을 30재 지어달라는 내용이었다. 편강탕의 감기 예방 효과를 경험한 이들이 사스 예방 효과도 기대했기 때문이다. 그 비슷한 시기에 베트남에 있는 한 교민으로부터도 편강탕을 보내 달라는 편지가 왔다. 베트남 여성과 결혼한

이 교포는 "가족들이 모두 사스에 감염되었는데도 자신만은 걸리지 않았다"며 "자신이 이전에 편강탕을 복용한 적이 있는데 그 때문으로 여긴다"라는 것이었다.

어쨌든 동양의학의 본산인 중국에서의 뜨거운 반응을 보면서 나는 기어코 중국 시장의 문을 열고야 말겠다는 굳은 결심을 다졌다. 물론 중국이 많이 개방되고 자본주의화하였다고는 하나, 아직은 어디까지나 사회주의 체제이기 때문에 쉬운 일은 아니다. 그러나 나는 믿는다. 사회주의든 자유주의든 아토피와 비염·천식 등의 호흡기 질환으로 고통받는 사람들이 있는 곳이라면 결국 편강에 문을 열 수밖에 없다는 사실을! 왜냐하면 질병은 결코 체제의 문제가 아니고, 국적과 인종을 초월한 인류 공통의 문제이기 때문이다.

뉴저지 대첩

2011년 10월 9일 나는 뉴저지의 오버팩 공원 특설 무대에 섰다. 그 자리는 29회 뉴욕 코리안 페스티벌 장소였는데, 우리나라의 유엔 가입 20주년을 맞이해 뉴욕한인청과협회와 KBS가 공동으로 개최한 행사에 후원회장 자격으로 참여하게 된 것이다.

이미 하루 전에 있었던 전야제에서는 반기문 유엔 사무총장이 뉴욕 코리안 페스티벌에 참가하는 각계 인사들과 K-POP 스타들을 뉴욕 총영사관으로 초청해 리셉션을 열었다. 덕분에 나는 반기문 총장을 비롯해 캐서린 도노반

버겐카운티장 등 뉴욕과 뉴저지의 유력 정치인, 한국의 유명 가수 등과 인사하고 정감 있는 대화를 나누었다.

뉴욕 코리안 페스티벌은 오후 6시부터 한국이 낳은 세계적인 가수 패티 김과 인기 절정의 K-POP 스타들이 총출동해 2시간 40분 동안 펼쳐졌는데 '열린 음악회'를 겸한 공연이었다. 황수경 KBS 아나운서의 사회로 가수 패티 김, 장사익, 태진아, 설운도, 인순이, 김태우, 마야와 함께 국악인 김영임, 소프라노 홍혜경과 바리톤 려현구, 그리고 K-POP 스타 포미닛, 비스트, 씨스타, 2PM, 샤이니 등이 출연해 폭발적인 무대를 선보였다.

나는 이날 개막 행사에서 뉴저지 주 상원과 하원으로부터 감사패를 받은 뒤 축하 인사를 하기로 되어 있었다. 그런데 내 차례가 왔을 때 작은 사단이 하나 생겼다. 행사 후원회장을 맡을 때 처음 나에게 배정된 시간은 약 7분 내외라고 통보를 받았었다. 당시 7분이면 아토피·비염·천식 이외에 COPD에 대한 편강의학의 치료 원리까지 충분히 설파할 것으로 예측을 했다. 그러나 정작 마이크 앞으로 나가기 직전 행사 관계자로부터 시간이 너무 지체되었으니 1분만 사용해 달라는 전달을 받은 것이다.

세상에… 편강 이야기를 하려면 사실 7분도 짧다면 짧은 시간인데 1분만 이야기를 하라니! 그러나 이미 주사위는 던져졌다. 그때까지 살아오면서 그런 순간들이 어디 한두 번이었던가? 나는 마음을 다잡고 마이크로 향했다. 그리고 그 짧은 순간 내 머릿속에는 지난 번 뉴욕 연설 생각이 번개처럼 떠올랐다. 그렇다. 길다고 꼭 명연설은 아닌 것이다. 나는 굳게 마음을 먹고 마이크를 잡았다. 그리고 구름처럼 운집한 10만 관중을 향해 포문을 열었다.

"여러분, 가장 한국적인 것이 가장 세계적인 것이라는 전설이 이루어진 현장에 우리가 함께하고 있습니다. 먼저 자랑스러운 한류의 대문을 열어 준 K-POP에 감사드리고, 우리는 한류의 다음을 준비해야 한다고 생각합니다. 한류의 다음으로는 한식도 국악도 훌륭하겠지만, 역시 한의학이어야 한다고 생각합니다. 드라마 대장금이 보여준 한의학의 비전을 실제로 한의사들이 세계인이 고치지 못하는 병을 고쳐 한국을 빛내는 것이 진정 한류의 다음이라고 생각합니다. 저는 오늘 여러분들께 기쁜 소식을 전합니다. 아토피 · 비염 · 천식은 전 세계인이 불치병이라고 생각하고 있습니다. 그러나 사실은 매우 잘 고쳐지는 병입니다. 비염 · 천식은 튼튼한 편도만이 고칠 수 있으며, 아토피는 털구멍 · 땀구멍을 활짝 열어 피부 밑에 노폐물을 버리는 것만이 치료의 비결입니다."

그 순간이었다. 무대 바로 앞에 있는 한 젊은 친구가 입에 손가락을 대고 휘파람을 휘익 하고 불더니 "노래 들으려고 왔는데 빨리 합시다!" 이러는 게 아닌가! 나는 목소리에 힘을 주어 더욱 크게 외쳤다.

"저는 여러분들께 매우 중요한 소식을 전합니다. 전 세계 의사들이 아토피 환자들에게 땀을 흘리지 말라고 하는데 이것은 잘못된 가르침입니다. 아토피 환자는 반드시 털구멍 · 땀구멍을 활짝 열어 땀을 흠뻑 흘려야만 완치할 수 있습니다. Can you cure Allergy? Can you cure Asthma? Can you cure Rhinitis? Yes, We can. Only Korea!"

그렇게 외치자 장내가 물을 끼얹은 듯 일순간 조용해졌다. 뉴욕에서처럼 전 군중이 따라 외치는 후창은 없었지만, 나는 그 순간 나의 말이 십만 군중의 가슴에 들어박히는 느낌을 강하게 받았다.

마이크에 나서기 전 진행자가 와서 1분을 사용하라고 했지만 이야기를 마치고 보니 2분 5초 정도가 경과되었고, 사실 1분이 경과하는 시점에 두 명의 진행자가 나를 제지하려고 다가오는 모습이 안경에 비쳐 보였다. 그러나 나는 10만 군중이 끌려오는 느낌을 받았기 때문에 아랑곳없이 이야기를 이어 나갔고, 분위기가 조성되자 그들도 감히 다가와 막지 못하였다. 나중에 1부 사회를 보았던 채인영 아나운서에게 들은 이야기인데, 진행요원들이 제지하라고 사인을 보냈지만 이미 분위기가 잡혀 버려서 그러지 못했다고 한다.

여러분들은 생을 살면서 얼마나 많은 사람 앞에서 이야기를 해 보았는가? 그날 오버팩 공원에 모인 인원은 무려 10만 명이 넘는 대군중이었다. 그런 군중 앞에, 그것도 외국 땅에서, 더구나 내로라하는 유명 연예인들이 즐비한 무대에서, 딱 1분 안에 하고 싶은 이야기를 하라고 하면 아무리 말을 잘 하는 사람이라 해도 머릿속이 하얗게 된다.

그러나 그 자리, 그 시간, 그 무대는 다시 올 수 없는 천금 같은 기회다. 사실 그렇게 많은 인파가 모인 것은 유명한 스타들을 보러 온 것인데, 그런 자리에서 한의학 이야기라니! 자칫 찬물을 끼얹은 것처럼 조용해지지나 않을까 내심 걱정했는데 전혀 기우였다. "감사합니다!"라고 연설을 마치자 우레와 같은 박수가 쏟아졌다. 특히 신기한 것은 K-POP 스타들을 보러 온 젊은이들까지 휘파람을 불며 열렬히 환호하는 것이었다.

뉴욕에서는 그나마 5분이었지만 뉴저지에서는 더도 덜도 아닌 딱 2분 5초였다. 그리고 뉴욕에서는 천 명이었지만 뉴저지에서는 십만 명이었다. 축사를 마치고 자리로 돌아오는 내 마음은 '또 한 번의 대첩을 치러 냈구나!'

하는 흥분과 안도가 교차했다. 가슴을 쓸어내리며 자리에 앉는데 옆에 앉았던 청과협회 부회장이 이미 LA에서 편강환을 구입해 먹고 있다며 효과가 좋다고 즉석에서 열 달 치를 주문해 주었다.

제천 원외 탕전실 준공

2012년 4월 그동안 공사를 하던 원외 탕전실이 완공되어 본격적인 가동에 들어갔다. 원외 탕전실은 충북 제천에 있는데, 제천은 태백산맥을 중심으로 한 산간 지방에서 채취, 생산되는 우수한 약재의 집산지로 유명하다.

한의학 발전의 기초를 제공한 고장답게 2010년부터 제천 국제 한방바이오 엑스포(JEXPO)가 해마다 열려 전통 의학의 과학화, 산업화, 세계화를 통해 한약의 우수성을 전 세계에 알리고 있다. 2011년부터 2020년까지 4,723억 원을 들여 제천을 동북아 제일의 한방 바이오 밸리로 육성키로 한 충청북도의 의욕적인 한방 특구 사업에 발맞춰 의료법인 편강의료재단에서도 제천 바이오 밸리에 원외 탕전실을 건립한 것이다.

제천 원외 탕전실은 3,000평 부지에 건평 1,100평 규모로 탕전실 및 식품 제조 시설과 첨단 장비를 갖춤으로써 정제 방식이 더욱 정교해져 고품격 한약 생산의 메카로 도약하고 있다.

특히, 편강환은 미국 화교들에게 많은 사랑을 받고 있다. 해마다 두 배 성장을 예상한다. 만약 내년에도 이런 성장 속도를 유지한다면, 머지않아 천만 불 매출도 예상할 수 있다. 일개 한의사가 중국인을 상대로 천만 불을 매출하면, 더 이상 개인의 먹거리가 아니다. 국가의 먹거리다. 중국의 인구는 15억이요, 세계의 인구는 77억이다. 편강환은 대한민국 장래의 먹거리이자, 세계인의 건강수명을 늘려 박애정신을 실천하고, 한국을 문화의 종주국으로 격상시키는 명예까지도 함께한다.

사실 전 세계에 건강 식품은 밤하늘의 별처럼 무수히 많다. 그러나 편강은 태양이다. 환경오염과 스트레스, 합성약의 오남용 등으로 때에 찌든 생명의 전당, 폐를 맑게 정화하여 면역력과 자연치유력을 높여주는 편강환은 인간 수명 세 자릿수 시대를 여는 각광받는 신한류(新韓流)가 될 것이다.

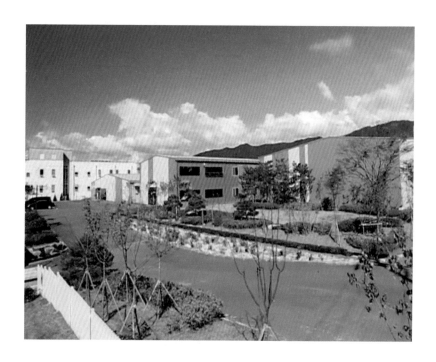

포도나무의 의미

제천 원외 탕전실은 '의료법인 편강의료재단 부설 포도나무 원외 탕전실'이라는 긴 공식 명칭을 가지고 있다. 통상 약칭해서 '포도나무 원외 탕전실'이라고 부르는데, 이름을 처음 듣는 이들은 대부분 고개를 외로 꼰다. '포도나무'라는 이름이 생소하기 때문이다. 그냥 별 생각 없이 '아, 이곳이 포도를 많이 재배하는 곳인가 보다'라고 여기는 이들이 많은데, 사실 그 주변에 포도밭은 없다.

그러면 왜 포도나무 탕전실인가? 이 '포도나무'라는 이름에는 이름을 지은 이의 깊은 배려가 들어가 있는데, 지은 이는 바로 아내다. 언제 그 의미를 따로 설명하겠는가. 이 자리를 빌어 설명하고 넘어가겠다.

앞에서 이야기했듯이 아내는 열심인 천주교 신자이다. 공장을 지을 때 적당한 이름이 없을까를 많이 고민했는데, 그냥 지명을 빌려서 '제천 탕전실'이라고 하는 것은 너무 평범하다며 아내가 나름대로 연구해 보겠노라고 하기에 그러라고 해서 작명을 맡겼다. 그리고 아내가 많은 기도와 고심 끝에 지어낸 이름이 바로 '포도나무 원외 탕전실'이었다. 나도 처음에는 이름을 듣고 잠깐 어리둥절했지만, 아내의 설명을 듣고 나니 '그렇게 깊은 뜻이 있었단 말인가!' 하고 공감했다. 다음은 아내가 들려준 작명의 배경이다.

성서에 보면 포도는 가나안 땅에서 밀과 보리, 무화과와 석류, 올리브나무와 대추야자와 함께 축복받은 7가지 식물 중 하나였다. 그리고 포도나무에는 특별한 네 가지 의미가 있다. 첫째, 구원의 기쁨이다. 예수가 갈릴리

가나 혼인 잔치에서 첫 번째 표적으로 물이 포도주로 변하는 기적을 행하셨는데, 이는 갈증에 대한 해소를 뜻하며, 해갈은 곧 구원의 기쁨을 뜻하는 것이다.

둘째, 성서에 보면 사람이 처음으로 재배한 식물이 포도나무로 나온다. 노아는 그의 식구들과 함께 홍수가 끝난 뒤 농업을 시작하면서 포도나무를 심었다. 즉 인간과 가장 가까운 나무요, 열매인 것이다.

셋째, 포도나무는 구속사(救贖史: 성경에 기록된 하나님의 구원의 역사)의 완성을 뜻한다. 예수의 최후의 만찬은 포도주를 축복하고 제자들에게 나눠주는 것으로 끝맺는데, 십자가에서 예수가 인간의 죄를 용서하기 위해 흘린 피와 포도주를 동일시함으로써 구속사의 완성을 지칭하고 있는 것이다.

넷째, 포도나무는 영적인 관계에서 예수 그리스도 자체를 상징한다. 자신을 '참 포도나무'로 비유한 예수의 말씀은 무척 유명하다. 포도나무의 비유는 예수가 유월절 성만찬에서 넉 잔의 포도주를 마시면서 만찬을 마친 후에 한 말씀이다.

이런 점 때문에 역사적으로 중요한 건물의 모자이크 바닥 장식이나 회당의 정문, 묘비석 등에는 포도나무 문양이 많이 새겨져 있고, 성경의 많은 비유나 은유적 표현들은 포도나무나 포도 열매 혹은 포도주 등과 관련되어 있다.

그리고 포도는 '하느님 자비'의 상징이기도 하다. 그래서 포도나무에서 포도를 수확할 때 남김없이 따지 않고 포도밭에 떨어진 포도도 줍지 못하도록 했다. 가지에 남은 포도와 땅에 떨어진 포도는 가난한 사람들과 몸 붙여

사는 외국인 몫이 되도록 했다.

또한 성서 시대 포도 농사에서 농부가 신경 써야 할 두 가지 작업은 땅바닥에 닿아 과실을 맺지 못하는 가지는 밑에 돌을 괴어 '들어주고', 과실을 맺는 가지는 깨끗하게 '잔가지 치기'를 해주어 극상품(極上品)의 포도를 맺도록 하는 것이었다.

제천의 원외 탕전실에 '포도나무'라는 이름을 붙인 것은 이처럼 극상품의 약을 만들어내고자 하는 뜻과, 그 약이 불치병으로 고통받는 이들에게 구원이 되고 자비가 되도록 해달라는 의미와, 이 세상 어디든지 아픈 자들에게 가장 낮은 곳에서 가장 친근한 존재가 되고자 하는 염원이 담긴 것이다.

성서적 설명이라 혹시 비신자들에게는 생소하게 들릴지 모르나, 신앙과 상관없이 정성을 다해 약을 만들고, 그 약을 먹는 이마다 모두 병이 완치되었으면 하는 간절한 소망을 그 이름에 담았다고 보면 된다.

NTD TV

앞에서 말한 2011년 10월의 뉴욕 코리안 페스티벌 행사장에는 뉴욕에 본사가 있는 NTD TV 관계자들도 와 있었다. NTD는 'New Tang Dynasty'의 약자로, 한자로는 '新唐人(신당인)'이라고 하는데, 중국 역사상 가장 번성했던 왕조인 당나라를 본받아 중화 민족의 번영을 이룩하자는 뜻이 들어 있다. 그런데, 그들이 나의 편강의학에 관한 설명을 듣고 감명받아

나를 초청하고 싶다는 것이다. 불감청(不敢請)이언정 고소원(固所願)이라고(감히 청하지는 못할 일이나, 본래부터 간절히 바람), 나는 이들의 호의를 받아들여 NTD 본사를 견학하게 되었다.

그런데 특히 케런 펑(Keran Feng) 부총재가 나를 그렇게 좋아했다. 케런 부총재는 베이징 인민대학을 나온 뒤 뉴저지 주립대학에서 마케팅 박사 학위를 취득한 엘리트인데, 사업적 아이디어나 인류의 불치병에 대한 나의 사명감 등에 아주 깊은 관심을 가지고 있었다.

이렇게 해서 NTD TV와 인연이 맺어지게 되었는데, 다음 해인 2012년 말에 아주 중대한 제의를 해왔다. 그것은 바로 한의학 프로그램을 만들어 NTD TV를 통해 방영하고 싶은데, 거기에 강사로 출연해 달라는 것이었다. 전체 횟수는 52회, 1회 방송 시간은 24분이었다.

NTD TV는 전 세계 70개국에 진출해 있으며, 시청자 수는 무려 3억 명에 달한다. 이 얼마나 좋은 기회인가? 나는 즉각 계약을 하기로 하고 일을 진척시켰다. 52회 분량을 설명할 각 질병을 선정하고, 그에 대한 개요와 처방 등을 정리하는 등 방송 원고를 만들었다. 촬영은 서울 신림동에 있는 신당인 한국지사 스튜디오에서 진행됐다.

그렇게 해서 드디어 2013년 3월 7일부터 중국 발음으로 '조진한의(走近韓醫)'라는 이름으로 방영되었다. '조진한의'는 '한의에 대해 깊이 알아본다'는 뜻이고, 그 시작은 정말 기발한 아이디어로 제작되었다. 내용인즉, 중의(中醫)와 한의(韓醫)의 의학 배틀을 시도한 것이다.

중의 대표로는 타이완의 글로벌 명의 후나이원(胡乃文)이라는 아주 훌륭한 의사가 출연했고, 한의 대표는 내가 맡았다. 두 사람이 감기·비염·

천식·폐기종·기관지 확장증·폐섬유화·아토피 등 7대 질병에 대해 서로의 견해를 다퉈가며 겨루는 것인데, 이기는 사람이 앞으로의 방송을 진행한다는 전제이다. 의학 배틀 시나리오였기에 상당히 긴장감이 흘렀고, 또한 후나이원 역시 아주 인품이 훌륭한 사람이라 배울 점이 많았다.

방송 촬영 과정은 그야말로 고난의 연속이었다. 대체로 한번 촬영할 때 3회 분량, 1시간 반짜리를 만드는데, 실제 녹화 시간은 그 2~3배인 서너 시간씩 소요되는 게 다반사였다. 한의원 일을 마치고 나서 저녁에 신림동 스튜디오로 가서 촬영을 하는데, 자정이 넘어서 귀가하는 날이 많았다.

촬영이 더 힘들었던 이유는 주 시청자가 화교들이어서 중국어로 녹화를 했기 때문이다. 중국인 남녀 두 사람이 같이하는 더블 MC 체제로 진행되었는데, 주조정실 안에 통역사가 앉아 나에게는 MC들의 중국어를 한국어로, MC들에게는 나의 한국말을 중국어로 동시통역을 했다. 방영이 될 때는 물론 내 말을 자막으로 번역해서 내보냈다.

TV 녹화를 해본 사람은 그 과정이 얼마나 어려운가를 잘 알 것이다. 우리말로 그냥 녹화를 해도 쏟아지는 뜨거운 조명과 외워야 하는 대본과 얼굴의 땀구멍을 다 막아버리는 화장과 PD의 손짓 발짓까지 쳐다보면서 해야 하므로 그야말로 정신이 혼미해지기 마련이다. 거기에다 통역자의 말을 듣는 이어폰까지 끼고 하니 정말 사명감 없이는 해내지 못할 일이었다.

어찌 보면 한의원 문을 닫고 낮에 촬영할 수도 있었지만, 이미 서초동 백제당에서 원장의 부재로 인한 고객들의 불만이 어떤지를 잘 알기 때문에 죽기를 각오하고 낮에는 진료를 하고 밤에 가서 자정을 넘겨가며 찍었던 것이다. 이 세상에 진한 피땀이 아니고서 이루어지는 일이 어디 있겠는가!

편작(扁鵲)의 꿈을 깨닫다

한 사람의 호(號)에는 그 사람의 일생을 대변해 짐작할 수 있는 요소가 포함되어 있다. 그런데 어떤 경우는 호가 이름보다 더 많이 쓰이다 보니 정작 이름으로 말하면 그게 누구인지 얼른 생각이 나지 않는 경우도 많다.

예를 들어 '김정식' 하면 고개를 갸웃하지만 '김소월(金素月)' 하면 금방 '아, 진달래꽃!' 할 것이요, '신인선' 하면 고개를 갸웃하지만 '신사임당' 하면 '아, 율곡의 어머니!' 할 것이다. 사임당(師任堂)이란 호는 '주나라 문왕의 어머니 태임(太任)을 스승(師)처럼 존경한다'는 뜻에서 스스로 지은 것이다. 그러면 '진월인(秦越人)'은 누구일까?

고개를 갸웃거리던 독자도 편작(扁鵲)이라고 하면 '아, 중국의 그 명의!' 하고 금방 알아차릴 것이다. 그런데 앞에서 설명한 것처럼 한 사람의 호에는 무언가 깊은 의미가 담겨 있다. 그렇다면 진월인(秦越人)은 왜 호를 편작이라고 했을까? 기록으로 남아 있지 않으니 알 길이 없고, 3천 년 전으로 돌아가 편작 선생에게 물어볼 수도 없다. 그러나 세상의 모든 일은 때가 되면 다 알게 되는 법이다.

나도 편작의 이름이 진월인이라는 사실은 알고 있었지만, 그의 호인 편작이 과연 무엇을 뜻하는지에 대해서는 평소에 심각하게 생각해 본 적이 없었다. 그러나 NTD TV의 방송 프로그램을 찍으면서 밤낮으로 동양의학과 한의학, 그리고 중국에 대해서 골똘히 생각하다 보니 어느 날 홀연히 그 뜻이 깨달아졌다.

우리 몸에 편도선은 그 모양이 복숭아(桃)를 반으로 잘라 놓은 것(扁)과

흡사하다 하여 편도선(扁桃腺)이라 부른다. 그런데 내가 평생을 바쳐 편도에 관한 연구를 한 결과 편도의 건강과 폐의 건강이 밀접하게 연관되어 있다는 사실, 편도와 폐가 건강해지면 그 하나로 수많은 질병을 이겨낼 수 있다는 사실을 알게 된 것인데, 자타공인 신의(神醫)라 불리는 편작 선생이 이 사실을 어찌 몰랐겠는가? 그는 이미 3천 년 전에 이 사실을 깨닫고 있었던 것이다.

그렇다면 그가 호를 통해서 전하고자 했던 의미는 명료해진다. 바로 '편도선이 건강하면 온몸이 건강해진다'는 '기쁜 소식'을 알리고자 한 것이다. 부언 설명하면 '편(扁)'은 편도선을 나타내고 '작(鵲)'은 까치를 나타내는데 까치는 희소식을 전하는 길조이다. 그렇다면 편도선(扁)과 기쁜 소식(鵲)의 합성어인 편작(扁鵲)은 말 그대로 '편도선에 관한 기쁜 소식을 알린다.' 즉, 편도선이 인체 건강의 열쇠임을 알려주고 있는 것이다. 그리하여 마침내 편작 선생 사후 3천 년이 지난 2013년 NTD(新唐人) TV에서 한의학 강의 프로그램을 찍을 때 타이틀을 '편작료원재편강(扁鵲了願在扁康: 편작 선생의 소원은 편도선의 건강)'이라 붙이게 되었다.

편강탕의 한자명도 변화를 겪게 되었다. 편강탕의 원래 한자 이름은 '扁强湯'이었는데, 글자 그대로 '편도선을 강하게 만들어주는 약'이라는 뜻이다. 그런데 이 한자가 중간에 '便康湯'으로 바뀌게 되었는데, 그 이유는 편강탕을 복용하는 환자들이 이구동성으로 "원장님, 편강탕을 먹으면 마음이 차분해지면서 참 편안합니다"라는 말을 많이 해서 '마음이 편안하면 몸이 건강해진다(心便安而身健康)'라는 뜻에서 '便康湯'으로 바뀌게 된 것이다.

그런데 편작 선생의 호와 소원에 대한 깨달음을 얻고 나니 편강탕의 한자를 다시 바꾸게 된 것이다. 즉 '편도선이 건강하면 몸이 건강해진다'라는 뜻인 '편도건강(扁桃健康)'을 줄여서 '扁康湯'으로 정한 것인데, 아마 이 한자명은 영원히 바뀌지 않을 것이다.

글을 쓰다 보니 누군가 문자학에 해박한 사람이 있어 "편작(扁鵲)을 그렇게 해석하다니 아전인수(我田引水)요" 할지도 모른다는 걱정이 앞선다. 그러나 절대 오해하지 말기를 바란다. 이것은 내가 학자로서 객관적인 학설로 주장하는 것이 아니요, 한의사로서 나의 주관적인 소회를 말하는 것이다.

북경에 알린 편작의 꿈

때마침 중국의 북경에서 2013년 6월 28일 개최된 '세계 9대 알레르기성 질병의 날' 행사에 강사로 초청을 받았다. 나는 이 기회를 살려 편강의학을 중국인들에게 알리고, 아울러 내가 깨달은 편작의 꿈에 대해서도 그들에게 알리기로 결심하고 등소평의 장남 등박방이 세운 장애인 회관 강단에 섰다.

"여러분, 베이징에 오면 기침을 하고 베이징을 떠나면 기침이 멎습니다. 이것을 소위 베이징 기침이라 합니다. 베이징의 기침 소리는 비염의 시작을 알리며, 천식이 다가왔음을 알리는 경고음입니다. 비염 · 천식은 불치의 병으로 알려져 있지만 사실은 매우 잘 고쳐지는 병입니다. 내 목을 지키는 내 몸 최고의 임파선인 편도가 건강해지면 비염 · 천식은 저절로 사라집니다.

고대 중국도 이 사실을 알고 있었다고 생각합니다. 3천 년 전에 편작 선생께서는 편도선 편(扁)에 까치 작(鵲)이라는 아호를 후세에 알려 편도선의 기쁜 소식이 있음을 분명히 하였습니다. 이 비밀을 아무도 알아보지 못하였으나, 저는 편도선을 건강하게 하는 방법을 찾았고, 그 결과로써 수만 명의 비염·천식 완치자를 탄생시켰습니다."

여기까지 이야기했을 때였다. 강의를 듣던 80여 명의 참가자들이 동시에 펜을 들어 필기를 시작하는 것이 아닌가! 마치 누가 "펜 들어!" 하는 구령을 내린 것처럼 동시에 펜을 들어서 일제히 받아 적기 시작하는데 신기한 생각이 들었다. 어쨌든 그렇게 필기를 시작한 참가자들은 이후 강의 시간이 3시간을 넘었지만 화장실 가는 사람 하나 없이 자리를 지켰다.

사실 처음에는 우리와 다른 사회주의 국가이면서 강의를 듣는 사람들도 대부분이 공산당원이어서 어딘지 어색한 기분이 들었는데, 강의가 진행되자 그런 생각은 하나도 들지 않고 오히려 친근한 느낌이 들었다. 그래서 나는 다음과 같이 강의를 마무리했다.

"모택동 주석은 소수의 공산당원을 이끌고 대륙을 평정했고, 등소평 주석은 소액의 자본으로 경제를 발전시켜 오늘날 중국이 G2로 성장하는 원동력이 되었습니다. 오늘 이 자리에 참석한 우리도 5억 명이 고통받고 있는 아토피·비염·천식을 퇴치하는 대장정을 시작합니다. 정치나 경제에는 국경이 있지만, 질병의 치유에는 국경이 없습니다. 편강의 인도주의는 중국과 세계를 향합니다."

그러자 참석자들이 일제히 열렬한 박수를 보내 주었다. 그리고 그들은 나를 중국의 대표 포털인 '바이두(baidu)'에 소개해 주었다. 그런 인연으로 한국 네이버에 서효석을 치면 여러 인물이 등장하지만, 중국의 바이두에 서효석(徐孝錫)을 치면 오로지 내가 혼자 뜨는데, 그야말로 중국 15억 인구 중에 서효석은 오로지 나 혼자 나오는 것이다.

여의도 대첩

2014년 1월 20일 부산에서 아주 처참한 일이 벌어졌다. 아토피에 걸린 딸이 점점 악화되어 부작용이 심각해지자 절망에 빠진 엄마가 그 딸을 죽이고 스스로 목숨을 끊은 사건이 발생한 것이다. 경찰 조사 결과 자살한 어머니의 딸은 3세 때부터 아토피 증상을 보였고, 죽기 5개월 전부터 딸에게 스테로이드제 연고를 다량 발라줬으나, 최근 들어 딸의 증상이 더욱 악화되자 이를 비관해 극단적인 선택을 한 것으로 밝혀졌다.

그러자 국회 보건복지위원회에서 이 문제를 가지고 대안을 모색해 보는 자리를 마련했다. 2014년 4월 11일, 서울 여의도 국회의원회관에서 '아토피 비관 자살 포럼'이 열렸다. 오제세 보건복지위원장이 주최한 이 포럼에는 양방에서 성모병원 피부과 김 교수와 서울대 수의대 강 교수, 그리고 한방에서는 내가 발제자로 나섰고, 생기한의원 박 원장이 참관자로 나왔다.

국회에서 이런 포럼이 열린 것은 최근 아토피 피부염으로 병원을 찾는 환자가 연평균 100만 명을 넘어섰고, 실제 환자 수가 1,000만여 명으로 추정되는 데다, 각종 심각한 증상과 스테로이드 부작용 등으로 비관 자살하는 환자가 늘어나고 있기 때문이다.

그러나 아토피를 바라보는 시각은 양방과 한방 사이에 너무나 현격한 차이가 있었다. 양방 측은 아토피는 서구화된 생활 환경과 식습관, 환경 오염 등의 증가로 인한 면역계의 이상 반응이라고 설명하고, 완치가 가능한 치료제는 아직 개발되지 않았고, 스테로이드가 현재까지 가장 효과적인 치료제라고 주장한다. 언제나 그렇듯 스테로이드의 부작용은 있지만 적당히 사용하면 된다는 것이 양방의 주장이다.

물론 이날은 두 분의 양의가 나와서 한 분은, 아토피 피부염의 치료 효과는 물론 향후 진행 상황을 예측 평가하는 바이오 마커(bio-marker)가 개발될 경우 소염진통 목적으로 가장 많이 쓰이는 스테로이드 및 비(非)스테로이드 계통 약물의 남용을 막으면서 아토피 피부염을 효과적으로 제어할 수 있게 될 것으로 내다봤다. 나머지 한 분은 아토피 피부염에 효과적인 제대혈(탯줄 혈액) 줄기세포 치료제를 개발, 현재 서울성모병원 의료진과 유효성을 검증하는 제2상 임상시험 연구를 진행 중이라고 밝혔다.

좋은 이야기들이고, 다 현실화되어서 환자들에게 희망을 주었으면 좋겠다. 그러나 내 느낌에는 상당히 요원한 일로 들렸고, 무엇보다도 아토피를 바라보는 '현재'의 관점이 답답하게 느껴졌다. 중요한 것은 '지금은 치료가 불가능하지만 앞으로는 치료가 가능할 수도 있다'가 아니라, 바로 지금 '아토피는 치료가 가능하다'라는 사실을 인식하는 것이다.

그래서 내 차례가 되자 나는 단호하게 아토피는 치료할 수 있는 병이라고 포문을 열었다. 아토피는 우리 몸의 독소가 원활하게 배출되지 못해 생기는 병이라 밝히고, 그 원인은 큰 호흡기인 폐 기능 약화로 작은 호흡기인 피부의 털구멍과 땀구멍이 막혀 몸 밖으로 배출해야 할 노독물이 원활하게 빠져나가지 못하면서 가렵고 건조한 증상이 생긴다고 밝혔다. 간단히 말해, 아토피는 피부가 쓰레기를 버리지 못해 생긴 병인 것이다.

그러면 어떻게 치료할 것인가? 호흡기의 중심, 폐를 튼튼하게 하여 털구멍을 열고, 발한을 유도하는 꾸준한 유산소 운동이나 등산, 찜질방 등을 통한 땀빼기로 땀구멍도 활짝 열어 우리 몸에 쌓인 노독물을 뿜어내고 씻어내야만 완치가 가능한 것이다.

나는 이런 주장에 덧붙여 스테로이드에 대해 "일정 기간 증상은 완화될지 몰라도 쓰레기를 배출하고 열을 발산하는 털구멍, 땀구멍을 막아 장기적으로는 치료가 더 어려워질 가능성이 높다"라고 지적했다.

마무리로 내가 치료한 수많은 아토피 완치자 사례를 소개했다. 실제로 편강한의원에서 아토피를 치료한 정승하 군의 어머니 장경신 씨가 참석했는데, "수십 번을 포기했지만, 10년간 앓던 승하의 아토피를 치료했다. 승하처럼 근원을 치료하는 방법으로 아토피를 극복한 사례가 있음을 부산의 어머니도 알았더라면 이런 불상사는 없었을 것"이라며 눈시울을 붉혔다.

그런 증언 앞에 양방이 내세우는 과학적 검증, 분석적 데이터, 객관적 자료… 이 모든 것이 무슨 소용이란 말인가? 4만 명에 이르는 아토피 근치자가 두 눈 시퍼렇게 뜨고 살아 있는데, 더 이상 무엇을 증명하란 말인가? 나는 다시 한번 큰 소리로 강조했다. "아토피를 완치하기 위해서는 스테로이드를 끊어야 합니다. 그리고 땀을 흘려야 합니다!"라고.

평소 같았으면 '아토피는 치료가 된다'라는 주장에 양방이 반론을 제기했을 것이다. 그러나 그날은 내 말을 경청하고 이의 제기 없이 잠잠했다. 상당히 많은 기자들이 취재 경쟁을 벌였는데, 다음날부터 20여 개 언론에 나오는 기사를 보니 내 이야기가 그야말로 대문짝만하게 보도되었다. 국회에서 그것도 수많은 전문가와 의사, 참관인, 기자들 앞에서 할 말을 다 했고, 많은 언론이 보도해 주면서 아토피에 대한 인식을 전환시켰으니, 나는 이를 '여의도 대첩'이라 부른다.

무엇으로 사람들의 아토피에 대한 인식이 바뀌었다는 것을 알 수 있는가? 멀리 갈 것도 없이 포럼이 있은 다음 날 다른 사람도 아닌 포럼의 주최자였던 보건복지위원장 오제세 의원이 손녀딸을 데리고 편강한의원을 찾아왔다는 것이 이에 대한 방증이다. 그야말로 내 말을 믿고 찾아온 것이다. 이후 오 의원의 손녀딸은 아토피가 많이 호전되어 집안은 축제 분위기이다.

나는 포럼의 전말과 이런 사연 전부를 뉴욕 타임스 캠페인에 상세히 실었다. 즉, 아토피는 나을 수 있는 병이며, 스테로이드를 끊고 땀을 흘려야 한다는 내용을 대한민국 국민만이 아닌 전 세계인을 상대로 외친 것이다. 전체 11회 건강 캠페인 중 여섯 번째로 실렸는데, 211쪽에 그 이미지를 실었으니 참고하기 바란다.

그리고 이쯤에서 한 가지 꼭 덧붙여 이야기할 것이 있다. 내가 자꾸 대첩, 대첩이라고 말을 하니 혹시 독자들이 생각할 때 '누구에게 큰 승리를 거뒀단 말인가, 양방을 케이오시켰단 말인가?'라고 오해할 수도 있는데, 내가 말하는 대첩은 그런 의미가 절대 아니다. 내가 승리를 거뒀다는 것은 일반인들의 아토피에 대한 양방적 사고 내지는 편견을 깼다는 뜻이다. 즉, '아토피는 불치병이다'라는 편견을 '아토피도 나을 수 있다'라는 희망의 메시지로 인식의 흐름을 돌렸다는 것이다.

혹여나 말로 시비하기를 좋아하는 사람이 있어서 내가 '대첩'을 인용하는 것을 빌미삼아 '서효석은 양의사나 약사를 적으로 여긴다'라고 호도하지 말기 바란다. 나의 바람은 언제 어디에서든 양방과 한방이 어깨 걸고 협조하여 국민의 건강을 증진시키는 것이다.

다음은 서울신문 아토피 비관 자살 포럼에 대한 보도 기사와 뉴욕 타임스 건강 캠페인 아토피 편이다.

"뽑어야 낫는다"… 편강한의원 서효석 원장, 아토피포럼서 해법 발표
치료 경험한 환자들과 치료 사례 전파 필요성 공감해

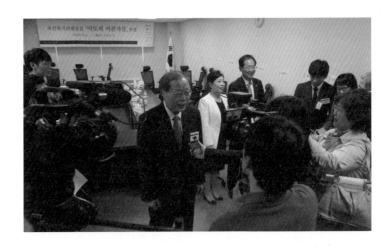

편강한의원 서효석 원장은 지난 4월 11일 사단법인 아토피협회와 오제세 보건복지위원장의 주최로 국회의원회관 제3간담회실에서 열린 〈국회 보건복지

위원회 아토피 비관 자살 관련 포럼)에 참석해 '아토피 치료 해법'에 대해 발표했다. 이번 포럼은 지난 1월, 아토피에 걸린 딸을 살해하고 스스로 목숨을 끊은 '부산 모녀 사건'을 계기로 관련 부처와 의료계, 학계 등의 전문가들이 아토피 치료법을 함께 모색하고자 마련됐다. 포럼을 주최한 오제세 보건복지위원장은 "현명한 전문가들이 지혜를 모으면 아토피 환경을 바꾸는 변화가 가능하다. 이번 아토피 포럼이 긍정적인 아토피 치료 환경을 조성하는 하나의 대안이 되기를 바란다"며 축사를 통해 포럼의 개최 배경을 설명했다.

주제 발제에는 '아토피 피부염 대책, 그 해법은 무엇인가?'를 주제로 편강한의원 서효석 원장을 비롯하여 성모병원 피부과 김태윤 교수와 서울대 수의대학 강경선 교수가 각각 발제자로 나섰다. 세 번째 발제자로 나선 서효석 원장은 "아토피는 피부가 쓰레기를 버리지 못해 생긴 병이다. 털구멍과 땀구멍이 막혀 피부 밑에 노폐물이 쌓이면 피부가 가렵고 건조해진다"라며 아토피 원인을 설명했다. 이어 "털구멍과 땀구멍을 활짝 열면 오랫동안 갇혀있던 아토피 쓰레기가 시원스럽게 나온다"며 아토피 환자 5만여 명을 치료한 경험에서 얻은 '아토피 치료 해법'을 밝혔다. 편강한의원 서효석 원장의 환우인 정승하 군의 어머니 장경신 씨는 토론에서 "수십 번을 포기했지만, 10년간 앓던 승하의 아토피를 치료했다. 승하처럼 근원을 치료하는 방법으로 아토피를 극복한 사례가 있음을 부산의 어머니도 알았다면 상황은 달라졌을 것"이라며 안타까움을 전했다. 서 원장은 "편강한의원이 제제한 약을 복용한 반려견(부산 호영, 호동)의 아토피가 치료된 사례도 있다. 이러한 사례들이 더 알려져야 한다"라고 말했다. 편강한의원은 과학적 근거 확보를 위해 건국대 수의학과와 함께 스테로이드 중독 견의 해독에 관해 공동 연구 중에 있다.

– 서울신문 뉴스팀 seoulen@seoul.co.kr

"스테로이드 아웃!"

(중략)

아토피가 죽고 싶을 정도로 괴로운 질병이기는 하지만 아토피 때문에 죽는 사람은 없다. 그러나 반복적인 스테로이드제 사용을 통한 부작용은 죽을병도 아닌 아토피 환자에게 스스로 죽음을 선택하게 한다.

지금까지 어떤 보도도 아토피 환자가 스테로이드를 끊어야만 완치가 된다는 기사는 없었다. 땀을 흠뻑 흘려야만 한다는 보도도 없었다. 서 원장은 "역사상 처음 열리는 이 귀중한 포럼에서 나는 오늘 스테로이드를 끊어야 하는 이유와 땀을 흘려야 하는 이유를 충분히 설명했으며, 이 사실은 반드시 전 세계 아토피 환자들에게 알려져야 한다"라고 당부했다.

스테로이드는 올림픽에서도 쫓겨났다. 아무리 고귀한 메달을 땄어도 스테로이드 복용 사실이 들통나면 메달은 여지없이 취소되고, 선수 생명은 끝이 난다. 올림픽에서 쫓겨난 스테로이드가 왜 의학계에서는 아직도 최고의 왕자로 군림하고 있는가? 진정한 아토피 치료는 부당한 플레이로 눈속임하는 스테로이드를 퇴출시키는 데서 시작된다.

서효석 원장은 "지금 전 세계 10억 명이 스테로이드를 쓰고 있다면, 그 양을 최소화하여 천만 명 이하로 줄여야만 한다"며, 이것이 자신의 사명이라고 밝혔다. 동양인이나 서양인이나 사람의 생명은 모두 소중하다. 이것이 한국의 건강 베스트셀러 〈편강 100세 길을 찾다〉를 전 세계적으로 출간하고, 뉴욕타임스 지면을 빌어 서 원장의 지론을 널리 알리는 유일한 이유이다.

— 뉴욕 타임즈 "Steroids OUT!" 발췌

The lungs and the heart are a single entity.

The answer of your "New Life" is in this book.

"Steroids OUT!"

A Korean Medicine Doctor Banning Chemical Medicine

Free from Chemical Medicine

The Real Cause Behind Atopic Dermatitis You Did Not Know

Dr. [name] at a live news talk with reporters after steps breaks. ⊡ Seoul, Korea 2014.

Using Steroids as The Most Advanced Treatment vs. Quitting Steroids to Begin Complete Cure

Wastes Inside The Body, Spurt to Heel

People Who Have Completely Healed from Atopic Dermatitis with The Lung Cleansing Method

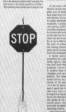

STOP

The Key to Treating Atopic Dermatitis is in The Lungs

For further information, please contact us.

011-800-7070-7777
011-800-7171-7777

82-10-2724-2222
82-10-3005-9999

Edith. Hd. 518-7777

일곱째,
멀리 보라!

우리나라의 성공한 사람들에 대한 뉴스를 보다보면 특이한 점을 발견하게 된다. 정부나 대기업 등의 고위직에 대한 인사가 있을 때 어김없이 등장하는 것이 '최연소'라는 타이틀이다.

최연소 국회의원 당선자, 최연소 사법시험 합격자, 최연소 경찰서장, 최연소 장군 진급자 등등 이른 나이에 높은 자리에 올라간 것을 대단한 일로 치는 것이다.

오죽하면 땅콩 회항으로 유명한 한 항공사의 딸을 언급할 때마다 '우리나라 최연소 대기업 임원'이라는 수식어가 따라붙는다. 나이 서른에 거대 기업 전무가 되었으니 왜 아니 그러하겠는가마는 사실 이는 아무런 의미도 없는 평가이다. 본인의 능력과 상관없이 재벌 집안에서 태어나다 보니 그리

된 것인데, 최연소를 선망하는 우리의 잘못된 문화가 그런 사람조차도 최연소라고 띄워 올리는 것이다.

이처럼 우리 문화에서 젊은 나이의 성공은 대단한 일로 치부되는데, 그러다 보니 나이가 들어서도 그런 자리에 오르지 못하는 사람들은 상대적으로 무능하고 실패자인 것 같은 느낌마저 든다.

대학을 졸업하고도 한참이나 살아야 인생의 성패가 결정되는 법이건만, 수능 성적이 안 좋다고 자살을 하는 고교생이 있는가 하면, 실업 상태가 길어져 부모님께 죄송하다고 세상을 등지는 젊은이도 있다. 그리고 아직 한참 나이인데도 생활고를 비관해 어린 자식들과 동반 자살하는 부모들도 있다. 모두 속을 들여다보면 '오죽하면 그랬으랴' 하는 사연이 있겠지만, 우리는 너무 조급증에 빠져 있다.

나를 계발하는 데도 정말 조급하다. '30일 만에 영어 정복하기'는 그래도 점잖은 편이다. '5초 안에 상대를 사로잡는 각인의 기술'이 있는가 하면, 심지어 '1초 만에 재무제표 읽는 법'이라는 책도 있다.

물론 남보다 빠른 것을 탓할 수는 없다. 그러나 남보다 빠르게 가기 위해 무리를 하고, 일찌감치 실패했다고 좌절하고, 자신의 일이나 기회가 무르익기를 기다릴 줄 모르는 '빨리빨리' 문화는 큰 문제다.

춘추 전국 시대에 19년 동안 전국을 유리걸식하다가 나중에 패자(覇者)가 된 진(秦)나라 문공(文公)은 나이 62세에 왕이 되었고, 켄터키 프라이드 치킨으로 유명한 미국의 커널 샌더스(Colonel Sanders)는 최초의 치킨집 계약을 성사시킨 것이 65세의 일이다. 골다 메이어(Golda Meir)가 이스라엘 수상이 된 것은 71세였으며, 벤자민 프랭클린(Benjamin Franklin)이 미합중국의 초안을 만든 것은 81세 때의 일이다. 이외에도 나이가 들어 세상에 이름을 알린 사람은 수도 없이 많다.

중요한 것은 '언제'가 아니라 '무엇'을 했느냐다. 나는 결코 일찍 성공했다고 내세울 사람이 못 된다. 50이 넘어서 뜨기 시작했기 때문이다.

그러나 결코 늦었다고 생각하지는 않는다. 오히려 늦었기에 준비한 것이 많고, 넘어져도 일어나 새롭게 시작하는 법을 배웠으며, 앞으로도 인류의 삶의 질을 높이기 위해 하고 싶고, 해야 할 일이 무궁무진하기 때문이다.

남의 성공 시계에 구애받지 말고, 자신이 좋아하는 일을 찾아 뚜벅뚜벅 걸어가라. 그러면 성공과 행복은 저절로 따라올 것이다.

진한 피땀이 아니고서 이뤄지는 일이 어디 있으랴!
늦더라도 긴 안목으로 자신이 좋아하는 일을 성실히 행하라
성공과 행복은 저절로 따라올 것이다

외교 사절들을 사로잡다

2014년 7월 18일 나는 서초동의 편강한의원 본점 맞은편에 있는 외교 센터 강연장에 섰다. 편강의학의 원리에 대한 강의를 하기 위해서인데, 이 날의 수강생들은 일반인이 아닌 우리나라에 와 있는 주한 외교 사절들과 외신 기자들이었다. 참석자는 모두 36명이었는데, 나는 여기에서 이미 마음속으로 준비하고 있던 '합성약(藥)으로부터의 해방(Free from chemical medicine)'을 여러 번 강조했다. 이 말은 국내에서 건강 서적으로는 드물게 3만 부 이상 팔린 베스트셀러 〈편강 100세 길을 찾다〉의 영문판 제목이기도 한데, 세상을 향해 외치는 나의 목소리이기도 하다.

그런데 나는 이날 이러한 나의 주장에 대해 외교 사절들이 뜨겁게 반응하는 것을 보고 또 하나의 중대한 결심을 하게 된다. 즉, 이제는 국외에도 분명하게 편강에 대한 홍보를 해야 할 때라는 것을 알고, 일단 미국에서 가장 신뢰도 있는 매체에 건강 캠페인을 해야겠다고 결심한 것이다.

이런 결심이 실혈된 것은 다소 뒤의 일이고, 어쨌든 이날 참석자들을 대표한 두산 벨라(Dusan Bella) 주한 슬로바키아 대사로부터 감사패도 받았다. 사실 벨라 대사와는 평소에 막역한 사이였다. 특히, 그의 부인 유지니아 베로바(Eugenia Bellova) 여사는 현역 양의사인데, 5년간 한국에 머물면서 한방 의사들을 죄다 만났을 정도로 한방에 큰 애정을 보인 사람이다.

내가 한방의 세계화 사업 일환으로 시행하는 백세건강 프로젝트 실현 국가로 인구 500만 명의 슬로바키아를 지목한 것도 이런 인연 때문이다. 벨라 대사는 최근 임기를 마치고 귀국해 외교부 경제 부문 총괄이라는 요직에 있다. 머잖아 그가 장관이 되고 장차 총리가 될 가능성이 높다고 본다. 그 날이 오면 슬로바키아 백세건강 프로젝트는 현실화되고 국민들의 의료비 부담도 절반으로 줄어들 것으로 기대한다.

그리고 최근에 두산 벨라 대사로부터 한 통의 편지를 받았다. 최선을 다해 편강의 치료 원리를 자국에 소개하고 싶다는 부인의 뜻과 함께 동료 외교관의 딸이 독일에서 의사로 활동하고 있는데, 아토피가 심해 한국에서 치료를 희망한다는 사연을 담아 보낸 것이다.

같은 해 11월 14일 나는 다시 외교센터 강연장에 섰다. 지난번 1차 외교 사절 강연의 반응이 너무 좋아서 거기에 참석하지 못했던 외교 사절들이 다시 한번 앵콜 특강을 요청해 온 것이다. 이번에는 1차 강연 때와는 달리 총 참석 인원은 18명이었지만, 나는 이 두 번의 외교 사절 특강을 진행하면서 한방의 세계화에 대한 자신감을 더욱 확고히 하게 되었다.

퓰리처(Pulitzer) 이야기

자유롭게 숨 쉬고자 하는 그대의

지치고 힘든 영혼이여 나에게 오라

해안에 나뒹구는 가련한 영혼들

폭풍우에 시달려 갈 곳 없는 이들은 나에게로 오라

내가 황금의 문 옆에서 횃불을 들리라!

이 멋진 시는 누가 지은 것이며 어디에 새겨진 것일까?

1997년 최대 흥행작인 제임스 카메론 감독의 영화 '타이타닉'의 엔딩 부분을 보면 연인을 잃고 살아남은 로즈(케이트 윈슬렛 분)가 부슬거리는 빗속에 배를 타고 뉴욕 항에 들어서는 장면이 나온다. 이때 로즈의 뒤로 거대하게 스쳐 지나가는 자유의 여신상! 바로 자신을 구하고 대서양에서 죽어간 도슨(레오나르도 디카프리오 분)이 그렇게도 그리던 목적지 – '뉴욕'의 상징이다.

이처럼 '뉴욕' 하면 떠오르는 것이 바로 자유의 여신상인데, 사실은 이 동상이 자칫 다른 도시에 세워질 수도 있었다. 다 알다시피 자유의 여신상은 프랑스가 미국 독립 100주년을 기념하여 선물한 것이다. 문제는 그 크기가 어마어마해 설치 비용이 엄청나게 들어간다는 것이었고, 당시 뉴욕은 이 돈을 감당할 만한 재정이 부족했다. 그래서 배로 보내온 이 조각상을 항구에 그대로 방치해 두자 다른 도시에서 자기들한테 달라고 앞다투어 요청해왔다. 이렇게 자칫하면 자유의 여신상이 다른 도시로 갈 운명에 처했을 때 발 벗고 나선 이가 당시 '뉴욕 월드'라는 신문을 발행하던 조지프 퓰리처다. 퓰리처는 '우리의 힘으로 이 동상을 세우자'라는 캠페인을 벌여 12만천여 명에 이르는 기부자들로부터 건립 기금을 마련, 마침내 동상이 지금의 자리에 세워지게 된 것이며, 앞에서 읽은 시는 자유의 여신상 명판에 새겨진 엠마 라자루스(Emma Lazarus)의 유명한 시 '뉴 콜로서스(The New Colossus, 新巨人像, 새로운 거상)'의 마지막 부분이다.

자유의 여신상 이야기를 하는 것은 2014년 10월 6일 첫 회를 시작으로 11회나 뉴욕 타임스에 게재했던 건강 캠페인 이야기를 하려니까 당시의 감회가 새로워서이다. 주변에서 무모하다고 할 정도로 큰맘 먹고 게재했던 건강 캠페인 이야기를 하려니까 뉴욕 타임스에 대한 이야기를 안 할 수 없고, 뉴욕 타임스 이야기를 하려다 보니 퓰리처 생각이 났고, 퓰리처를 생각하다 보니 자유의 여신상 생각이 나서 그렇게 된 것이다.

뉴욕 타임스는 '언론의 노벨상'이라 불리는 퓰리처상을 100회 이상 받았는데, 1917년 이 상을 제정한 사람이 바로 자유의 여신상 건립 기금을 모금했던 그 퓰리처다. 퓰리처상은 매년 공공 서비스, 탐사 보도, 해설, 속보, 사진 등 14개 언론 부문에서 탁월한(distinguished) 보도를 수상작으로 결정한다. 이 중 공공 서비스 부문만 언론사를 수상자로 선정해 금메달을 수여하고, 다른 13개 부문은 기자 개인에게 상금 1만 달러를 제공한다.

뉴욕 타임스의 대표적인 퓰리처상 수상 기사는 '통킹만 사건 내막' 보도이다. 통킹만 사건은 미 국방성이 베트남에 대한 군사적 공격을 정당화하기 위해 '베트남 함정으로부터 미 해군 구축함이 어뢰 공격을 받았다'라고 조작한 사건으로, 뉴욕 타임스는 이 기사로 1971년 퓰리처상을 받게 된다.

이 책의 제4부 '미국에 광고를 하다'에서도 말했듯 계산이 빠른 사람들은 광고를 비용으로만 간주해 자신들의 계산법에 맞지 않을 때 "원장님, 그런 광고를 하면 비용 회수율이 높지 않을 텐데요?"라고 걱정스런 충고를 한다. 물론 나도 광고를 상품 판매의 수단으로 활용한다. 그러나 때로는 편강 의학의 진실을 알리는 그 자체에 더 주안점을 두고, 조금 더 나아가면 내가 하는 캠페인으로 그걸 보는 사람들이 얻을 희망과 평화를 생각한다.

외교 사절 초청 강연의 뜨거운 반응을 보면서 '아, 이제는 정말 전 세계에 편강의 신념을 본격적으로 전파해야 할 시기가 왔구나!' 하는 걸 직감적으로 느꼈는데, 그렇게 판단하니 비로소 국내가 아닌 외국에서의 본격적인 건강 캠페인을 생각하게 되었다. 그렇다면 시장 공략도 미국 시장을 출발점으로 잡았으니 일단 미국 언론에 캠페인을 해야 할 것이요, 그 언론사는 미국을 대표하기도 하지만 무엇보다 세계적인 신뢰도, 즉 기사의 사실성에 신뢰가 있는 언론사여야 했다. 진지하게 검토한 끝에 결정한 것이 바로 뉴욕 타임스였다. 뉴욕 타임스는 기사나 광고의 사실 확인(Fact Checking)을 모토로 하는 신문사이다.

신문사가 결정되고 나자 언제나처럼 일사천리로 준비에 박차를 가했다. 그러자 앞에서도 이야기했지만 뉴욕 타임스 캠페인에 대해 '아직 시기상조다', '무모하다', '비용 낭비다' 등등 우려하는 목소리들이 들려왔다. 그러나 나는 크게 개의치 않았다. 왜냐하면 나는 홍보를 기업의 이윤 추구 목적으로만 보지 않기 때문이다.

이심료병(以心療病)

사실 최소의 투자로 최대의 이윤을 꾀하는 자본주의 경제논리로만 보면 당연히 이런 캠페인을 좀 무모하다고 생각할 수도 있을 것이다. 그러나 내가 평생을 두고 펼쳐온 편강의학의 철학적 사명을 자본주의 논리로만 보는 것은 상당히 편협한 생각이다. 편강의학의 첫째 사명은 이익에 상관없이 모든 아픈 사람을 살리는 것이다. 한의사로서의 나 개인에게 경제적 이익이 없다 하더라도 만일 그 건강 캠페인을 보고 아픈 사람들이 희망을 얻어

'죽음의 길'에서 '삶의 길'로 나아간다면 의학적 측면에서 그 생산성은 상상을 초월하는 것이다. 내가 의도하는 가장 중요한 점은 미국 내에 있는 천만 명의 COPD 환자와 폐섬유화 환자들에게 이 캠페인을 통해 치유의 희망을 전하고자 한 것이다.

질병이 낫지 않는 원인은 여러 가지가 있지만, 무엇보다 마음이 가장 중요하다. 아무리 좋은 약과 좋은 의술이 있어도 마음에서 먼저 '불치병'이라고 단정지어 버리면 완치에 대한 희망과 가능성은 없어진다. 그러나 자신의 병에 대해 그 원인을 정확히 알고, 또 그 낫는 길을 정확히 알게 된다면, 그 순간부터 병은 이미 극복되기 시작한다. 이것이 편강의학이 추구하는 궁극의 목표인 '이심료병(以心療病)' 즉 '마음으로 병을 치유한다'는 것인데, 이는 곧 한의학의 최고 경지이기도 하다.

나는 뉴욕 타임스 건강 캠페인을 통해 미국인들에게 바로 이 '이심료병'을 베풀고자 한 것이다. 예측컨대 천만 명의 환자 가운데 40%만 이러한 효과를 본다면, 400만의 불치병 환자에게 새로운 삶을 제공하는 것과 같다. 그렇기 때문에 독자 여러분들에게 바라는 것도 자본주의 경제 논리로만 편강의 광고를 보는 우를 범하지 말고, 모쪼록 불치병에 대한 치유 가능성을 세상에 제대로 알림으로써 희망을 전하고자 하는 나의 진심을 헤아려 달라는 것이다.

그리고 이러한 이심료병을 실천하는 나의 발걸음은 뉴욕 타임스 캠페인이 끝이 아니라 오히려 시작이다. 지금 인류가 COPD와 폐섬유화 등을 불치병으로 인식하고 고통받는 것은, 마치 저 먼 옛날 사악한 폭군이 있어 우매한 백성들을 환난과 핍박 속으로 몰아넣어 피를 말리다가 마침내는 죽음의 길로 내모는 것과 다를 바 없다. 이 사악한 폭군을 처단함으로써 사람들을 고통의 수렁에서 구해내고자 한다면 누군가는 나서야 한다. 남들이 반대하는 뉴욕 타임스 캠페인을 결행하는 나의 심정은 바로 이 폭군을 처없애기 위해 장검을 비껴들고 먼 길을 떠나는 검객의 그 마음과 꼭 같이 비장한 것이었다.

그래서 지금도 뉴욕 타임스 캠페인을 생각하면 자유의 여신상 받침대에 새겨진 엠마 라자루스의 시가 생각나는 것이다. 물론 일부를 살짝 바꾸어서 말이다.

자유롭게 숨 쉬고자 하는 그대의

지치고 힘든 영혼이여 나에게 오라

거리에 나뒹구는 가련한 영혼들

불치병에 시달려 갈 곳 없는 이들은 나에게로 오라

내가 편강의 이름으로 횃불을 들리라!

드디어 뉴욕 타임스(NYT)에 건강 캠페인

뉴욕 타임스에 건강 캠페인을 하기로 결정되자 NYT에서 상당히 신중한 자세로 나왔다. 즉, 어떤 카피가 들어갔을 때 그것을 쓰는 것은 나의 책임이지만, 그것을 싣는 것은 NYT이기 때문에 그 캠페인 자체의 진실성에 대해

NYT에 책임이 있다는 것이다. 고로 충분한 시간을 가지고 검토할 수 있도록 시안 전체를 한 달 전에 제출하라는 것이었다. 다른 사람들은 이런 점을 귀찮게 생각할지도 모르지만, 나는 오히려 반가웠다. 이런 진실성이야말로 내가 바라는 바이기 때문이다.

그리고 실제로 이들은 시안을 꼼꼼히 살폈다. 본문 중에 보면 COPD와 폐섬유화에 대한 부분에서 'not incurable(불치병이 아니다)'라는 말이 나오는데, 이 부분을 'treatable(다스릴 수 있는 병이다)'로 바꾸는 것이 합당하겠다고 고칠 것을 요구해 온 것이다. 아토피·비염·천식 같은 경우는 불치병이 아니라는 주장을 수용했지만, COPD와 폐섬유화에 대해서는 아직 '불치병이 아니다'라고 단정하기에는 이르다는 것이다.

나는 그 의견을 전격 수용했다. 나 자신도 국내에서 아토피·비염·천식에 대해서는 '완치자'라는 말을 쓰지만, COPD와 폐섬유화에 대해서는 '완치'란 말을 사용하기가 조심스러울 정도로 환자의 3분의 1만이 5년 생존율을 보이는 무서운 질환인 만큼 '생존율'로 백분율을 내고 있기 때문이다. 3만 2천여 명의 '치료자'를 바탕으로 통계를 내보니 대략 폐 기능 강화요법을 실천하면 70대 이하에서는 87% 이상, 80대에서도 80% 이상의 생존율을 예상할 수 있고, 90대에서도 75% 이상의 생존율을 예상할 수 있었다.

어떤 분들은 흔히 'NYT고 어디고 간에 돈만 내면 다 내주는 거 아냐?'라고 생각할지 모르지만 그렇지가 않다. NYT에서 편강의 캠페인을 열한 번이나 집행해 주었다는 것은 그 내용 자체를 인정한다는 의미가 있기 때문에 더욱 중요한 것이다.

그렇게 해서 2014년 10월 6일 드디어 첫 건강 캠페인이 게재되었는데,

그 사진과 문안 전체를 아래에 싣는다. 나머지 카피도 다 실으면 좋겠지만, 아토피·비염·천식·COPD·폐섬유화·편강도원에 대한 캠페인은 비슷한 내용으로 국내 일간지에도 실렸으므로 생략한다.

다음은 뉴욕 타임스 첫 번째 건강 캠페인 '활인의술' 편이다.

활인의술 - 합성약으로부터의 해방

사람이 살다가 병이 나면 약을 찾는다. 이때 환자는 두 가지를 바란다. 첫째, 약효가 확실할 것. 둘째, 약효가 빠를 것. 그 결과로써 탄생한 약들을 먹으면 마술처럼 혈압과 혈당이 뚝뚝 떨어지고, 천식 발작도 바로 멎는다. 그런데 이런 약들은 일단 복용을 시작하면 평생 먹어야 한다. 마술처럼 신기해서 먹기 시작했는데, 역으로 죽을 때까지 그 마술의 노예가 되기 일쑤다.

자유롭게 살기 위해 우리는 활인(活人)의술을 찾아야 한다. 활인의술은 내 생활을 약에 매어놓지 않고 면역력을 키워 내 몸이 스스로 치유하도록 돕는 진정한 의술이다.

활인의술의 근본은 폐 건강이다. 일단 폐가 건강해지면 다음으로 편도선이 튼튼해지고 면역력이 살아난다. 튼튼한 편도선은 두 달이 지나면 감기를 예방하고, 석 달째는 비염을 치료하며, 넉 달째는 천식의 뿌리를 뽑는다.

이렇듯 폐와 편도선의 건강을 통해 4개월 만에 큰 변화가 가능해진다. 게다가 폐가 건강해지면 피부 호흡까지 좋아져 아토피를 치료할 수 있다. 폐는 큰 호흡기, 피부는 그와 연결된 작은 호흡기이기 때문이다.

비염·천식·아토피가 사라졌으면 폐·편도선·면역력이 함께 강해진 것이다. 이것이 장수의 첫걸음이다. 왜냐하면 인간의 노화와 죽음 사이에 반드시 폐의 약화와 폐 세포 감소라는 단계가 있기 때문이다.

이 단계는 세 가지 병으로 나타난다. 폐에 구멍이 생기는 폐기종, 폐 세포가 굳어가는 폐섬유화, 폐에 가래가 들어차는 기관지 확장증이 그것이다. 과거에는 이 병들이 알려지지 않아 모르는 채 죽어갔지만, 지금은 MRI나 CT를 통해 알게 되어도 결국 치료를 못해서 죽어간다.

그러나 이제 우리는 폐가 약해지거나 폐 세포가 감소하지 않는 방법, 즉 폐를 강화하는 활인의술을 찾아냈다. 저승사자와도 같은 세 가지 폐 질환을 막아 추가 생명 30년을 맞이하는 시대가 열리는 것이다. 이렇게 건강한 폐와 편도선을 통해 이루어지는 무병장수의 시대를 선포하고자 한다.

폐와 편도의 건강을 이룬 사람을 '편강인(扁康人)'이라 부르고, 그런 편강인들이 모여 사는 곳을 '편강도원(扁康桃園)'이라 부르는 게 어떨까. 폐와 편도의 건강으로 새 생명이 생기니, 두보 선생의 '인생칠십고래희(人生七十古來稀)'는 마땅히 '인인백세불시몽(人人百歲不是夢)'으로 바뀌어야 하겠다.

고희연(古稀宴)을 100수연(百壽宴)으로 대체하는 '편강도원 시대'를 활인의술을 통해 다 함께 맞이하자.

NYT 캠페인, 그 뒷이야기

뉴욕 타임스에 캠페인이 진행되고 있던 2014년 10월 10~13일 나흘간 나는 다시 뉴욕을 방문했다. 이번에는 뉴욕 플러싱의 코로나 파크에서 열린 제32회 미국 동부 추석 대잔치에 참가하고 다른 행사까지 치르러 간 것이다. 행사에 관한 이야기는 뒤에 하기로 하고, 여기에서는 뉴욕 타임스 본사 방문기만 이야기하겠다. 뉴욕 타임스를 방문하게 된 것은 그들이 먼저 감사 인사로 나를 초청해서 이루어졌다.

뉴욕 타임스 본사를 방문하자 트립 웨버 부장과 미카엘 캐롤 이사가 반갑게 맞아주고 일일이 안내를 해 주었다. 전 세계의 뉴스를 다루는 취재 기자와 편집 기자, 직원들이 근무하는 뉴스룸을 견학했는데, 한 층에 600명씩 총 1,200명이 근무하고 있었다. 그러나 엄청 소란스러울 거라고 여겼던 예상과는 달리 사무실이 너무 조용해서 의외였다. 그리고 각국 정상들이 뉴욕 타임스를 방문했을 때 기념 서명을 하는 방과 그들이 작성한 방명록도 열람했다. 특이한 것은 우리나라 정상의 서명은 없었다는 것이며, 문득 '내가 한국인로서는 이 방에 최초로 방문하는 것이 아닌가' 하는 생각도 들었다.

그리고 뉴욕 타임스는 매호 NYT의 정신이라 할 수 있는 '인쇄에 적합한 뉴스는 모두 게재한다(All The News That's Fit To Print)'라는 문구를 1면에 찍는데, 바로 1면 톱뉴스를 결정하는 회의실도 구경했다. 12명의 편집위원들이 모여 그날그날의 1면 톱뉴스를 결정했는데, 그런 방을 둘러보는 감회는 상당히 특별했다. 그 이유는 전 세계의 톱뉴스가 결정되는 장소라는 점과, 언감생심이지만 언젠가는 편강의 활약상이 뉴욕 타임스 1면을 장식하는 날이 오지 않을까 하는 즐거운 상상을 했기 때문이다.

본사 견학을 마치고 두 담당자와 식사를 하는 자리에서 미카엘 이사가 내게 물었다.

"당신이 미래를 내다보고 건강 캠페인을 하는 기본 취지는 이해하지만, 그렇다 해도 아직은 우리 신문에 홍보하는 것이 비용 효율 면에서 상당한 리스크가 있을 텐데, 어떻게 이런 캠페인을 하게 되었는가?"

나는 진지하게 답변했다.

"당신들도 알다시피 광고에는 상업광고와 공익광고 두 가지가 있다. 물론 나도 비즈니스를 하는 사람이지만, 이번 건강 캠페인은 어떻게 보면 공익광고로서의 성격이 더 짙다. 지금 미국 국민 3억 명 중에 3%에 해당하는 약

1,000만 명이 COPD를 앓고 있는데, 이들은 이 병을 불치병으로 알고 죽을 날만 기다리고 있다. 이런 삶은 그야말로 절망과 고통의 연속인데, COPD 는 절대 불치병이 아니다. 한방으로 얼마든지 다스릴 수 있다. 이 사실만 알아도 환자들은 큰 희망을 안고 살 수 있으며, 희망이 생기면 병은 좋아진 다. 바로 이것이 이심료병(以心療病)이라고 하는 편강의학의 중심 철학이다.

나는 이 캠페인을 보고, 그들 중 최대 400만 정도가 희망을 갖기를 바란 다. 할 수만 있다면 뉴욕 타임스에서 현존하는 미국 전 COPD 환자의 현황 을 파악해 두었다가 이 건강 캠페인이 나간 뒤 5년 후에 그들의 생존율을 추적 조사해 주기 바란다. 상당히 놀라운 결과가 나올 것이다. 그리고 설령 그런 조사까지는 못한다 하더라도 그런 환자들 중 어떤 COPD 환자 노인 한 분이 세월이 흐른 뒤 어느 날 허드슨 강변에 산책을 나왔다가 발갛게 지 는 노을을 바라보면서 '아 그때 뉴욕 타임스의 활인의술 캠페인을 보고 희 망을 가져서 이날까지 감사하게 잘 살았다'라고 회상한다면, 그것으로 나는 이 캠페인이 사명을 다했다고 여기겠다. 전혀 비용은 아깝지 않다."

그랬더니 나를 물끄러미 바라보던 미카엘이 조용히 한마디 했다.

"당신은 정말 좋은 한국인이요!(You are a good Korean!)"

그러고 나서 그는 "앞으로 뉴욕 타임스는 편강한의원과 함께할 것"이라 고 말했다. 그 당시 나는 이 말의 뜻을 이해하지 못했는데, 공교롭게도 내 캠페인이 집행되는 와중에 전혀 뜻밖의 소식이 들려오기 시작했다.

뉴욕 타임스는 이전부터 한일 문제에 관해 종종 일본에 비판적인 입장을 견지하고 있었는데, 우리의 첫 캠페인이 나간 뒤 10월 29일 아시아판 1면 에 다시 한번 비판의 칼날을 세운 것이다. 일본의 사루후쓰와 군마현 마을 사람들이 조선인 강제 징용 피해자 유골을 수십구 발견하여 추모비 건립을 추진하였으나, 극우 세력의 협박으로 좌절된 사례를 폭로하며 '전쟁의 죄를 잊으라는 일본의 압력(Pressure in Japan to Forget Sins of War)'이라는 장문의 기사를 게재한 것이다. 우연의 일치일지 모르지만, 나는 뉴욕 타임스가 가혹한 노동 끝에 사망한 강제 징용 피해자의 억울한 영혼을 위로해 주었으니 원래 9회로 예약된 캠페인을 10회로 늘리는 것으로 인사를 대신했다.

또한, 뉴욕 타임스 11월 16일 자에서는 미국 연방 하원의 일본군 위안부 결의안 채택에 큰 역할을 했던 민디 코틀러 아시아폴리시포인트(APP) 소장의 칼럼을 실어 아베 신조 총리가 주도하는 일본의 역사 왜곡 행태를 통렬히 비판하기도 했다.

코틀러 소장은 '진실에 대한 일본의 전쟁과 위안부'라는 글을 통해 심화되는 일본 정부와 민간의 역사 왜곡 행태를 미국 독자들에게 설명한 뒤 "강간과 인신매매는 국제적인 문제다. 우리가 문제를 줄이려면 아베의 역사 부정을 그대로 두어서는 안 된다. 유엔안전보장이사회 이사국들은 반대의 목소리를 명확하게 밝혀야 한다"라고 강조했다. 이어 당시 버락 오바마 행정부에 대해 "미국은 동맹국인 일본에 인권과 여성의 권리가 미국 외교 정책의 양대 기둥이라는 점을 주지시킬 필요가 있다"라며, "그렇게 하지 않는다면 일본의 역사 부정을 묵인하는 동시에 성폭력을 포함한 전쟁 범죄를 종식시키려는 국제적인 노력을 훼손하게 될 것"이라고 경고했다.

연이어 12월 6일 미국 하원의 외교사령탑이라 할 수 있는 에드 로이스 미 하원 외교위원장이 연합뉴스와의 인터뷰에서 "독도 표기가 옳다"라는 공개 지지 선언을 하기도 했다. 중간 선거를 통해 12선에 오른 공화당 에드 로이스 하원의원은 독도는 '다케시마'라는 일본의 주장을 일축하고, "역사적으로 볼 때 '독도(Dokdo)'로 표기하는 게 맞다. 일본군 위안부는 성 노예였고, 일본 제국주의 군대에 의해 학대당했다. 역사를 인정하지 않는데 대해서는 변명의 여지가 없다"라며 한일 관계를 얼어붙게 한 일본군 위안부 문제에서도 일본의 태도 변화를 촉구했다. 에드 로이스 미 하원 외교위원장 인터뷰 이후 편강한의원은 주말 캠페인을 한 번 더 추가함으로써 고마움을 대신했다.

편강의 NYT 캠페인이 원래 9회로 계획되어 있었으나, 이처럼 NYT가 한국의 입장을 이해하고 일본을 준엄히 꾸짖어 준 데 대한 고마움의 표시로 2회를 추가하여 총 11회에 걸쳐 진행되었다.

그리고 NYT 캠페인이 계속 이어지면서 미국 내의 다른 언론에 대한 파급효과도 상당히 컸다. 내가 한 NYT 캠페인 자체가 뉴스가 된 것인데, 대부분 언론사에 보도 자료를 보내면, 보내는 사람은 절실하지만 받아 보는 언론사는 그리 소중하게 여기지 않는다. 그러나 '합성약 탈출(Free from Chemical Medicine)'이라는 카피와 특히 '스테로이드 아웃!(Steroid Out!)'이라는 구호는 엄청난 반향을 불러일으켜 미국 전역의 311개 중소 언론에서 기사로 취급했고, 그중 인터넷 신문인 보스톤닷컴(Boston.com) 의 편강 기사 조회 수는 57만, 특히 CNBC의 경우는 무려 104만 클릭을 기록했고, 미 전역은 2,000만 클릭이 넘었다.

그리고 이 캠페인을 하면서 얻은 또 하나의 수확은 한의사에 대한 영문 표기를 NYT에서 'Korean Medicine Doctor'로 분명하게 표기했다는 것이다.

그동안 우리 한방에 대한 인식은 사실상 중의학과의 구별을 안 한 채로 두루뭉술하게 동양의학과 혼용해서 써왔기 때문에 '한의학'의 영문 표기를 'Korean Oriental Medicine'으로 사용해 왔었다. 그러다가 2012년에 한의사회에서 이를 개정할 필요를 느껴서 한의학은 'Korean Medicine'으로, 한의사는 'Korean Medicine Doctor'로 개정을 했던 것이다.

그리고 말이 나온 김에 한 가지 안타까웠던 국내의 일화를 소개한다면 이렇게 2012년에 영문 표기를 변경했을 때 대한의사협회에서 이의를 제기해 법원에 '영문 명칭 사용 금지 가처분' 신청을 냈다는 사실이다.

이의를 제기한 이유는 한의사회의 영문 명칭인 'The Association of Korean Medicine(AKOM)'이 자신들의 'Korean Medical Association(KMA)'과 오인 또는 혼동의 우려가 있다는 것이었다. 그러나 1심에서 이의 신청은 받아들여지지 않았고, 그러자 의사협회에서 이를 고등 법원에까지 상고를 했다. 고등 법원 역시 '한의협의 변경된 영문 명칭으로 인해 의협과 한의협의 영업 사이에 혼동이 초래되고 있다거나 초래될 위험이 있다고 볼 수 없다'라고 판시해 한의사측이 승소한 것이다.

그러나 이는 국내의 일일 뿐, 특히 중의학과 한의학의 차이를 분명하게 모르는 미국에서는 또 다시 혼선을 빚을 수 있는 문제인데, 이번 캠페인을 하면서 나를 지칭할 때 'Korean Medicine Doctor'라고 하여 중요한 전례를 남기게 된 것이다.

이상으로 뉴욕 타임스 건강 캠페인을 진행하면서 있었던 일들을 정리해 보았는데, 나는 상당히 자부심이 크다. 지금까지 한국인으로서 미국 사회에 상업 광고가 아닌 메시지를 전한 광고는 서너 번 정도가 있었다.

그중 뉴욕 타임스에 실린 것만 소개하면 대표적인 것으로 가수 김장훈과 서경덕 교수의 독도 관련 캠페인이 있었고, 세월호 참사와 부정 선거 관련 캠페인이 있었다. 그러나 사실 그 광고는 미국 신문에 실었지만 실제로 읽고 느끼라고 하는 타깃은 한국인이거나 일본인이었다.

그렇지만 편강의 건강 캠페인은 온전히 미국 국민과 세계인을 대상으로 그동안의 질병에 대한 인식을 송두리째 깨트리는 일종의 폭탄선언을 한 것이나 다름없는 것이었다. 그랬기 때문에 이 카피를 다른 군소 미국 언론들이 열심히 다시 퍼 나르는 사태가 일어난 것이다.

지금까지 아토피·비염·천식·COPD 등을 불치의 병으로 알고 있는 세계인들에게 당당히 '고칠 수 있는 병'임을 선언하고, 그 상세한 치료 원리와 사례를 장장 11회에 걸쳐 실었으니 그럴 수밖에 없는 일이다.

이 캠페인은 거의 합성약에 의존해 사는 미국 사회에 경종을 울리며 큰 충격을 준 동시에 대한민국의 국격을 높이면서 한국인을 '굿 코리안'으로 부각시키는 성과를 거뒀다고 감히 자평한다.

에포크 타임스(Epoch Times) 칼럼 이야기

NYT 광고가 있었던 다음 해인 2015년에는 또 하나의 중요한 일이 벌어졌다. 그것은 바로 뉴욕에 본사를 둔 글로벌 언론사인 에포크 타임스에서 의학 칼럼을 정기적으로 기고해 줄 수 있느냐는 제안이 온 것이다.

에포크 타임스는 영자 신문인데, 중국어판으로는 '대기원시보(大紀元時

報)'라 불린다. 세계 35개국 21개 어종으로 주당 150만 부를 발행하며, 월 8천 8백만 페이지 뷰를 자랑하는 글로벌 미디어 매체를 왜 마다하겠는가? 여러 준비 단계를 거쳐 드디어 2015년 10월부터 매주 금요일 'Secrets of Korean Medicine(한의학의 비밀)'이라는 고정 타이틀로 내 칼럼이 게재되기 시작했다.

다음은 에포크 타임스에 실린 총 31회 칼럼 제목이다.

1. Curing the Incurable With Korean Medicine

2. A Simple Survival Strategy for Mankind in the Era of Viruses

3. Cure Eczema, Other Atopic Allergies by Getting Rid of Waste Underneath the Skin

4. The Skin Is the Mirror of the Lungs

5. Get Off Steroids

6. Do You Think Asthma Is Curable?

7. End the Pain of Arthritis

8. Say Goodbye to Rhinitis and Colds

9. If You've Had Tuberculosis, You Must Prevent COPD and Other Chronic Respiratory Diseases

그런데 이 칼럼이 게재되는 동안 정말 놀라운 일이 벌어졌다. 칼럼을 읽은 전 세계 의사들이 뜨거운 반응을 보인 것이다. 세계인들이 두루 칼럼을 읽을 수 있었던 것은 인터넷 구글에 동일한 내용이 즉각적으로 게재되었기 때문이다.

가장 놀라웠던 것은 '조셉 머콜라(Dr. Joseph Mercola)'라고 하는 미국 최고 권위의 유명한 정형외과 의사가 7강 '관절염'에 대한 칼럼을 읽고 자신이 쓴 글에 내 칼럼을 인용한 것이다. '한국의 서효석 원장에 따르면 폐 건강을 위한 허브 치료제인 편강환을 복용하면 연골이 재생되어 관절염 치료가 가능하다고 한다'라는 14줄 분량의 내용이었는데, 평소의 내 지론을 지지한 것이다.(관절염 치료 원리는 6부 '일관의학에 관하여' 참조)

어떤 미국의 내과 의사는 자신이 폐섬유화 환자인데 본인이 직접 편강환을 3개월째 복용 중이라고 밝힌 뒤 내가 미국에 오면 꼭 한번 직접 만나 이야기하고 싶다고도 했다. 또 다른 의과대학 교수는 자신의 강의에 교재로 사용하고 있다고 알려왔는데, 내용이 좋고 이론이 명쾌하다는 것이었다.

삼부자가 다 의사로 일한다는 한 의사는 단행본으로 된 편강 관련 의학 서적을 구하고 싶다고 문의해오기도 했다. 휴스턴 주립대에 있는 한 심장 내과 교수는 미국에 의과대학을 언제 세울 것이냐고 물으면서 미국에 대학을 세우면 반드시 입학하여 처음부터 의학을 다시 배우고 싶다는 다소 의외의 말을 하기도 했다.

대체의학을 연구하는 의사들의 모임에서는 내 칼럼 제목을 인용해서 'Shut up, AMA!! Listen to Secrets of Korean Medicine!'이라는 지지 메일을 보내오기도 했다. 'AMA'는 'American Medical Association'의 약자로 전미 의학 협회를 뜻한다. 합성약과 스테로이드 시대를 끝내야 한다는 나의 주장에 공감해 미국의 모든 의사들에게 일갈을 날린 것이다.

칼럼 연재가 끝난 지금도 전 세계 의사들의 문의 메일은 하루에 5~6통씩 온다. 지역도 스페인, 멕시코, 유럽, 심지어 아프리카에서도 온다. 그만큼 반향이 컸다는 것인데, 정말 놀라운 것은 그 많은 메일 중에 비방이나 공격성 발언은 하나도 없었다는 사실이다.

만일 이 칼럼이 국내 언론 매체에 연재되었다면 어떻게 되었을까? 모르긴 해도 수많은 양의들의 공격과 비난이 봇물처럼 쏟아졌을 것이다. 물론 일부 보수적인 한의사를 포함해서 말이다. 합당한 견해를 쿨하게 받아들이는 그들의 자세가 놀라웠고, 자신과 견해가 다르다고 일체의 인신공격성 비방을 하지 않는 그들의 문화가 부러웠다.

허준과 도지

2013년 MBC TV에서 허준의 생애를 그린 '구암 허준'을 방영했다. TV 드라마로 그려진 허준의 일대기로는 다섯 번째 극인데, 그 드라마를 보면 스승 유의태의 아들인 도지와 함께 서울로 내의원 시험을 보러 가는 허준의 이야기가 나온다.

둘이 진천을 지날 때 돌림병으로 고통받는 환자들을 만나게 되고, 병을 고쳐 달라고 매달리는 이들을 뿌리치지 못한 허준은 뒤에 남고 도지는 그대로 한양으로 향한다. 결국 시험장에 뒤늦게 도착한 허준은 시험을 못 보게 되고, 반면 도지는 시험에 합격해 꿈에도 그리던 내의원이 된다. 도지에게 합격 축하 인사를 건네는 허준에게 도지가 한마디 한다.

"매사에 작은 일에 얽매이다 보면 큰일을 그르치기 쉬운 법이라네."

허준은 한양을 떠나 다시 진천으로 가서 미처 돌보지 못했던 병자들을 마저 돌보고 같은 시각 도지는 농악패를 앞세우고 환영을 받으며 집으로 향한다. 유의태는 아들 유도지의 합격에 기뻐하지만, 나중에 사또로부터 허준의 의로운 행동을 듣고는 표정이 변한다. 집으로 들어간 유의태는 아들 도지를 불러 허준이 과거시험을 보지 못한 이유에 대해 묻는다. 도지는 별 생각 없이

"허준은 과거는 팽개쳐 두고 진천에서 병자를 따라 나섰습니다."

라고 털어놓는다. 그러자 유의태가 아들을 꾸짖는다.

"환자들이 병을 고쳐달라고 애원하는 것을 외면한 무리 속에 너도 끼어 있었단 말이냐? 그러면서도 부끄러운 줄을 모르느냐!"

그러자 도지는

"제가 허준을 따라갔다면 저도 내의원 시험에 낙방했을 것입니다. 큰일을 앞에 두고 어찌 작은 일에 매인단 말입니까?"

라고 울먹이며 억울함을 호소한다. 그러나 이 대답은 오히려 유의태를 더 실망시켰고, 아버지는 결국 아들에게 큰소리로 외친다.

"울며불며 살려달라 애원하는 병자를 외면한 의원이 첩지(帖紙)를 받는다고 무엇이 달라진다더냐? 넌 허준에게 졌다. 내의원의 첩지를 받았다 하나, 타고난 품성이 그러하니 넌 끝내 허준에 미치지 못할 것이다!"

지점 이야기

편강한의원은 최초 원류인 산본점을 필두로 본격적으로 나를 재기시켜 준 안산점, 외국인 관광객 유치와 수도 재입성으로 택한 명동점, 그리고 십년 만에 다시 돌아와 문을 연 서초 본점이 있고, 이외에 부산점, 대구점 등여러 곳에 있는데, 특히 부산은 비교적 늦은 시기인 2014년 10월에 개원했다. 우리나라 제2의 도시인 부산에 왜 이렇게 늦게 진출했는가? 거기에는 다 이유가 있다.

우리나라에는 프랜차이즈로 돈을 번 부자들이 상당히 많다. 특히 요식업에 많지만, 미용실 분야나 커피 전문점 등이 있고, 최근에는 병원도 그런 추세를 따라가는 경우가 있다. 이런 브랜드들은 한번 성가를 얻고 나면 대대적으로 프랜차이즈를 모집해서 일거에 전국망을 구축하고 폭발적인 매출

신장을 달성해 버린다. 난들 그런 원리를 모르겠는가. 그동안 프랜차이즈에 대한 유혹도 많았다.

그러나 나는 사업 규모나 매출의 신장보다도 서비스의 질적 균등화를 추구한다. 국내뿐만 아니라 전 세계 어디를 가더라도 편강의 이름으로 개원한 한의원에는 서초동 본점과 꼭 같은 수준의 진료 서비스를 제공하는 것이 나의 꿈이다. 특히, 우리가 하는 일은 누구나 할 수 있는 일이 아닌 전문 한의사의 일이며, 그것도 아무 한의사나 할 수 있는 일이 아니라 편강의학에 공감하고, 그 원리를 확실하게 깨달은 한의사만이 할 수 있는 일이다.

그렇기 때문에 가장 중요한 것은 가상으로 예를 들면 저 멀리 시베리아 벌판이나 어느 아프리카 오지에 편강한의원이 있을지라도 거기에 앉아서 진료를 보는 사람은 마치 서초동에 있는 나와 꼭 같은 '제2, 제3의 서효석'이라야 하는 것이다.

그러다 보니 장소는 구하기 쉬워도 사람 구하기가 어려웠다. 이것이 국내 2위 도시인 부산에 지점이 늦게 생긴 이유이다. '아무리 시장이 좋아도 완벽한 편강의 서비스를 제공할 수 있는 사람이 구해지지 않을 때에는 개원을 미룬다.' 이것이 나의 철칙이다. 이런 방침은 언뜻 보면 속도가 상당히 느려 답답하게 보일지 모르나, 나는 더 느리게 뚜벅뚜벅 가려고 한다. 왜냐하면 나의 일은 장사가 아니기 때문이다.

앞에서 이야기한 허준과 도지 이야기에서 도지가 잘못 생각하고 있는 것은 무엇일까? 그것은 바로 자신이 평범한 사람이 아니라 의원임을 망각하고 있다는 사실이다. 평범한 사람이라면 당연히 과거에 합격하는 것이 '큰일'이지만, 사람을 살리는 의원에게는 죽어가는 병자를 고치는 것이

'더 큰일'인 것이다. 그러나 그는 이러한 이치를 깨닫지 못했기 때문에 시험을 치르지 못한 허준에게 "작은 일에 매이면 큰일을 그르치기 쉽다"라고 어이없는 충고를 하는 것이다.

편강한의원도 엄연히 수입과 지출을 따져서 수익을 내야 하는 사업임에는 틀림이 없다. 그러나 중요한 것은 그 수익 이전에 사람을 살리는 것이다. 그렇기 때문에 시장성이라는 기준으로만 점포를 내지는 않는다. 그리고 그것이 느린 것 같지만 결국에는 빨리 가는 길이다. 내가 꿈꾸는 것은 도지가 아니라 허준이다.

부산 다음으로 개원한 곳이 대구인데, 대구에는 나와 친한 사이인 김부겸 전 국회의원이 있다. 김부겸 의원은 원래 군포에서 국회의원을 하다가 고향인 TK에 진보의 깃발을 올리겠다고 내려가서 절치부심 끝에 국회의원에 당선된 의지의 정치인이다.

대구 지점이 개원하던 때는 2016년 1월이었는데, 당시는 4.13 총선이 있기 전이었으므로 김 의원이 후보로 한참 공을 들이고 있을 때였다. 김 의원에게 전화를 걸어 대구 지점 개원을 알리면서 "김 의원이 뛰고 있는 수성구에 편강한의원 대구 지점을 냅니다"라고 했더니 대뜸 "이번이 일곱 번째 지점입니까?" 이렇게 묻는 것이었다. 평소 잦은 연락이 없었지만 지점 현황을 정확히 아는 것에 깜짝 놀랐는데, 그는 항상 편강을 지켜보고 있었던 것이다.

그리고 내가 "이번에는 의원님께서 당선되실 겁니다. 그러면 의원님은 새로운 야당의 역사를 쓰시는 겁니다. 후일 TK에 야당 깃발을 올린 정치계의 전설로 남을 겁니다"라고 덕담을 했더니 그는 바로 "원장님께서는 이미 한의계의 전설이 되셨지 않습니까?"라며 호탕하게 웃는 것이었다. 앞으로 그의 앞날에 큰 성취가 있을 것을 나는 믿는다.

그리고 국내에 지방 진출을 하기 시작하면서 우선 대도시 중심으로 하다 보니 서울과 부산, 대구에 지점을 냈는데, 사실은 내 고향인 익산이나 전주, 광주 등에도 이어서 지점을 내고자 계획하고 있었다.

그러나 상황이 어렵게 돌아갔다. 지점은 의료법인 명의로 개원을 하게 되는데, 최근 들어 함량 미달의 무분별한 프랜차이즈식 병원 개원을 통제한다는 뜻에서 더 이상의 개원 허가가 나오지 않고 있는 것이다. 정책적 취지에는 동의하지만, 제대로 된 한의원을 고향에 개원하고자 했던 내 입장에서는 안타까운 일이다. 하루빨리 합당한 조처가 이루어져 고향에도 편강한의원을 개원할 수 있기를 바라는 마음이다.

여덟째,
시대를 읽어라!

"사람은 누구나 시대의 자식이다. 비범하고 특출한 사람도 자신의 시대에서 벗어날 수는 없다. 모든 사람이 자기에게 어울리는 시대를 살았던 것은 아니다. 많은 사람이 적절한 시대에 태어났지만, 그 시대를 이용하기까지 오랜 시간이 걸렸다. 선(善)이 언제나 승리를 거두는 것은 아니다. 모든 사물은 그 나름의 시기를 갖는 법이며, 최고의 천부적 재능도 시대의 흐름을 이겨낼 수는 없다."

이 말은 발타자르 그라시안이 쓴 〈세상을 보는 지혜〉에 나오는 구절이다. 이 말은 여러 가지 시사하는 바가 많지만, 한 마디로 줄이면 '성공하려면 시대를 읽어라' 하는 것이다. 시대의 흐름을 읽는 자만이 그 시대를 이용해 성공할 수 있다는 뜻이다.

내가 한의사로서 읽는 시대의 흐름은 두 가지인데, 하나는 한방이 과거의 보약이나 처방약에 묶여 있던 시대는 지났다는 것이며, 다른 하나는 한방이 한국의 의학이 아니라 세계의 의학이 되어야 한다는 것이다.

첫째 흐름을 따라가 본다면, 과거의 전통적인 한방의 개념만으로는 한방의 발전은커녕 생존 자체가 힘들다. 한방의 과학화를 이야기하는 것이 아니라, 한방도 이제는 특정 질병에 대한 치료의 역할을 확실하게 담당해야 한다는 것이다.

몸을 보한다든지, 정력을 보한다든지, 기를 보한다든지 하는 보양강장제의 성격으로 한방은 한동안 그야말로 황금기를 누렸다. 그러나 이제는 그러한 역할들이 모두 홍삼 등 다른 제품으로 대체되어 버리는 시대를 맞이했다. 그래서 한의원의 매출은 급격히 떨어지고, 덩달아 한의사의 인기도 급락했다.

시장의 수요와 공급은 한의대에 그대로 반영되어 나타난다. 과거에 한의대에 응시하는 학생들은 그야말로 천하를 주름잡는 수재들이었다. 그러나 요즘은 옛이야기가 된 지 오래다. 한의대의 입시생 수준을 논하는 것이 아니라, 시대의 흐름을 파악해야 한다는 것이다.

나는 한의원을 경영하지만 전통적 사고방식에서 벗어나 치료제로서의 한약에 관심을 두고 있으며, 그렇다고 해서 굳이 질병과 한약에만 매달리지 않는다. 나는 그야말로 웰빙 라이프에 관심을 두고 있다. 건강하게 살다가 건강하게 죽는 것 – 이것이 내가 세계인들에게 제공하고자 하는 가장 큰 목표다.

그러기 위해서는 인간이 하루빨리 '합성약'에서 해방되어야 한다. 이 신념을 세계에 알린 것이 바로 뉴욕 타임스 건강 캠페인인데, 그래서 당시

헤드 카피가 'Free from Chemical Medicine'이었다. 고로 '합성약 탈출'이라는 전제는 단순히 합성약을 먹지 말라는 이야기가 아니라, 앞으로의 세상이 그렇게 바뀌어 갈 것이라는 예언이었다.

두 번째 시대의 흐름을 읽는 부분, 즉 한방의 세계화라는 측면은 앞으로 세계를 주름잡는 또 하나의 한류가 한방이 될 것이라는 예견이다.

지금 전 세계는 물질문명의 발달에 따른 풍요와 수명 연장으로 유례없는 번영을 구가하고 있다. 그러나 그러한 풍요는 동시에 많은 문제도 안겨 주고 있는데, 그중에 가장 큰 것이 바로 현대병, 성인병의 증가이다. 오래 살게는 됐으나, 건강 백세가 아니라 자칫하면 시리고 저리고 아픈 골골 백세가 될 수도 있는 것이다.

이런 차원에서 나는 전 세계인에게 건강 백세를 누릴 수 있는 길을 열고자 노력하고 있다. 그러한 노력의 일환이 이 책에도 언급한 편강도원(扁康桃園)의 구현으로 나타날 예정이다. 그때가 되면 편강은 제3의 한류를 이끈 선구자로서 세계를 누빌 것이다.

젊은이들이여! 여러분들도 앞으로의 시대가 어떻게 변할 것인가를 예의 주시하며 미래를 내다보는 그런 삶을 살아야 한다. 어제까지 그랬기 때문에 내일도 그럴 것이라고 생각하는 것은 큰 오산이다. 어제까지 인기 있었던 직업이 내일부터 사양 직종이 될 수 있고, 어제까지 잘 나갔던 산업이 내일부터 또 사양길에 접어들 수 있다. 항시 시대를 읽어나가는 예리한 눈을 갖추고 깨어 있어야 한다.

시대의 흐름을 읽으려면
예리한 눈으로 항상 깨어 있어야 한다

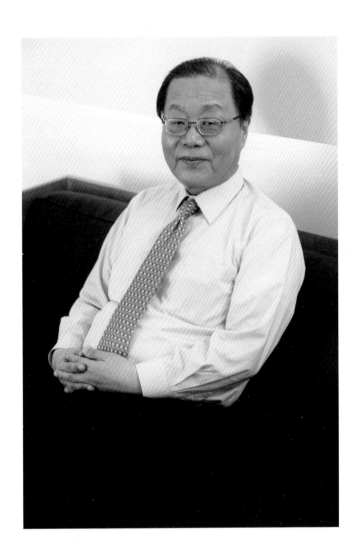

제6부
從心, 인류를 건강하게 세계를 행복하게

산호세 광산의 기적

2010년 8월 5일 오후 2시. 세계 최대의 구리 수출국 칠레에서 타전된 뉴스가 세계를 놀라게 했다. 그것은 칠레에서도 오지인 코피아포라는 곳의 산호세 광산에서 구리를 캐던 광부들이 지하 623m의 갱도에 모두 매몰되었다는 뉴스였다. 산호세 광산은 왜 무너진 것일까?

칠레는 어디와 비교해도 뒤지지 않는 잘 정비된 대규모 구리 광산들이 있었다. 하지만 2008년 무렵 구리 가격이 천정부지로 치솟으면서 이미 폐광되어야 하는 오래된 광산들이 다시 문을 열었고 '산호세 광산'도 그중 하나였다. 사람들이 구리를 원하므로 광부들은 전보다 더 깊고 위험한 곳으로 들어가야만 했다. 그리고 결국 낡은 갱도가 무게를 이기지 못하고 무너져 내린 것이다. 지하 623m는 쉽게 이야기하면 63빌딩 높이의 두 배가 넘는 어마어마하게 깊은 곳이다. 섭씨 32℃의 더위에 습도는 90%, 설명할 수 없는 지독한 암흑과 침묵 속의 세계이다.

참치 통조림 20개, 복숭아 통조림 1개, 연어 통조림 1개, 약간의 과자. 대피소에 있는 먹을거리는 그것들이 전부였다. 물은 기계를 돌리기 위해 갱도 곳곳에 저장해 둔 물탱크의 물을 마셨다. 오래되고 기름이 둥둥 떠 있었지만 어쩔 도리가 없었다. 그리고 약간의 우유가 있었다. 그것들로 얼마나 버텨야 할지 알 수 없는 상황이기에 각자에게 할당된 양은 극히 적었다.

인간은 누구나 극한의 배고픔에 직면하면 서로를 잡아먹는다고 한다. 그러나 광부들은 36시간마다 참치 한 입씩을 먹으면서 '식인'의 공포와 싸웠다. 평범한 사람들이라면 단 몇 시간도 버티기 힘든 환경에서 광부들은 지도자를 뽑고, 공동의 목표 아래 역할을 분담하며 버텨 냈다. 누가 언제 숨질지 모르기 때문에 각자 옆에 있는 사람의 숨소리를 정기적으로 들어서 생사를 확인하도록 했다. 그동안 지상에서는 칠레 대통령까지 현장에 날아와 생존자가 있는지를 확인하기 위해 직경 10cm의 구멍을 매몰 장소까지 뚫고 있었다.

이렇게 힘겨운 사투를 벌인 지 17일 만에, 드릴 날이 광부들이 모여 있는 대피소 천장을 뚫었다. 광부들은 자신들의 생존을 알리는 편지를 드릴 날에 감아 올려 보냈다. 그리고 이들은 그 이후로도 52일을 더 그곳에 갇혀 있다가 2010년 10월 13일 매몰 69일 만에 기적적으로 전원이 지상으로 구조되어 전 세계를 감동으로 몰아넣었다.

이 기적 같은 이야기에서 칠레 국민은 물론 전 세계 사람들을 가장 감동시킨 순간은 10cm의 구멍이 대피소 천장을 뚫고 들어갔을 때 광부들이 올려 보낸 쪽지를 칠레 대통령이 받아들고 읽는 순간이었다. 거기에는 붉은 사인펜으로 이렇게 쓰여 있었다. 'Estamos Bien en El Refugio los 33.(우리는 대피소에 있고 33인 모두 무사합니다.)'

중삼(重三) 이야기

당시 이 사건 보도를 속보로 보면서 나는 이들이 전원 무사히 생환하리라는 것을 직감했다. 왜 그랬을까? 그것은 바로 그들이 써서 올려 보낸 쪽지에 적힌 '33'이라는 숫자를 보고 그렇게 느낀 것이다.

숫자 33은 3이 두 개 겹쳤다는 뜻으로, 다른 말로는 '중삼(重三)'이라 부른다. 이 중삼을 우리는 극상의 길수(吉數)로 여기는데, 여기에 대한 의미를 이해하려면 먼저 3이라는 수에 대해서 알아야 한다. 동양철학에서 '3'은 특별한 수이며, 오랜 옛날부터 3은 길수(吉數) 또는 신성수(神聖數)라 하여 최상의 수로 여겨져 왔다. 그 까닭은 다음과 같다.

'1'은 하나의 수량을 말하지만, 동시에 사물의 전체와 태극(太極)을 나타내고 있는 수이다. 음양의 이치에서 보면 1은 아무 수와도 섞이지 않은 순양(純陽)의 수이다. 또한 최초의 수이므로 1에서부터 모든 사물이 생겨나게 된다는 뜻이 담겨 있다. '2'는 하나가 아닌 최초의 단위이자 최초의 음수(陰數:짝수)이며 순음(純陰)의 수이다. 또한 음과 양, 하늘과 땅, 남과 여 등과 같이 둘이 짝하여 하나가 된다는 대립과 화합의 의미를 담고 있다.

'3'은 양수의 시작인 순양 1과 음수의 시작인 순음 2가 최초로 결합하여 생겨난 변화수이다. 즉 음양의 조화가 비로소 완벽하게 이루어진 수가 3이다. 따라서 3은 음양의 대립에 하나를 더 보탬으로써 완성, 안정, 조화, 변화를 상징하고 있다. 짝수인 2처럼 둘로 갈라지지 않고 원수(原數)인 1의 신성함을 파괴하지 않은 채 변화하여 '완성'이라는 의미를 나타내게 된 것이다. 따라서 3이라는 숫자는 세 개로 나누어져 있지만 전체로서는 '완성된 하나'라는 강력한 상징성을 띠고 있다.

이러한 상징성은 원래 가장 안정적인 것을 다리가 세 개 달린 솥으로 본다든지, 이 세계의 구성 요소를 천(天)·지(地)·인(人) 셋으로 보았으며, 가장 좋은 형제는 3형제이고, 가장 현명한 딸은 셋째 딸로 보는 것에서도 잘 알 수 있다.

이처럼 우리에게 3은 아주 좋은 수인데, 우리 민족은 양수가 두 번 겹친 것을 좋아하여 이를 또 길수로 여겼다. 우리 민족이 기리는 설날(1.1), 삼짇날(3.3), 단오(5.5), 칠석(7.7), 중양절(9.9) 등은 모두가 뜻있는 날이다. 이들은 모두 1·3·5·7·9의 양수가 두 번 겹쳐 이루어진 날이다.

이와 같은 원리가 적용된 숫자 중에서도 특히 길수인 '3'의 중수(重數), '삼십삼(33)'은 가장 완벽한 수, 강력한 전체성을 상징하는 독특한 수 관념을 형성하고 있다.

불교에서는 이 세상의 중심에 수미산(須彌山)이 높이 솟아 있다고 하고, 그 꼭대기에 이 세상의 선악을 관찰하고 다스리는 도리천(忉利天)('도리'는 인도어로 33을 뜻함)이 있다고 한다. 이 도리천을 우리는 '33천'이라고 많이 부르고 있다. 즉 여기에서의 33은 지상에서 가장 높고 세상의 모든 것을 포괄하며 관장하는 수임을 상징하는 것이다.

이같이 33이 지닌 사상은 근대에 이르러 각 단체의 발기인 수로 정착되기도 하였다. 한말에 보부상(褓負商) 단체의 발기인 수도 33명이었고, 3·1 독립 선언의 민족 대표도 33명이었다.

최근에도 보면 여러 곳에 33인을 기반으로 해서 이루어지는 일들이 많다. 33인이 참여한다는 것은 곧 전 민족이 참여한다는 것을 뜻하였으며, 실제로도 3·1운동은 역사상 온 겨레가 거족적인 공감 하에 하나로 일어선 민중 봉기였던 것이다. 이렇듯 33은 우리 민족에게 가장 강력한 전체성과 정의가 깃들어 있는 숫자로 사용되어 왔다.

어쨌든 칠레의 그 사고 당시 매몰된 광부들이 '우리는 모두 살아 있습니다'가 아닌 '우리 33인은 모두 살아있습니다'라고 썼기에 그들의 무사 귀환을 예견했던 것이다.

편강 백세 탐험대 – 반노환중촌

중삼을 길게 설명한 이유는 건강 백세 프로젝트를 설명하려 하다 보니 33에 대한 이해가 필요해서 그런 것이다. 나는 오래전부터 주민등록상 나이가 100세 이상이고, 폐 사진이 건강한 할아버지 33명과 할머니 33명을 모집하여 편강 백세 탐험대를 결성한 뒤 자유롭고 편안한 일상을 즐기고, 편강 의술로 감기 한번 걸리지 않는 건강한 촌락 공동체를 이뤄 모두가

110세인이 되어 활기찬 삶을 영위하는 반노환중촌(返老還中村)을 건설할 꿈을 가지고 있었다.

대한민국은 지구상에서 가장 빠른 속도로 고령화가 진행되는 나라로, 통계청에 따르면 2045년엔 세계 1위의 고령 국가가 될 것이라 한다. 대부분의 매스컴에서는 이를 부정적 재앙으로 우려하는 목소리가 크지만, 나는 '노인 국가'의 이미지를 반전시켜 세계 제1의 '장수 국가'로 만들고 싶은 꿈을 품고 있다. 기왕에 고령화가 빠르다면, 100세인들의 치매 예방, 100세인들의 건강 관리, 100세인들의 생활 문화, 100세인들에게 적합한 운동 등 다양한 연구와 실험을 통해 한국을 장수 국가의 본이 되는 나라로 만들고 싶은 것이다.

이를 위해 '노년을 반납하고 중년으로 돌아간다'는 뜻의 반노환중촌은 최초의 100세 건강 프로젝트의 성공 사례가 될 것이며, 편강은 100세인의 문화를 창시하는 선구자가 될 것이다. 100세인 모두 건강하고 행복하게 천수를 누려 110세인이 되는 모습을 지켜본 세계인들은 이것이야말로 진정한 인류의 축복이라며 감탄할 것이다. 나아가서는 인류에게서 질병을 퇴출하는 역사 이래 가장 위대한 프로젝트가 될 것이라고 필자는 확신한다.

사람들은 이런 나의 이야기를 다소 뜬구름 잡는 것처럼 여기는 분들도 있는 것 같은데, 나는 개의치 않는다. 대부분의 사람들은 눈앞에 보이는 것만 믿기 때문에 그들의 마음을 충분히 이해하며, 내 임무는 그들 앞에 이런 사실을 눈으로 보게 해주는 것이다. 그리고 이런 계획의 진실성은 뉴욕 타임스의 건강 캠페인에 잘 나타나 있다. 즉, 나는 이런 계획을 주위 사람들에게만 이야기한 것이 아니라, 아예 전 세계인에게 NYT를 통해 공표한 것이다.

다음은 뉴욕 타임스에 '인간의 백세 건강 프로젝트'와 관련해 '한의사의 꿈'을 공표한 마지막 건강 캠페인이다.

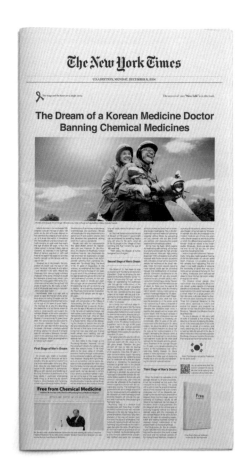

국제 난치병 센터

　나는 반노환중촌 이외에 기회가 오면 국제 난치병 센터를 건립할 꿈을 가지고 있다. 제주도에 세울까 하는 생각을 갖고 있지만, 결과는 어떻게 될지 모르겠다. 그리고 이 센터는 어디에 세우는가가 중요한 것이 아니라, 어떻게 운영하는가가 매우 중요하다.

　이 센터는 가장 이상적으로 아토피·비염·천식·COPD·폐섬유화 등을 치료할 수 있는 기반 시설과 여건을 갖춰서 건립한다. 여기에 입주하는 사람은 복약과 운동 등 철저히 편강의 건강 수칙을 준수하며 하루하루를 보낸다. 여기에 들어올 수 있는 사람은 아토피·비염·천식·COPD·폐섬유화 환자여야 하는데, 상당히 높은 고가의 입주비를 내야 한다. 아마 유명인이나 어느 정도 수준의 부자여야 할 것이다. 그 반대급부로 내가 이들에게 제공하고자 하는 것은 물론 병의 완치에 대한 보장이다. 아무리 억만금을 소유하고 있으면 무엇 하겠는가? 불치의 병으로 고통받으며 생활하면 부자라 하더라도 인생의 즐거움은 반감할 것이다.

　그러면 이렇게 부유층이나 유명인에게 많은 대금을 받고 병을 낫게 해주려고 하는 이유는 무엇인가? 편강의 고가(高價) 정책인가? 전혀 그렇지 않다. 질병은 부자와 가난한 자를 가리지 않는다. 부자들도 불치병에 걸리면 끝내 죽겠지만, 살아 있는 동안에는 돈이 있기에 모든 조처를 다하며 인간답게 살다 갈 것이다. 그러나 가난한 사람들은 돈 때문에 손을 놓고 있을 수밖에 없다. 병의 고통도 고통이지만, 불치병으로 인한 경제 활동의 위축으로 삶이 얼마나 힘들겠는가? 나는 이것을 부자와 가난한 자가 서로

맞바꿔 돕는 시스템으로 운영하려 하는 것이다. 즉, 부자들에게는 높은 가격으로 병을 완치해 주고, 거기에서 남는 돈으로 가난한 이들의 같은 병을 무료로 치료해 주는 것이다. 그렇게 된다면 부자는 병이 나을 뿐만 아니라, 가난한 사람들에게 훌륭한 자선을 베푸는 것이므로, 상당히 보람을 느낄 것이다.

이러한 구상은 병의 문제만이 아니라 서로 돕고 사는 아름다운 인간의 본성을 구현하는 일이므로 상당히 뜻있는 일이라 보는데, 이런 일이 가능한 것은 불치병에 대해 점점 쌓여 가는 완치 사례가 있기 때문이다. 즉, 아무리 좋은 구상이라 하더라도 병이 나을 수 있다는 확신이 없으면 유명인이나 부자들이 응하지 않을 것이기 때문이다.

그리고 이 센터에 들어오는 사람은 빈부의 차이는 물론 국적, 인종, 나이, 성별에 일체 차등을 두지 않을 계획이다. 물론 돈을 내고 들어오는 사람은 자유지만 무료로 치료받는 사람은 자유가 될 수 없으므로 이들에 대해서는 공평하게 적용할 수 있는 일정한 선발 기준이 있어야 할 것이다.

파룬궁 이야기

1999년 중국에서 파룬궁 사태라고 하는 전대미문의 박해 사건이 일어난다. 이는 마치 우리나라에서 조선 시대 천주교를 사교(邪敎)라 하여 엄청나게 박해해서 희생자가 많이 나온 것처럼 중국 공산당 정부가 파룬궁을 사교로 규정하여 엄청난 박해를 가하고 희생자를 낸 것이다.

그동안 그 전말이 워낙 베일에 가려져 있었기 때문에 진상에 대한 말들이 분분했지만, 지금은 정권이 몇 번 바뀌면서 어느 정도 실상이 알려지고 있다. 역사학자가 아닌 내가 파룬궁 사태의 전말을 설명하려면 상당히 어렵지만, 귀동냥한 지식으로 간단히 소개해 보겠다.

파룬궁은 법륜공(法輪功)의 중국식 발음이며, 일종의 기 수련 체조와 같은 간단한 무공인데, 효과가 좋아 단시간 안에 중국은 물론 전 세계적으로 번져 나갔다. 이들의 정신은 '진선인(眞善忍)' 세 글자로 요약되며, 원래 창시자인 리홍즈(李洪志)는 파룬궁을 소개한 1년 뒤인 93년에 중국 베이징 동방건강 박람회에서 최고상인 '변연(邊緣)과학 진보상', 그리고 '특별 금상'과 '대중에게 환영받는 기공사' 칭호를 받았다.

그러나 그 추종자가 7년 만에 1억 명 가까이 급증하면서 1999년 당시 공산당 주석인 장쩌민은 대대적인 탄압을 하게 된다. 원래는 1997년에 중국 공안부가 비밀리에 전국 공안국에 '파룬궁이 사교라고 규정할 만한 증거를 수집하라'고 명령했는데, 모든 공안국에서 '어떠한 문제도 발견하지 못했다'는 보고가 접수되자 조사가 중지되었다고 하며, 1998년에도 계속해서 세가 불어나자, 장쩌민은 다시 1998년 7월 21일 공안부에 '먼저 죄를 정하고 나중에 조사한다'는 공정 제555호 '법륜공에 대하여 철저히 조사를 하라'는 통지를 발표했다고 한다. 그러나 면밀한 조사 이후, 오히려 파룬궁을 지지하는 보고 내용인 '백 가지 이로움은 있어도 한 가지 해로움은 없다'라는 조사 결과가 보고된다. 이에 장쩌민은 정색하며 "바로 그렇기 때문에 더욱 이 집단을 진압해야 하지 않겠는가!"라고 외쳤다고 한다.

1999년 탄압 직전, 중국에서 양쯔강이 범람할 때 군·경찰이 동원되어

강물을 막고 있었다. 장쩌민이 시찰하러 왔다가 열심히 제방공사를 하는 사람들을 보고 감격하여 어떤 사람들이 저렇게 헌신적이냐고 물었다. 알아본 결과 그들이 바로 파룬궁 수련생들이라는 답변을 듣자 그는 즉시 불같이 화를 냈다고 한다.

그리고 1999년 자신의 아들 장몐형과 심복 자칭린의 부정부패가 주룽지 총리에게 포착되어 정치적 위기에 처하고, 급격히 확산되는 사회적인 불안을 돌파할 희생양이 필요하게 되자 그는 즉시 파룬궁을 지목한다.

중앙정치국의 일곱 상무위원 중 장쩌민 본인을 제외한 나머지 모든 상무위원들이 한결같이 파룬궁 탄압에 반대하였으나, 그는 오히려 "명예적으로 납작하게 만들고, 경제적으로 단절시키며, 육체적으로는 소멸시켜라"라는 수련생들의 생명 박탈을 포함하는 지시를 내림으로써, 유사 이래 그 전례를 찾아볼 수 없는 잔혹한 박해가 시작되게 하였다. 이 파룬궁 이야기를 하는 이유는 다음에 이야기할 내용과 관련이 있기 때문이다.

10년 대장정, 천안문 광장으로

2014년 10월 나는 10~13일 나흘간 뉴욕 플러싱의 코로나 메도우 광장에서 열린 제32회 미국 동부 추석 대잔치에 참석했다. 지난 2011, 2012년에 이어 계속 '세계 속의 편강한의원'이라는 슬로건 아래 이 행사에 참여하였는데, 2014년은 보다 뜻깊은 행사로 치러졌다. NTD와 함께 특별히 중국인들을 대상으로 편강을 소개하는 기회를 가졌기 때문이다.

이 행사에는 700여 명의 중국인이 참가했는데, 대부분이 NTD TV 시청자이며, 그중 나에게 진료를 받겠다고 예약 신청한 사람만 무려 380명이었다. 그러다 보니 가지고 간 편강환이 동이 나서 모자라는 사태도 벌어졌다. 그리고 이들을 다 개별적으로 진찰해 주지는 못했지만, 일부나마 최선을 다해 진료해 주고 전체를 대상으로 편강의 치료 원리에 대해 강연했다.

그리고 같이 동행한 농인 김기동 서예가가 150m 길이의 초대형 화선지에 커다란 붓으로 '활인의술' 한문본의 일부를 써 내려가는 퍼포먼스도 진행했다. 농인 김기동 화백은 뒤에 7부에서 소개하겠지만, 극심한 비염을 편강탕으로 완치한 뒤 자발적으로 나를 돕고 있는 분이다.

또 한 가지 감명받은 것은 편강 부스에 NTD에서 배치한 스물다섯 명의 진행 요원이 있었는데, 이들이 모두 자원봉사자였다는 사실이다. 이들 가운데는 NTD 일이라면 10년 넘게 자원봉사하는 사람도 있었다. 무엇이 이렇게 NTD를 결속시키는 힘이 되고 있는가?

사실 NTD는 앞에서 설명한 1999년 '파룬궁 사태'라고 불리는 중국 공산당의 정치적 탄압 때 희생을 당한 이들이 주축이 되어 만든 회사이다. 그들은 파룬궁 사태 이후 작은 노트북 하나로 세상에 소식을 알리는 방송사를 시작한 것인데, 이것이 오늘날의 NTD TV의 기원이다.

파룬궁은 현재 중국 당국에 공식적으로 인정받지 못하고 있으나 박해를 받는 입장도 아니다. 오히려 앞으로 파룬궁에 대한 중국 당국의 입장은 변할 가능성이 높다. 왜냐하면 현 주석 시진핑이 부패 척결을 내세우며 실각시킨 권력자들이 사실은 장쩌민 계열이 주류였기 때문에 현 집권층이 파룬궁을 보는 관점이 달라질 수 있다. 실제로 시진핑 주석의 호주, 뉴질랜드 방문 때 박해자를 처벌하라는 파룬궁 시위대를 경호 인력이 막기는 했지만, 시진핑은 이들에게 우호적으로 손을 흔드는 제스처를 보였다고 한다.

어쨌든 나는 정치적 흑막에 대해서는 너무 깊게 알려고 하지 않는다. 불법 단체가 아니면서 오로지 세계인을 위해 좋은 일을 하는 데에 공감하는 파트너라면 누구든지 환영하는 바인데, 플러싱의 행사가 끝나면서 NTD 측에서 한 가지 제안을 해왔다. 자신들과 공동으로 미국 내 4대 도시에서 순회강연과 진료를 통한 홍보 행사를 하자는 것이었다. 나는 흔쾌히 동의했다.

사실 나는 편강탕의 비방과 편강의학의 원리는 가지고 있지만, 이를 전 지구촌에 대대적으로 전파할 조직은 아직 갖추지 못하고 있다. 그런 나에게 NTD의 제안은 큰 행운인 것이, NTD가 70개국에 진출해 있으며, 그곳에는 예외 없이 중국 화교가 있고, 실제로 NTD TV 시청자는 3억 명에 이르기 때문이다.

나는 이런 도시 순회강연 행사를 미국으로만 그치지 않을 계획이다. 앞으로 10여 년에 걸쳐 이런 행사를 전 세계 - 러시아, 유럽, 중동, 남미 등을 돌면서 개최하려고 한다. 그리고 그 최종 목적지는 만리장성을 넘어 천안문 광장이다. 십 년이면 강산이 변한다고 하지 않는가? 그때가 되면 중국도 상황이 지금과는 많이 다를 것이다. 물론 파룬궁이나 의료에 대해 개방이 되는 쪽을 이야기하는 것이다. 십 년간 전 세계에 불치병의 완치에 대한 선언과 건강 백세 시대에 대한 꿈을 알림으로써 반향을 일으키고, 그 여세를 몰아 중국 천안문 광장에서 '활인의술'을 중국인들에게 선언할 생각이다. 동양의학의 본산이라고 자처하는 중국에 우리가 상륙하는 날, 우리 한방은 새로운 역사를 쓰게 될 것이다.

물론 본격적인 상륙은 아니지만, 2017년 2월 북경과 상해에 편강한의원은 첫발을 내디딘 바 있다. 중국인들의 내방이 잦아지면서 그들로부터 "중국에는 편강한의원이 없습니까?"라는 질문을 자주 받았기에 우선 급한 대로 북경과 상해에 개원하고 있던 기존 중의원과 계약을 맺고 편강한의원과 협력병원으로써 편강의학과 편강환을 보급하도록 한 것이다. '시작은 미약하였으나 나중은 창대하리라'는 성경 구절처럼 이제 중국에서의 편강도 기지개를 켜기 시작한 것이다.

세계 중국 요리 경연 대회

　　2015년 6월 20일 드디어 미국 내 뉴욕, 휴스턴, LA, 샌프란시스코 – 4대 도시 순회강연의 막이 올랐다. 가는 곳마다 반응이 뜨거웠지만, 특히 뉴욕 맨해튼의 타임스 스퀘어 광장에서 열렸던 세계 중국 요리 경연 대회 참가는 지금도 잊지 못할 감동으로 남아 있다.

　　미국에 있는 화교들에게는 '뉴욕은 우리가 건설한 도시다'라는 묘한 자부심이 있다. 그래서 그들끼리는 'New York is China'라는 농담까지 건네기도 한다. 그러한 화교들의 영향력이 있기 때문에 맨해튼 한복판의 타임스 스퀘어에서 불을 사용하는 요리 경연대회를 열 수 있는 것이다.

　　6월 26일에 열렸던 개막식에서 나는 주최자인 NTD 리충 총재와 나란히 서서 개막 테이프를 커팅했다. 대만과 터키 대사 등이 참석했지만 자리가 한참이나 밀려나 있던 걸 생각하면 주최 측이 얼마나 나를 배려했는지 짐작할 수 있다. 더구나 개막을 알리는 북을 울리는 이벤트도 리충 총재와 둘이 했으며, 리충 총재의 개막 축하 연설이 있고 나서 두 번째로 나의 축하 연설 시간이 주어졌다.

나는 광장에 모인 2천여 명의 관중에게 다음과 같이 말했다.

"사람들은 병이 나면 약을 먹는데, 그때 두 가지 소원이 있다. 하나는 약효가 분명하고 확실하기를 바라는 것이고, 다른 하나는 약효가 신속하기를 바라는 것이다. 그러나 이는 잘못된 소원이다. 많은 세계인이 앓고 있는 혈압·천식·당뇨 등을 생각해 보라. 약을 먹으면 혈압이 뚝뚝 떨어지고 기침이 바로 멎는다. 분명하고 확실하게 증상이 가라앉는다. 그러나 그런 상태로 10여 년이 지나다 보면 그때는 약을 한 주먹씩 먹고 있다. 약이 약을 부르고 병이 병을 부른 결과이다. 평생 약의 노예가 되는 것이다. 그때는 시리고 저리고 아파서 아예 사는 게 귀찮아진다.

그러면 어떻게 할 것인가? 내 몸이 내 병을 고치도록 해야 한다. 내 몸이 내 병을 고치려면 폐가 좋아야 한다. 폐가 좋아지려면 좋은 음식을 먹어야 하는데, 동양의 고유 식재료 중에는 이런 것들이 많다. 특히 뿌리채소는 폐를 깨끗하게 해 준다. 우리 몸에 쌓여 있는 독소들, 특히 항생·소염제 등의 복용으로 쌓인 독소들을 씻어내 주는데, 그런 면에서 좋은 요리를 만드는 요리사 여러분은 선구자들이다.

이제 '케미컬 메디슨(Chemical Medicine)' 시대는 가고, '메디컬 푸드(Medical Food)'의 시대가 왔다. 요리사 여러분은 이런 시대를 선도하는 선구자이므로 여러분들에게 깊은 감사를 드린다."

연설이 끝나자 모여선 관중과 요리사들로부터 뜨거운 박수를 받았다. 그리고 대회가 진행된 이틀 동안 편강 부스에 가장 많은 사람들이 몰려들었고, 특히 대회가 끝나자마자 우승을 차지한 요리사가 나한테 달려오더니 가장 먼저 같이 기념사진을 찍자고 하는 게 아닌가? 나는 그가 누구인지 모르고 있었지만, 그는 나에게 "우리는 이미 당신을 잘 알고 있습니다"라고 말하며 잡은 손을 놓지 않았다. 지금도 그때 당시를 생각하면 진한 감동이 밀려오며, 편강의 세계화에 더욱 박차를 가해야 되겠다는 생각이 든다.

다시 꾸는 조선통신사의 꿈

조선통신사(朝鮮通信使)는 일반적으로 개화기 이전까지 조선이 일본 에도 막부에 파견한 대규모 사절단을 지칭하는 명칭이다. 일본인 입장에서 조선통신사라고 불렀을 뿐 정확한 명칭은 통신사이다.

조선의 수도 한양(漢陽)에서 출발하여 일본의 수도인 에도(江戸)까지는 반년 이상이 소요되는 왕복 약 3,000km의 여행이었다. 긴 여로의 곳곳에서 통신사는 일본의 많은 문인과 필담(筆談)을 나누고, 노래와 술잔을 주고받았다. 조선통신사의 선단(船團)과 행렬은 일본의 민중들로부터 열광적인 환영을 받으며 일본 각 계층의 사람들에게 크나큰 영향을 끼쳤다. 이를테면 부산항으로 가는 조선통신사들에게 자신이 쓴 시나 글을 평가받기 위해 부산에 정말 많은 일본인이 줄을 서서 기다리고 있었다고 한다. 마치 오늘날 한류 스타를 보기 위해 일본인들이 공항에 마중 나가는 것처럼 말이다.

그래서 실제로 한류의 시작을 조선통신사라고 보는 사람들도 있는데, 나도 여기에 공감한다. 당시 일본인들이 얼마나 조선통신사에 열광했으면 사절단 중의 시종하는 아이에게 공손하게 글을 받는 장면을 그린 그림이 있을 정도이다. 그런데 내가 이 조선통신사에 대해서 깊은 관심을 가지는 이유는 당시 사절로 갔던 500여 명의 인원 중에 상당수의 한의사가 있었다는 사실 때문이다. 기록에 보면 수행원 중에 '의자(醫者)'라는 명칭이 나온다. 물론 그 한의사들의 임무는 사절단의 주치의였다. 그러나 앞에서 설명했듯이 조선통신사로 간 사람들은 높은 학문과 예술적 식견으로 당시 일본 사회에 많은 가르침을 전했다. 그렇기 때문에 당시에 같이 따라간 한의사들이 일본에서 병자들을 고쳐 주고, 그들에게 의술을 가르쳐 주었을 거라는 사실은 어렵지 않게 짐작할 수 있다.

나는 한의사로서 바로 그 당시 조선통신사에 따라갔던 의자(醫者)와 같은 역할을 현대에 재현하고자 한다. 앞에서 일본의 쇼야마 교수가 아들의 아토피를 고치기 위해 나를 만나러 다녀간 이야기를 한 적이 있다. 다른 것은 몰라도 아토피 · 비염 · 천식 · COPD · 폐섬유화 등 호흡기 고질병을 한의학적으로 고치는 데에는 내가 확실하게 일본을 앞서고 있다. 따라서 나는 그 옛날 조선통신사의 발자취를 따라 일본에 불치병 치유의 기쁜 소식을 전하고자 하는 것이다. 실제로 일본의 오사카에 (주)아토피 편강탕 한약 연구소가 설립되었는데, 그 옛날 조선통신사도 부산항, 쓰시마를 거쳐 오사카에 상륙한 뒤 에도로 갔던 것이다.

앞에 이야기한 십 년 대장정의 기간 중에 나는 반드시 일본에 대한 현대판 조선통신사의 꿈을 실현하겠다. 그러기 위해 나는 대형 버스를 마련해

직접 일본을 돌며 강연을 하고 진료를 할 생각인데, 그 버스의 양쪽 측면에
대문짝만하게 이렇게 쓸 생각이다.

来た見た治したアトピー
왔노라! 보았노라! 치료했노라! 아토피

東医宝鑑根付いてピョンガンの花が咲いた
동의보감 뿌리내려 편강 꽃 피었네

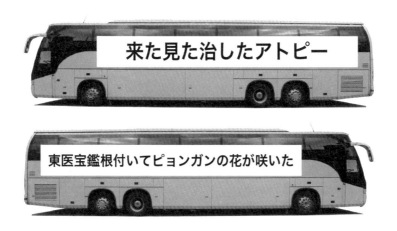

국제 COPD 학회의 초청

2017년 5월 국제 COPD(만성폐쇄성폐질환) 학회로부터 초청장이 도착했다. 참 신기로운 것은 필자와 아무런 연고도 없는 이곳에서 전 세계 양의사와 병원장, 의과대학 교수 등 현대의학의 수재들이 즐비했건만, 한의사로는 유일하게 필자를 특별 연사로 초청했다는 사실이다. 나는 기꺼이 응하며 5월 29일 일본 오사카로 날아갔다. 이번 국제 학회에는 영국, 미국, 캐나다, 인도, 타이페이 등 50개국 산학연(産學硏) 관계자 500여 명이 참가해 열기가 뜨거웠다. 그 까닭은 COPD가 오는 2020년쯤 전 세계 사망 원인 3위에 오를 만큼 중대한 보건 문제로 부상하고 있기 때문이다.

필자는 여기서 상처받은 폐는 때가 찌들어 쉽게 병들며, 면역력을 증강하기 위해 폐를 깨끗이 청소해 내 몸의 순수 면역력을 강화하고, 장내 미생물의 협력을 이끌어내 면역력을 완성하면 어떠한 세균·바이러스가 침투해도 쉽게 물리칠 수 있음을 역설했다. 더불어 15만 5천여 명의 폐질환 치료 사례 중 환자의 동의를 받은 중증 폐질환 대표 사례 몇 개를 사진과 함께 보여줬다.

반응은 뜨거웠다. 대부분의 참석자들은 편강의 치료 원리와 그 치료제인 편강환에 각별한 관심을 드러냈다. 그중 미칼 질린스키(Michal Zielinski) 폴란드 실레지아 의과대학 조교수는 "수없이 많은 폐섬유화증 환자와 COPD 환자를 특유의 한약으로 치료했다는 사실이 매우 흥미롭다. 대학병원 교수로 지내면서도 그동안 제대로 돌봐주지 못한 (자신의) 환자들과 동료들에게 유감을 표하며 부끄러움을 느낀다. 자연의학, 중약과 한약은

천 년 이상의 역사를 가지고 있는 반면, 양약은 그 효과를 보여준 것이 단지 200년에 불과하다. 그저 간단한 수학 공식에 불과하다"며, "서 원장의 수년간에 걸친 수많은 임상 사례와 호전된 환자의 폐 CT를 보고 우리가 반성해야 한다"라고 청중을 향해 일침을 가했다.

또한, 마르잔 파르자드(Marjan Farzad) 이란 비르잔드 의과학대 연구원은 세션이 끝났으나 사회자에게 "just 1 minute!"을 외치고 "(메디컬센터나 연구기관이 아닌) 한 사람의 임상 연구 결과라는 게 믿어지지 않는다. 원장님이 살아온 인생을 존경하고 이루신 업적에 감사한다"라며 놀라운 강연에 대한 소회를 밝히기도 했다.

강연의 반응이 좋았던지 서초점으로 돌아와 진료를 하고 있는데, 11월에 이번에는 오스트리아 빈에서 열리는 COPD 국제 학회에 특별 연사로 참석해 달라는 초청을 받았다. 나는 흔쾌히 응하며 세계인에게 양방에서는 더 이상 나빠지지 않는 것이 최선이라는 COPD도 충분히 치료가 가능함을 증명할 수 있는 좋은 기회가 다시 찾아온 것에 감사했다.

일관의학(一貫醫學)에 관하여

내가 앞으로 여력이 닿는다면 해야 할 또 하나 중요한 일이 있다. 그것은 폐 건강을 중심축으로 해서 인체 장기 모두의 원활한 기능을 설명하는 편강의학의 요체를 완성하는 것이다. '폐 하나로 모든 것을 꿰뚫는다' 하여 원래는 일관의학(一貫醫學)이라 이름을 붙이고 싶었지만, 지금은 편강의학이 너무 유명해지는 바람에 혼선을 줄 우려가 있어 공식적으로는 사용하고 있지 않다. 하지만 폐 하나로 인체의 건강 비결 모두를 풀어낸다는 근본 취지를 나타내는 데에는 일관의학이 더 적합하다고 본다.

이름이야 어쨌든, 어떻게 폐 하나로 인체의 건강 전부를 풀어낸다는 말인가? 간단한 예를 하나 들면 편강한의원 서초점에는 성장 클리닉이 있다. 편강의 원리를 잘 모르는 사람들은 '아토피·비염·천식을 치료하는 것까지는 알겠는데, 키를 크게 한다는 것은 도대체 무슨 말인가?' 하고 의아해 한다. 그러나 원리는 간단명료하다. 키가 큰다는 것은 뼈가 성장한다는 뜻인데, 인체의 장기에서 뼈를 주관하는 것은 신장이다.

〈황제내경(黃帝內徑)〉 '소문(素問)' 편에 보면 신주골(腎主骨: 뼈는 신장이 주관한다), 신생골수(腎生骨髓: 신장에서 골수가 난다), 신기열즉요척불거골고이타감(腎氣熱則要脊不擧骨枯而隨減: 신장의 기에 열이 있으면 허리를 들지 못하고 뼈가 삭아서 골수가 줄어든다)이라고 되어 있는데, 이는 양방적으로도 증명되는 바이다.

즉, 신장의 사구체(絲球體)에서 분비하는 에리스로포에틴은 골수에 작용하여 적혈구 생산을 증가시키며, 뼈의 주성분인 칼슘은 신뇨세관(腎尿細管)에서 재흡수와 여과 작용을 통하여 대사된다.

아울러 신장의 네프론(nephron)은 혈액 속의 노폐물과 과다한 물질을 없애는 과정에서 실질적으로 오줌을 생성하는 기관인데, 사람의 신장 각각에는 약 100만 개의 네프론이 있다. 이 네프론의 노화와 요독증을 수반하는 신장 질환이 생기면 골다공증 같은 골병변이 온다.

그러므로 뼈가 건강하게 유지되고 자라는 데 신장의 건강이 필수적인데,

여기에서 가장 중요한 사실은 바로 신장의 어미 장부가 폐라는 것이다. 고로 폐가 튼튼해지면 신장이 건강해지고, 신장이 튼튼해지면 결국 뼈가 잘 자라고 튼튼해지는 것이다. 이런 원리로 편강 성장 클리닉이 운영되는 것이다.

한 가지만 더 예를 들어보자. 이 책의 3부에 '한약으로 중이염이 나았다고요?'를 보면 병원에서 중이염 진단을 받고 수술하라는 것을 딸이 거부해 한약으로 치료한 뒤 완치된 사례가 나온다. 완치 여부를 확인하기 위해 찾아간 병원에서 의사가 진단은 여기서 받고 수술은 어디서 했는지 묻자, 유명한 한의원 약을 먹고 나았다는 말에 그런 억지가 어디 있느냐며 믿지 않았다고 하는데, 이는 그 의사가 한방의 원리를 잘 몰랐기 때문이다.

중이염은 증상에 따라 여러 형태로 분류할 수 있다. 중이 부위에 빨갛게 부어오르는 현상이 나타나면서 이관이 서서히 부어 귀 안이 막히는 느낌을 갖게 되는 것을 '이창(耳脹)'이라 한다. 또 분비물이 나오면 충혈된 고막이나 중이강에 점막이 붓고 열이 나는데, 이를 '이통(耳痛)'이라 한다. 곪아서 고름이 생겨 고막 안쪽의 농에 치가 섞인 분비물로 빡빡한 농액이 흐르면 '농이(膿耳)'라고 한다. '이감(耳疳)' 상태는 흑색을 띤 농이 배출되면서 악취가 난다. 화농이 계속되면 분비물이 뼈 조직 내부에 고름 덩어리로 변하는데, 만성중이염으로 진행되며 지속적인 고름이 흐르는 것이 바로 '이루(耳漏)'다. 중이염으로 이창이나 이통이 있을 때는 소염, 진통 작용과 살균 작용을 하는 청열거풍지제(淸熱祛風之劑)를 쓰고, 농이나 이감증이 있을 때는 삼수습약(渗水濕藥)을 쓴다. '이루'라고 하는 지속적인 고름이 나올 때는 부정거사법(扶正祛邪法)을 사용한다.

여기에서 중요한 것은 한의학에서 귀는 신장과 통한다고 보는 것이다. 귀는 오장 가운데 신장의 기운과 연결되어 소리를 들을 수 있기 때문에 신장이 조화로워야 귀가 다섯 가지 소리를 들을 수 있다고 본 것이다.

신장에는 정(精)이 저장되어 있으므로 정기(精氣)가 조화로워야 신장의 기가 성해 5음(五音)을 들을 수 있다. 과로하여 기혈(氣血)이 손상되어 신장이 상하고 정기(精氣)가 빠져나가면 귀가 먹어서 말을 들을 수 없게 된다.

이러한 시각에서 귓병을 치료하면 양방에서 잘 치료되지 않는 만성적인 귓병도 한방으로 치료할 수 있다. 그런데 여기에서 중요한 것은 앞에서 설명한 것처럼 신장의 어미 장부는 폐이다. 고로 폐를 건강하게 만들면 신장이 건강해지고, 신장이 건강해지면 귀가 건강해지는 논리가 성립되는 것이다.

귀만이 아니라 눈의 질병인 결막염에도 이 원리를 적용할 수 있다. 한의학에서는 눈이 여러 장부 가운데서도 특히 간과 밀접한 관계가 있다고 본다. 〈동의보감〉에서도 '오장의 정기가 모이는 곳이 눈이며, 눈은 간과 통하는 구멍'이라 하여 눈과 간의 밀접한 관계를 설명한다. 사람이 누우면 혈(血)이 간으로 들어가는데, 간이 혈(血)을 받아야 시야가 트인다는 것이다. 또한 간의 기운은 눈으로 통하므로, 간이 조화로운 상태에 있어야 다섯 가지 색깔을 잘 분별해 볼 수 있다 하였다.

눈병은 모두 화(火) 기운 때문에 생기는데, 흰자위가 벌겋게 되는 것은 화가 폐의 기운을 누르기 때문으로 본다. 눈두덩이 벌겋게 붓는 것은 화가 비장의 기운을 억눌러서이고, 붉거나 희거나 푸른 막이 눈자위를 덮는 것은 화가 간과 신장의 기운을 억누르기 때문으로 보고 있다.

더 길게 설명하면 독자들이 읽기에 피곤하므로 여기까지만 하겠다. 중요한 것은 폐 하나로서 인체의 모든 장기에 대한 건강을 풀어낼 수 있다는 것이다. 이러한 이론의 정립에는 귀납과 연역이 동시에 적용되어야 하며, 한방만이 아니라 앞의 '신주골(腎主骨)'에서 보았듯이 양방적인 연구와 설명도 곁들이면 금상첨화가 될 것이다.

이렇게 일목요연하게 인체 전체를 폐라는 열쇠 하나를 가지고 정립하는 것이 일관의학이며, 이것을 완성시키는 것이 나의 마지막 사명이다.

그리고 이 책에서 여러 번 거듭해서 이야기하는 양방과 한방의 협력 관계라는 것은 바로 이런 부분에서 양방이 한방의 지식과 논리를 경험칙이라고 거부하지만 말고, 우리의 소중한 자산으로 받아들여 함께 그 원리의 비밀을 밝히고 증명하는 것이다.

현재는 한방이 엑스레이나 정밀 계측기를 쓰는 것 자체에 관해서도 양방이 용인을 안 하는 실정이니, 이 어찌 통탄할 노릇이 아닌가? 서로에 대한 견제나 비판과 부정보다 서로를 받아들이고 거시적 차원에서 의학의 상호 발전을 위해 나아갈 날이 오기를 손꼽아 기다리며, 또 그런 날이 반드시 오리라 믿는다.

아홉째,
무소의 뿔처럼 혼자서 가라!

세상을 무난히 사는 방법은 남들 하는 대로 따라 하는 것이다. 소위 말하는 대세를 따라 사는 것인데 남들 먹는 것 먹고, 남들 입는 것 입고, 남들 하는 행동 따라 하면 유별나게 힘들 일도 없고 부딪칠 일도 없다.

그러나 내가 살아온 길을 돌이켜보면 치열하게 살기도 했지만 어찌 보면 시류에 편승하지 않고 개성 있게, 강하게, 때로는 고독하게 살아온 것 같다. 나는 그러한 독특함과 고독함이 오늘날의 편강을 키웠다고 생각한다.

남과 같아서는, 남들 하는 대로만 따라 해서는 결코 크게 성공할 수 없다. 남들이 가지 않는 길로, 남들이 하지 않은 행동으로, 남들과 다른 생각으로 나를 차별화할 때 성공은 우리 앞에 다가온다. 물론, 그 다름과 고독이 힘들게 느껴질 때도 있지만, 자신의 소신을 끝까지 밀고 나가 확실하게 무언가를 보여 줬을 때, 그 다름과 고독은 더 큰 공감대와 화합으로 변한다.

전통적인 사상체질론을 거부하고 이상체질론을 주장하는 것이나, 폐 하나로 인체의 건강을 풀어내는 편강의학이나, 세계 최강국인 미국에 가서 실시하는 여러 이벤트들, 아예 세계 언론의 핵심인 뉴욕 타임스를 통해 던지는 합성약으로부터의 해방 선언들, NTD TV를 통해 전 세계에 알리는 난치병 치유의 복음 등 – 이 모든 것들은 대부분의 사람들이 '아니, 그렇게까지 할 필요가?'라고 주저할 때 과감하게 밀고 나간 것들이다.

젊은이들이여, 무난한 삶을 꿈꾸지 말고 고독하게 나가라! 누가 하니까 나도 해야 하고, 누가 가니까 나도 가야하고, 누가 그러니까 나도 그런다는 식의 삶에서 벗어나 진정으로 독립되고 자유로운 자아를 찾아 스스로 삶의 가치를 빛낼 줄 아는 지혜가 오늘을 사는 우리 모두에게 필요하다.

故 법정 스님의 오두막에는 아무런 책도 장식도 없는 걸로 유명했다. 그러나 아무것도 없는 스님의 오두막 벽에 오직 다음의 〈숫타니파타〉 경전의 가르침이 붙어 있었다고 한다.

홀로 행하고 게으르지 말며
비난과 칭찬에도 흔들리지 말라
소리에 놀라지 않는 사자처럼
그물에 걸리지 않는 바람처럼
진흙에 더럽히지 않는 연꽃처럼
무소의 뿔처럼 혼자서 가라

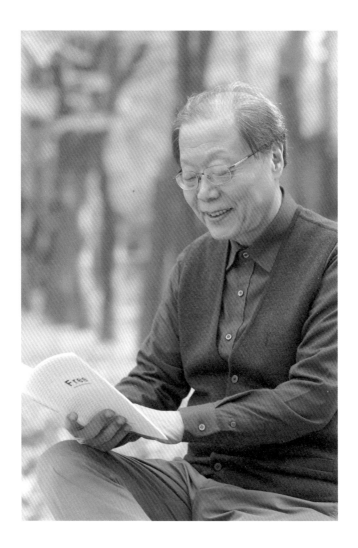

제7부
다하지 못한 이야기들

광고 이야기

나는 광고를 많이 하는 편이다. 어떤 이들은 광고를 많이 해서 편강한의원이 급성장했다고 하는데, 이는 본말이 전도된 이야기다.

이 책을 자세히 읽었으면 알겠지만, 편강한의원이 오늘에 이르기까지 가장 큰 힘이 된 것은 편강의 치료 원리를 믿고 약을 복용해 준 고객들이다. 양방이 주장하는 과학적이고 분석적인 쪽으로 가기 보다는 연역적이고 경험적이며 유기적인 통치(通治)를 기반으로 하는 한방의 특성상, 내 말을 믿고 따라주어 완치 효과를 본 수많은 임상 사례가 없었다면, 오늘의 편강은 없었다는 말이다.

즉, 광고가 편강을 만든 것이 아니라 고객들이 편강을 만들어 주었고, 그 결과로 더 많은 고객들에게 이 원리를 알리고자 광고를 열심히 하는 것이다. 그런데 우리나라 의료 광고에는 여러 규제가 따르기 때문에 이를 어기지 않으면서 광고를 하려다 보니 의외로 기발한 광고들이 많이 나가게 되었고, 또 화제가 되어 효과는 더 좋았던 것이다.

'편강탕 광고' 하면 가장 먼저 떠오르는 것이 '편강탕'이라는 세 글자만 크게 노출했던 버스 광고이다. 어느 날 산행을 하면서 광고에 대해 이런저런 구상을 하고 있는데, 문득 골치 아픈 생각이 들었다. 하고 싶은 말은 많은데 직접적으로 하지 못하도록 하는 것이 의료 광고인지라 갑자기 노자의 '도가도비상도(道可道非常道: 도를 도라 말할 수 있으면 이미 영원한 도가 아니다)' 같은 생각이 떠올랐다. 즉, 이미 많은 환자들에게 효과가 입증되었으므로 '꼭 장황하게 설명해야 하는가'라는 생각이 든 것이다.

그때 떠오른 아이디어가 아무 설명 없이 '편강탕'이라는 세 글자만 광고하면 어떨까 하는 것이었다. 나는 지체 없이 당시 편강의 인하우스 광고사 미쓰윤을 차린 큰아들에게 이 아이디어를 이야기했고, 그 다음은 모두 알아서 하도록 맡겼다. 그 결과 여러 조사를 거쳐 노선을 결정하고, 버스에 실린 것이 간단명료한 세 글자짜리 궁서체 '편강탕' 광고다.

그 후 이어지는 캔디 만화 광고, 지하철에 붙은 지명 수배자 광고, 극장 광고인 컷부 광고까지 모든 것은 미쓰윤의 서 대표가 만든 작품이다. 얼마 전 한 지인을 만났더니 중학생 아이들이 학예회를 하면서 컷부 광고의 편강탕 노래를 패러디하더라는 이야기를 듣고 편강탕 광고의 위력이 얼마나 센가를 실감했다.

미쓰윤은 편강의 인하우스 광고대행사로 시작하여 이제는 일반 외주물이 몰려드는 인기 광고사가 되어 내 품을 떠났다. 광고인으로서의 미쓰윤 서 대표를 보면 광고를 전공하지 않았기 때문에 오히려 이런 기발한 광고들이 가능했다고 본다. 많은 광고인들이 표상으로 삼는 데이비드 오길비도 대학을 중퇴하고 요리사, 외교관, 농사까지 짓다가 광고인이 된 사람이다. 그랬기에 그때까지의 광고 정석을 깨는 현대 광고의 아버지가 된 것인데, 이에 충실한 사람이 바로 서 대표라고 본다.

내 자식의 이야기라 말하기가 조심스러워 이만 줄이고, 미쓰윤의 광고 이야기는 아래의 신문 기사로 설명을 대신하겠다. 다만, 오길비 이야기가 나왔으니 마음에 드는 그의 명언을 소개한다.

"모든 광고는 브랜드 이미지에 대한 장기 투자다."

미쓰윤, 편강한의원 편강탕 광고로 대중과 소통

현대 광고의 아버지로 불리는 데이비드 오길비의 명언을 실천하고 있는 광고대행사가 있다. 바로 편강한의원 편강탕 광고를 책임지고 있는 미쓰윤이다. 편강한의원의 대표 한약인 편강탕도 미쓰윤의 공격적인 마케팅이 없었다면 아는 사람만 효과를 인정하는 평범한 한약에 그쳤을 것이다.

미쓰윤 서예원 대표는 "효과는 좋지만 아는 사람만 아는 편강탕의 한계를 깨뜨리기 위해서는 차별화된 광고 마케팅이 필요했다"며, "편강한의원 편강탕을 대중에게 널리 인식시키면서 효과적인 약임을 알리는 데 주력했다"고 말했다.

편강한의원 편강탕을 대중에게 널리 알리기 위해 미쓰윤이 선택한 것은 버스 광고. 미쓰윤은 2010년 8월 '편강탕' 단 세 글자만 적힌 광고를 서울과 경기도 운행 버스에 게재했다. 이어서 '아토피엔, 비염엔, 천식엔 편강탕'이란 문구를 붙여 소비자들의 궁금증을 해결했다. 여기에 '폐가 건강해야 아토피, 비염, 천식이 치료됩니다'라는 광고를 통해 편강한의원 편강탕의 존재 의미를 명확하게 전달했다.

웃지 못할 일도 있었다. 편강탕 광고 히트 이후 버스 외부 광고 가격이 1.5배 가까이 오른 것이다. 버스 광고 성공에 탄력을 받은 미쓰윤은 '원티드(WANTED)' 광고로 대박을 쳤다. 버스 뒷면과 지하철 전동 차량에 편강한의원 서효석 원장을 현상 수배하는 것처럼 연출한 원티드 광고는 젊은 층에게 폭발적인 인기를 얻었다.

이 역시 후유증이 만만치 않았다. "서 원장이 무슨 잘못을 했나요? 지하철에서 현상 수배한다고 난리도 아니던데…" 현상 수배 문안을 실제 상황으로 착각한 환자들의 문의 전화가 폭주해 광고가 20여 일 만에 중단되는 상황이 벌어지기도 했다.

이러한 이슈에 이어 대중들은 지하철 역사와 전동 차량에 등장한 '순정 만화' 시리즈에 입을 다물지 못했다. "그래요, 나 천식 있는 여자예요. 동정할 거면 돈으로 줘요. 편강한의원 갈랑게." 이 시리즈는 재치 넘치는 문구로 젊은층뿐 아니라 대중에게 다시 한번 편강한의원을 각인시켰다. 젊은이들 사이에선 어디를 가도 보인다는 뜻으로 '편강탕 같은 X'라는 말까지 유행했다. 사람들과의 소통에 성공한 것이다.

더불어 최근에 웹툰 작가 컷부와 함께 진행한 편강한의원 편강탕 극장 광고의 인기도 높아지고 있다. 컷부는 네이버에 인기리에 연재 중인 '소년들은 무엇을 하고 있을까'의 웹툰 작가로, 특유의 독특함으로 젊은층의 큰 인기를 얻고 있다. 주로 소년들 사이에서 일어나는 에피소드를 엉덩이, 방귀, 똥 등의 소재로 풀어 정체를 알 수 없는 재미를 선사한다.

광고를 제작한 광고대행사 미쓰윤의 관계자는 "답은 고객에게 있다. 광고에 덧씌워진 고정관념을 깨는 것부터 시작했다. 그 관점의 출발은 고객이었다. 고객은 어떠한 형태로든 자신에게 의미가 있는 콘텐츠에만 반응을 보인다는 결론에서 출발한 전략이 그 효과를 보인 것 같다"라고 설명했다.

한편, 편강한의원 측은 "광고에 대한 환자분들의 반응이 뜨겁다. 한의원에 대해 친근함을 표하는 환자들이 더욱 늘고 있다. 인지도뿐만 아니라 매출 증가에도 크게 영향을 미치고 있다"라고 전했다.

많은 네티즌들은 '편강한의원과 컷부, 예상치 못한 최고의 조합', '편강한의원 광고로부터 시작한 컷부 신드롬 어디로 갈까?', '한의원 광고 맞나, 너무 재밌다', '계속 광고를 보다 보니 편강탕 한번 먹어 보고 싶어졌다. 편강탕 가격 얼마냐. 내가 먹어보고 얘기해 주겠다' 등의 반응을 보이고 있다.

— 2014년 11월 11일 조세일보

바둑 이야기

바둑 이야기를 하려면 금오(金烏) 김홍경 교수 이야기를 안 할 수가 없다. 김홍경 교수는 꽁지머리에다 EBS의 '김홍경이 말하는 동양의학'이라는 강의로 세간에 널리 알려졌는데, 광화문에 '신농백초한의원'이라는 한의원을 개설했다가 명동으로 자리를 옮겼다. 김 교수는 대학 졸업 후에도 한의학 연구를 계속하고 있고, 특히 재야의 고수들을 만나서 공부한 사암침법으로 일가를 이룬 한의학계의 기인적 존재다.

어쨌든 나와는 경희대 한의과대학 한 해 후배인데, 우리 둘은 여러모로 닮은 데가 많아서 친하게 지냈다. 우선 입학 시험에서 내가 1회 수석 합격인데, 김 교수는 2회 수석 합격자였다. 그리고 내가 탁구를 좋아하는데, 김 교수도 탁구를 잘 쳤다. 그는 대전고 정식 탁구 선수 출신이었고, 물론 나는 혼자서 배운 탁구다. 그런데도 이상하게 시합을 하면 나에게 번번이 지기 일쑤였다. 그러면 "기본 폼에서 엉망인 선배한테 진다"라고 내 탁구 폼을 물고 늘어졌다. 정식으로 탁구를 배운 선수와 혼자서 연마한 사람 사이에 그 자세가 천양지차인 것은 당연한 일인데, 어쨌든 자세가 안 좋은 독학파에게 지니 약이 올랐을 것이다.

그다음 세 번째로 나와 김 교수의 닮은 점은 바둑을 잘 둔다는 것이다. 대학 시절 동료들 사이에서 김 교수도 강자로 통했는데, 나에게는 종이 한 장 차이로 밀렸다.

그러다 대학을 졸업하고 10여 년이 지난 어느 날 장충체육관 옆에서 그를 만난 적이 있는데, 저녁을 먹으면서 바둑에 대한 이야기가 나왔다. 자기는 옛날의 김홍경이가 아니라는 것이다. 그동안 3년 정도 프로 기사한테 개인 지도를 받아 실력이 일취월장했다고 한다. 결국 내가 세니, 네가 세니 하고 입씨름을 하다가 "그러면 실전으로 결판내자!"라고 이야기가 되어서 근처의 대중목욕탕 별실에서 철야로 바둑을 두었다. 룰은 4연승을 하면 한 점을 올리는 방식이었는데, 다음날 오후 2시까지 계속 이어진 시합의 결과는 김 교수가 두 점을 깔게 되었다. 그날 점심까지 이어진 시합은 내가 꼭 가야 할 곳이 있어 중도이폐(中途而廢)했지만, 내 기억으로는 두 판만 더 이기면 다시 한 점이 올라갈 상황이었다. 돌이켜보면 젊은 날 치기 어린 승부에 집 착하면서도 즐거운 일이었는데, 요즘은 그와 일전을 겨루어 보지 못한 지 오래됐다. 아마 지금은 그도 바둑이 더 높은 경지에 올랐으리라 짐작된다.

평소 바둑을 즐기다 보니 바둑에 관한 별명도 몇 개 얻어 가지고 있는 데, 팔짱을 끼고 말없이 둔다 해서 '공포의 서 팔짱', 얼마든지 놓고 싶은 대 로 점을 놓으라고 한대서 '하수들의 안식처', 항상 젊게 산다고 해서 '영원 한 29세', 풍류객으로 산다고 해서 김삿갓에 빗대어 '서삿갓', 바둑이 세다 고 해서 '천하의 서 고수' 등등 몇 개가 된다. 그중에 '천하의 서 고수'로 불 리게 된 사연을 이야기하겠다.

1980년대의 일인데, 나와 가까이 지내는 양상국 사범(프로 9단)의 도장 이 잠실에 있었고, 양 사범이 아끼는 제자 가운데 홍 모씨가 있었다. 홍 씨 는 일본 미쓰비시 한국지사에 다니는 엘리트였는데, 바둑에 워낙 열심이 라 집에 가면 아파트 방 4개 중 하나가 바둑책으로 가득 찰 만큼 공부를 깊 이 했고, 프로 기사들하고도 자주 어울렸다. 그의 실력이 워낙 강자였기 때 문에 사람들이 그를 '천하의 홍 고수'라고 불렀다. 당시 양 사범의 도장에는 두 개의 모임이 있었는데, 하나는 '소정회(素情會)'였고, 다른 하나는 '오로 회(烏鷺會)'였다. 참고로 오로회는 바둑을 부르는 다른 이름인 '오로지락(烏 鷺之樂)'에서 따온 이름인데, 까마귀는 검고 백로는 희니 바둑돌의 색깔에 비 유한 것이다. 어쨌든 홍 씨는 소정회의 넘버 원이었고, 나는 오로회의 넘버

쓰리었는데, 어느 날 사람들이 '홍 고수'의 실력을 거론하다가 "아마 우리 도장에서는 두 점 놓고도 홍 고수를 이길 사람이 없을 걸"이라는 말이 나왔다. 뒤이어 소정회의 누군가가 "그럼, 누가 천하의 홍 고수에게 두 점 놓고 대들겠어?"라고 맞장구를 쳤다. 오로회 멤버들 들으라고 큰소리를 치는 것이기 때문에 나는 당연히 오로회 넘버 원이나 투가 나설 줄 알았다. 그런데 이게 웬일인가? 다들 꼬리를 내리고 슬슬 물러나고 마는 게 아닌가? 승부욕이 강한 나는 참지 못하고 "어디 나하고 한번 두어 봅시다" 하고 나섰다. 두 점이라면 상대가 아무리 고수라 해도 해 볼 만하다는 계산이 섰음은 물론이려니와 '오로회'를 비웃는 것에 참을 수가 없었던 것이다.

그냥 두면 재미없다는 말에 내기 바둑으로 가자고 해서 한 판 기본 2만 원에 방당 만 원으로 하기로 하고 각각 10만 원을 선불로 심판에게 냈다. 그런데 첫 판에서 진 홍 고수가 흔들렸는지 계속해서 내리 지는 것이다. 경리한테 10만 원을 더 빌려서 도전했지만 네 판째 다 거덜이 났다.

그때 마침 출장에서 돌아온 양 사범이 이야기를 들더니 "말도 안 되는 소리! 누가 서 원장을 두 점으로 잡는단 말이요? 호선이라야 맞지"라고 해서 두 점 잡이는 끝이 났는데, 이번에는 내 쪽에서 신이 나서 "어디 호선으로 찾아가시려면 찾아가시오" 했더니 홍 고수가 흔쾌히 응해왔다. 네 판을 내리 이긴 여세를 몰아 호선도 첫 판은 이겼는데, 역시 홍 고수는 강해서 나머지 판은 그가 이기고 10만 원을 되찾아갔다. 나머지 10만 원으로 술을 한 잔 하러들 갔는데, 그 자리에서 사람들이 "천하의 홍 고수를 이겼으니 이제는 서 원장이 천하의 서 고수"라고 해서 '천하의 서 고수'라는 별명이 붙은 것이다.

그다음 기억나는 바둑 이야기는 장위동에서 한의원을 하던 시절, 당시 한국기원 성북지원에서 바둑 대회가 있었는데, 출전 선수 26명이 돌아가며 모조리 대국하는 토너먼트 방식이었다. 참가자들의 프로필을 살펴보니 내가 두 번째 연장자로 나이가 많았는데, 예상외로 첫 판을 지고 말았다. 문득 속으로 '나도 이젠 나이가 들어서 이러나?' 하는 생각이 들었는데, 그러자 평소의 승부 근성이 가슴을 치고 불쑥 올라왔다. 한 판만 더 지면 2연패 탈락이기 때문에 물러설 곳이 없는 것이다. 나는 집중력에 방해되는 것을 없애기 위해 아예 한의원 셔터 문을 내리고 와서 두었는데, 얼마나 지독하게 두었는지 이후 스물네 판을 연승했다. 다섯 판만 계가(計家)였고 나머지 열아홉 판은 모두 불계승(不計勝)이었다. 내친김에 우승 기념으로 당시 사범이던 김좌기 7단에게 도전해 석 점을 놓고 이겼다. 김 사범은 원래 바둑이 날카롭기로 유명한 천재인데, 특히 하수들을 잡고 휘두르는 데에 일가견이 있어서 '접바둑의 대가'로 불리던 사람이다. 그런 프로를 이기려니 얼마나 독하게 집중했겠는가. 돌이켜보면 모두 젊은 날의 승부 근성이었는데 어릴 적부터 싸움을 자주 하지는 않았지만 어쩌다 한번 붙게 되면 끝까지 물러서지 않는 임전무퇴(臨戰無退)의 기질이 있었다.

프로 기사와의 대국은 친한 양상국 사범과는 세 점을 놓고 요즘도 간혹 대국을 하는 편인데, 다른 프로와는 그전에 바둑 TV에서 '장비'라는 별명으로 유명한 장수영 9단과 두 점을 놓고 대국한 적이 있다. '프로에 도전한다'라는 프로그램에서였는데 원래 각각 30분을 쓰게 되어 있는데 장 사범이 자신은 초읽기에 많이 숙달되어 있기 때문에 나한테 10분을 넘겨주겠다는 것이다. 그래서 장 사범은 20분, 나는 40분을 쓰게 되었는데 이게 또

나의 승부 근성을 자극했는지 초반부터 대차게 공격 일변도로 나갔다. 그랬더니 뒤에 안 일이지만 당시 해설을 맡았던 백성호 9단이 "아, 천하의 장비한테 저렇게 덤비다가는 큰코다치지요. 이 바둑은 단명기로 끝날 확률이 높습니다"라고 했다 한다. 그러나 해설자의 예상과는 달리 장 사범이 수세에 몰려서 20분을 다 쓰게 되었고, 나는 40분이 그대로 남게 되었다. 장 사범이 돌을 던지면 그야말로 너무 짧은 시간에 바둑이 끝나버려서 방송 시간에 차질이 생길 판이었다. 그러자 카메라 앞에 있는 방송 스태프가 연신 종이판을 처드는데 거기에는 '원장님, 시간 좀 쓰세요!'라고 적혀 있었다. 바둑은 내가 가일수(加一手)하면 대마가 죽어서 끝나는 상황인데 시간이 그렇다고 하니 어쩔 수 없이 다시 한번 계가를 하고 난 뒤에 많이 이긴 걸 확인하고 두 번 정도 살짝 느슨하게 틈을 주었는데 프로는 역시 무서웠다. 그 이후 추격해 오는데 아주 진땀이 날 지경이었다. 그렇게 해서 후반전은 격전이 벌어졌는데 어쨌든 방어를 잘해서 아홉 집 승을 거뒀다.

대국이 끝나고 난 뒤 식사를 하러 갔는데 백성호 9단이 "원장님이 장 사범님 엉덩이를 걷어찬 격"이라고 놀렸다. 장수영 9단은 덤덤하게 "돌 던지고 싶었는데 시간 관계상 끝까지 둔 것이다"라며 겸손하게 말했다. 당시에는 아주 우쭐했었는데, 지금 생각해 보면 내가 장수영 9단을 이긴 건 순전히 운이 좋았던 것이다.

최근 들어서는 북경에 박람회와 강연 일로 갔다가 창하오(常昊) 9단과 기념 대국을 했는데, 지고 말았다. 평소처럼 초반부터 강공으로 나가서 대마를 잡겠다고 쫓아다녔는데, 좀 더 엷어지기를 기다리지 못하고 성급하게 덤빈 것이 패인이었다. 중국의 현역 프로 기사와 대국을 한다는 흥분에 휩싸여 어깨에 힘이 들어간 것인데, 역시 창하오는 강했다. 나중에 복기를 하면서 창하오가 말하기를 "원장님이 갑자기 무섭게 공격해 와서 놀랐습니다"라고 했는데, 지금 돌이켜 생각해 보면 그 말은 아직 공격할 때가 아닌데 내가 너무 일찍 칼을 빼 들었다는 뜻으로 한 말이었던 것이다. 역시 프로는 프로다웠다고 생각한다.

2016년 3월 구글의 인공지능 알파고와 한국의 이세돌 9단의 역사적 대국은 알파고의 4 대 1 승리로 막을 내렸다. 이 대국이 워낙 화제가 되기도 했지만, 게임을 지켜보면서 바둑인과 한의사로서 느낀 게 너무 많았다.

독자들은 1999년 미국 콜로라도 주의 콜럼바인 고등학교에서 당시 그 학교 12학년이던 딜런 클레볼드와 친구 한 명이 총기를 무차별로 난사해 학생 12명과 교사 1명이 사망하고 24명이 부상한 충격적인 사건을 기억할 것이다.

그렇다면 여러분은 딜런 클레볼드의 어머니가 펴낸 〈어머니의 심판(Mother's Reckoning)〉을 읽어 봤는가? 사건이 일어난 지 무려 17년이 지난 뒤에 당시의 심경을 써내려간 책인데, 이 책에서 그 어머니는 이렇게 결론을 내리고 있다.

"아들이 고등학교에 올라가면서 컴퓨터에 빠졌고, 우울증 증세를 보였지만 이를 알아차리지 못했다. 아들은 우리와는 다른 세상에서 살고 있었다. 아들이 술을 마시고 무기를 사 모았으며 지독한 외로움과 절망 속에서 삶의 마감을 꿈꾸고 있는 것을 몰랐다. 아들이 보내는 그런 신호들을 알아차렸더라면 콜럼바인 사건은 막을 수 있었을 것이다."

콜럼바인 사건 이후에도 미시간 주의 캘러머주에서 45세 백인 남성이 총기를 난사해 7명이 사망한 사건 등등 무차별 총기 난사 사건은 계속되고 있다. 그러면 이러한 문제에 우리는 어떻게 대처하고 있는가?

하버드대, 듀크대, 컬럼비아대 3개 대학 공동연구팀이 2015년 4월 〈행동과 법 저널〉지에 발표한 연구보고서에 의하면, 전체 미국인의 10%가 분노조절장애를 겪고 있다고 한다. 그리고 이 보고서에 따르면 미국 내 개인이 소지하고 있는 총기는 약 3억 천만 정인데, 일반 총기 소유자들은 거의 개인당 총기 1정을 소유하고 있는데 반해, 분노조절장애자 대부분은 개인당 6정 이상의 총기를 소유하고 있다고 한다. 이는 언제든지 무차별 총기 난사 사건이 터질 가능성이 농후하다는 뜻인데, 이 보고서에 의하면 총기 난사 사건이 터지고 나면 의회 등 여러 곳에서 총기를 규제해야 한다는 목소리만 높아질 뿐, 정작 그 주범인 사람에게는 주목하지 않는다고 한다. 살인 도구인 총기를 차단하는 것도 중요하지만, 보다 더 중요한 것은 그런 사건을 저지르는 사람이 생기지 않도록 적극 예방해야 한다는 것이다.

가톨릭 신자인 나는 얼마 전 성당에서 신부님의 강론 중에 다음과 같은 말씀을 듣고 느낀 바가 많았다. "사람들이 남에게 덕담을 하면서 왜 '몸 건강하고 부자 되십시오'라고 하는지 잘 모르겠다. 몸 건강하고 부자만 되면 끝인가요? 나라면 '영육(靈肉) 간에 건강하고 행복하십시오'라고 하겠다."– 맞는 말이라고 생각한다. 우리는 너무 육체와 물질에 치우쳐 있다. 달콤한 것, 맛있는 것, 힘세지는 것, 날씬해지는 것, 예뻐지는 것, 돈 버는 것 등등에 오로지 집중하고 있는데, 이는 큰 잘못이다. 몸과 마음이 동시에 건강해야 한다. 그런 면에서 내 아이들을 키울 때 그 아이들이 빠져 있는 컴퓨터 게임을 보고 크게 놀란 적이 있다. 피비린내 나는 전쟁터와 같은 상황에서 눈 하나 깜짝하지 않고 총을 마구 난사해 사람을 죽이는 게임을 즐기고 있었던 것이다. 딜런 클레볼드 어머니의 지적처럼 그야말로 우리가 사는 평범한 세상과는 너무나 다른, 폭력적이고 무자비한 세상에서 사람을 많이 죽일수록 레벨이 올라가는 그런 살인 게임을 즐기고 있었던 것이다.

이 아이들이 자라서 과연 어떤 사람으로 살아가겠는가? 그때, 이래선 안 되겠다 싶어 아이들에게 컴퓨터 게임 대신 권한 것이 바로 바둑이다.

바둑에는 예의가 있고 상생이 있다. 바둑을 시작하면서 배우게 되는 '정석(定石)'이라는 용어는 나만 혼자 이기는 것이 아니라, 공격과 수비를 하는 양쪽에서 똑같이 상생하는 최선의 수를 말한다. 그리고 바둑에는 인생 그 자체가 담겨 있다. 어느 한 부분에서 실패했다고 일찌감치 포기하지 않고 다시 재기를 노리게 되며, 한 판을 지면 다음 판을 기약하며 반성하고, 또 상대를 이기는 것보다도 나 자신을 이기는 수양을 쌓게 된다. 그리고 건전한 도전의식을 지니게 된다.

이세돌 선수가 비록 4대 1로 졌지만, "그 결과 자신을 더욱 반성하고 새로운 목표를 지니게 되었다"라는 말을 했을 때, 사람들은 감동을 받았다. 바둑은 이처럼 정신 건강 면에서 많은 수양을 쌓게 해주는 게임이다. 이기고 지는 승부보다도 한 수 한 수 최선을 다해 두어가는 그 과정 속에 희열이 있고 성취감이 있고 인생에 대한 깨달음이 있다.

나는 2011년부터 사이버오로에서 해마다 편강배 월드바둑 챔피언십을 개최해 왔다. 잠깐 대회를 쉬는 동안에도 편강 바둑 연구실을 개설하여 장래가 촉망되는 프로 바둑 기사들을 후원, 한국 바둑의 미래를 이끌어갈 잠룡들의 연구를 도왔다.

또한, 편강배 첫 회부터 상금을 걸었는데, 매년 상금의 액수를 올려 2011년 천만 원이던 상금이 2016년엔 1억 2백만 원으로 그 규모가 훨씬 더 커졌고, 그동안 한국 우승자 4명(김영삼·안성준·홍성지·변상일), 중국 우승자 3명(커제·판팅위·퉁멍청), 총 7명의 우승자를 배출했다.

편강배는 회를 거듭할수록 뜨거운 화제를 몰고 왔는데, 3회 대회 당시 무명이던 커제가 편강배 타이틀 획득 후 마치 로켓처럼 기량이 수직 상승해 각종 세계 기전에서 우승을 휩쓸며 지금까지 중국 랭킹 1위를 고수하고 있고, 4회 대회 우승자인 판팅위도 2018 농심 신라면배에서 7연승의 기적을 이뤄 전설이 되는 등, 편강배를 거치기만 하면 발군의 기량을 선보여 '행운의 기전'으로 알려졌기 때문이다.

편강배 월드바둑 챔피언십은 인터넷을 통해 시합을 하기 때문에 시공간의 제약을 받지 않는 장점이 있는 반면, AI의 등장으로 커닝의 위험이 우려되어 공정성이 의심스러워 2019년부터는 오프라인에서 한국과 중국의 전설들이 함께하는 단체전으로 새롭게 탈바꿈하여 중국 위해시와 합작하여 개최하게 되었다.

위해(威海, Weihai)시는 산둥반도의 북쪽 끝에 있는 중국의 항구도시다. 특히, 인천과 아주 가까워 '위해시 장닭이 크게 울면 인천 사람들이 깬다'는 우스갯소리가 있을 정도다. 특히, 삼면이 바다로 둘러싸여 경치가 수려한데, 위해시에서는 5성급 호텔에 최고급 음식을 대접하여 한국 선수단의 숙박을 책임지고, 편강한의원은 선수들의 상금과 대회의 운영 관리를 도맡아 하기로 한 것이다. 이렇게 2019년 10월 23, 24 양일간 편강과 위해시가 함께하는 제1회 편강배 한중 바둑 국수 초청전의 막이 올랐다.

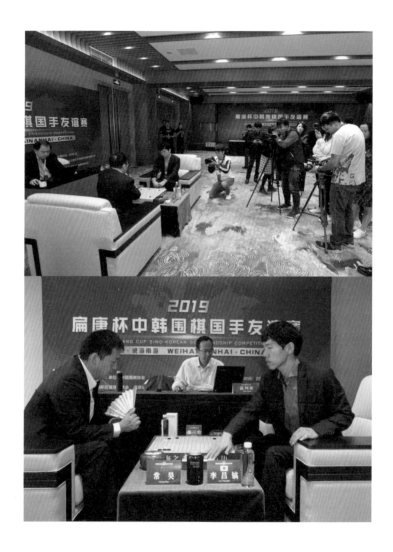

이를 취재하기 위한 기자 회견장에는 중국 최고의 매체인 CCTV, 신랑망(新浪網), 텐센트(腾讯网), 신화망(新華網) 등 메이저 언론이 모두 참여하여 취재 열기가 뜨거웠고, 중국의 국영방송 CCTV는 이 역사적인 대국을 55분간 방송해 주기도 하였다. 중국 제1의 검색 포털 바이두(百度)에서도 2013년 공산당원 알레르기 특강으로 필자가 소개된 이래 편강배 관련 소식이 새롭게 추가되며, 중국 내 폐 질환 전문 편강한의원에 대한 인지도와 신뢰도 또한 동반 상승하고 있다.

출전 선수들도 기라성 같은 왕년의 스타들이 총출동하였다. 중국팀은 시진핑 주석의 바둑 선생인 녜웨이핑(聶衛平), 언제나 중국의 인기 스포츠맨 10위 안에 드는 창하오(常昊), 한 시대를 풍미했던 마샤오춘(馬曉春), 바둑으로 중국 최고의 칭화대에 들어간 구리(古力) 9단. 이렇게 네 명의 별들이 총출동하였다. 그에 걸맞게 한국에서도 국보급 돌부처 이창호, 반상의 승부사 서봉수, 세계 최강의 공격수 유창혁, 호방한 꽃미남 조한승 9단이 출전하여 명승부를 펼쳤다.

상금도 커서 우승 상금 40만 위엔, 준우승 상금 30만 위엔으로, 한국이 중국을 5:3으로 꺾고 최종 우승을 차지했다. 마침, 2019년은 공산당 창건 70주년이라 한민족과 중화민족의 우호를 증진하고, 세계의 청소년들에게 건전한 오락을 보급한다는 목표도 개최의 커다란 의의가 되었다.

편강배를 전후해서 편강환도 중국 제2의 온라인 쇼핑몰, JD 닷컴에 입성하게 되었다. 온라인 쇼핑몰에 올라가기 위한 조건이 중국 정부의 인증서인데, 필자는 사전에 인증서를 받아 놓았다. 사람들이 익히 아는 중국 제1의 쇼핑몰 알리바바는 작년 광군제(光棍節, 11월 11일) 단 하루 만에 300억 불

(한화로 약 34조 7천억)을 판매했고, JD닷컴은 무려 26조를 판매했다. 이렇게 엄청난 매출을 올린 투톱의 쇼핑몰인데, 사람들은 1위에만 시선을 두고 있다. 그러나 알리바바가 중저가 상품을 판매한다면, JD닷컴은 고가의 명품을 파는 곳이다. 이제 하이 브랜드 편강환이 JD닷컴에서 얼마의 성공을 거둘지 모르지만, 대박까지는 아니고 소박만 나도 편강배 정도의 바둑 대회는 매년 개최할 수 있을 것이다.

혹자들은 '왜 한의사가 비용을 들여가며 세계 바둑 대회를 개최하는가?' 하고 의아해한다. 내가 세계 바둑 대회를 개최하는 이유는 네 가지이다.

첫째는 무엇보다도 나 자신이 바둑 애호가이기 때문이고, 둘째는 편강한의원에서 올리는 수익을 사회에 환원하고자 함이다. 셋째는 세계인들이 바둑이라는 공통 언어를 통해 서로 소통함으로써 세계 평화 증진에 기여하고자 함이요, 넷째는 바로 인류의 정신 건강을 증진하고자 함이다.

현재 바둑 강국은 한국과 중국이 양강 구도를 형성하고 있는데, 중국의 시진핑 주석이 바둑 애호가임은 잘 알려진 사실이다. 그리고 얼마 전 시 주석이 해외에 나가 있는 각국 주재 외교관들에게 바둑을 배우라고 권고한 것은 대단히 의미심장한 일이라고 본다. 상생과 원모심려(遠謀深慮)가 있는 바둑을 배움으로써 이를 외교에 원용하라는 뜻일 텐데, 바둑을 깊이 이해하는 시진핑 주석다운 훌륭한 발상이라고 본다. 뿐만 아니라 시 주석이 초등학교 교과 과정에서 바둑을 가르치도록 한 결정은 더욱 훌륭한 정책으로써 깊이 공감하는 바이다.

앞에서도 언급했듯이 우리 인류의 미래는 어린이들에게 달려 있다. 그러나 현재 이 어린이들이 자라는 환경은 너무나 삭막하다. 특히, 어린이들이 가장 선호하는 취미 생활이 감동이 없는 비정하며 경쟁적이고 폭력적인 컴퓨터 게임이라는 사실은 어느 한 나라나 개인의 문제가 아니라, 전 세계인이 공통으로 고민해야 할 심각한 문제이다. 이에 대한 해결책의 하나로써 시 주석이 아이들에게 바둑을 가르치도록 한 것은 그의 선견지명을 보여주는 탁월한 정책이다.

시 주석의 이러한 결정들을 보면서 나에게는 하나의 소망이 생겼다. 앞서 밝혔듯이 몇 년 전에 중국을 방문했을 때 중국의 프로 기사 창하오 9단과 대국할 기회를 가졌었는데, 이번에는 나와 기력이 비슷한 시 주석과 한번 대국할 기회를 가져보고 싶은 것이다. 바야흐로 동양의학이 서양의학의 한계를 극복하려는 이 시점에서, 또 무차별 총기 난사 사건과 같은 인류의 정신 건강 문제를 해결해야 하는 이 시점에서 같은 바둑 애호가로서 시 주석과의 한판 대국은 많은 의미를 지닐 수 있다고 본다.

만일 그런 대국이 성사된다면 어찌 빈손으로 나가겠는가? 눈을 뜰 수 없을 정도로 불어닥치는 중국의 황사는 큰 문제인데, 이러한 환경에 놓인 화인(華人)들의 폐를 깨끗이 만들어 줌으로써 모든 중국 인민들이 건강한 삶을 살 수 있도록 해주는 청폐 비법을 선물하고 싶다.

아울러 계림(桂林)에 있는 세외도원과 같은 편강도원을 대대적으로 건립해 청폐 비법으로 백세 장수를 누리는 노인들을 대거 입주시킴으로써 무릉도원이 전설 속의 낙원이 아니라 중국에 실재하는 낙원임을 입증해 전 세계인이 찾는 명소로 만들고 싶다.

그런 날이 오기를 빌며 이 자서전을 통해 이 소식이 중국에 전해지기를 기대한다.

동물 이야기

"개가 편강탕을 먹으면 어떻게 됩니까?"

이 질문은 이 책의 5부에 있는 '다시 일본으로'에서 간략하게 소개했다시피, 2010년 11월 21일 '알레르기에 대처하기 위한 면역력 개선 세미나'에 초청받아 일본 오사카 타카츠 가든에서 강연을 마치고 질의 · 응답을 받던 나에게 한 일본 여성이 던진 질문이다.

당시에 나는 말문이 막혔다. 이미 비염 5만, 아토피 4만, 천식 3만 3천여 명을 근치(根治)시킨 나였지만, 편강탕을 사람만 먹였지 개를 먹여본 적은 없었기 때문이다. 그런데 그렇게 당황하는 나에게, 뜻밖의 질문을 던진 여자분이 자신의 경험담을 쏟아 놓았다.

"실은 저희 집 개가 복수, 당뇨, 녹내장이 있어 제가 먹던 편강탕을 나눠주어 함께 먹었습니다. 그런데 신기하게 수년간 고생하던 고질병이 싹 나았습니다."

그로부터 3년 후인 2013년 5월 편강한의원 서초점에 새로운 동물 치료 사례를 상세하게 담은 스케치북 두 권이 도착했다. 손글씨로 정성스럽게 써 내려간 병상일기 옆에는 '호동, 호영'이란 이름을 가진 개 두 마리의 치료 경과를 담은 사진이 차례로 붙어있고, 모정 가득한 김인희(57세) 씨의 방긋 웃는 사진도 함께였다.

고령화, 핵가족화로 싱글족이 늘어나고 출산 연령대가 높아지면서 우리나라에서도 반려동물을 키우는 인구가 천만 명을 넘어섰다. 반려(伴侶)동물은 말 그대로 '짝이 되는 동무'라는 뜻이다. 동물을 사람이 일방적으로 기르는 대상이 아닌, 사람과 생로병사를 겪으면서 슬픔도 기쁨도 함께 나누는 가족 같은 존재로 여기는 추세다. 그러나 아직도 충동적으로 입양한 후 병들거나 귀찮아지면 버려지는 유기동물 또한 연 10만 마리에 이른다.

김인희 씨도 편강한의원을 방문하기 9년 전 쌀쌀한 봄날 길에서 꽃샘추위에 떨던 강아지, 호영이를 주워 왔다. 호영이는 생후 8개월부터 온몸을 긁으며 괴로워하는 유전성 아토피였다. 긁고 또 긁는 호영이가 안타까워 9년간 동물 병원에서 치료를 받으며 매일 스테로이드 주사를 맞혔지만, 낫기는커녕 증상은 더욱 악화되어만 갔다. "너무 긁어 피가 철철 나고 발가락 사이가 붉고 가려워서 항상 이빨로 깨물고 있어 모든 가족이 뜬눈으로 지새우는 날이 많았다"라고 김인희 씨는 당시를 회고한다.

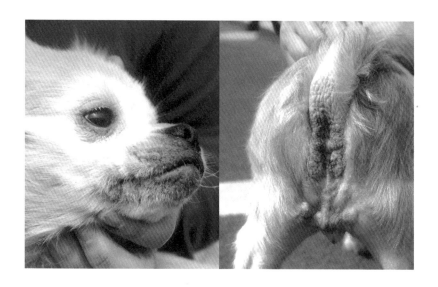

특히, 항문과 요도를 더 가려워해 늘 엉덩이를 바닥에 비벼 피부가 나무 껍질처럼 딱딱해지면서 건조하여 연탄색보다 더 진한 검은색으로 변했다. 눈가는 항상 빨갛고, 털도 자라지 않았다. 밤새 긁어대다 보니 가끔 너무 긁어 피가 철철 날 때는 너무 힘들어 하는 모습이 불쌍해 '안락사를 시켜야 하나…' 고민도 많았다 한다. 양약으로 치료하기에는 병이 너무 깊다는 판단이 들었을 때, 우연히 편강한의원을 알게 되어 본인의 건강도 돌볼 겸 나를 찾아온 것이다.

김인희 씨는 처음에는 자신의 병만 이야기를 했다. 그러다가 진료 중간에 조심스럽게 호동이, 호영이 이야기를 꺼냈다. 사람이 먹는 편강탕을 개한테 먹인다고 하면 혼날 것 같아 이야기를 주저했던 것이다. 그러나 나는 3년 전 일본에서 받은 한 여성의 질문을 기억하고 있었다. 세상에! 그때 무엇인가가 머릿속을 스쳐갔지만 그것이 무엇인지 몰랐는데, 돌이켜보니 바로 이런 경우를 미리 준비시킨 것처럼 반려동물에 대한 치료 사례가 있는 것이 아닌가! 사실 일본 여성의 질문과 답변이 없었다면 김인희 씨의 질문에 나도 반신반의했을 것이다. 그러나 분명한 동물 치료 사례가 있으니 그 주인이 가족처럼 여기는 반려동물이라면 내가 못 먹이게 할 근거가 무엇이겠는가? 세상일은 정말 알 수 없는 인연들이 씨줄과 날줄로 엮이어 돌아간다는 생각이 든다.

스테로이드제의 부작용은 사람뿐만 아니라 개나 고양이 같은 동물들에게도 심각하다. 하물며 9년간 매일 스테로이드를 쓴 호영이는 상태가 오죽했을까. 처음엔 '기적의 약'으로 칭송받았던 스테로이드제는 우리 몸의 콩팥 위에 있는 '부신(副腎)'이라는 작은 기관에서 만들어내는 부신피질호르몬을 화학적으로 흉내 낸 것이다. 일종의 면역 억제제로, 그 반응 속도가 매우 빠르기 때문에 일시적으로는 효과가 좋다. 그러나 가장 중요한 것은 투여한 스테로이드의 약효가 떨어지면 다시 증상이 살아난다는 것이다.

스테로이드제의 가장 치명적인 부작용은 약물 내성과 면역력 저하이다. 처음에는 강도가 낮은 스테로이드제를 사용하다가 점차 내성이 생겨 효과가 없어지면 다음에는 보다 강도가 높은 스테로이드제를 사용하게 되는데, 여기에까지 내성이 생기게 되면 불행히도 더 이상의 치료약은 듣지 않게 된다. 문제는 아토피가 잘 낫지 않을 뿐만 아니라 신장을 망가트려 고혈압, 당뇨를 유발하고, 더 깊어지면 한방 전래의 '신장(콩팥)이 뼈를 주관한다'는 신주골(腎主骨) 원리에 따라 골다공증이 찾아온다는 사실이다. 그래서 고혈압, 당뇨, 골다공증 세 증상을 다 갖게 되면 '쿠싱증후군'이라고 하는데, 어느새 몸은 만신창이가 되어버린다.

김인희 씨는 호흡곤란과 혈액순환 장애로 나빠진 본인의 건강도 챙기고, 스테로이드 중독으로 만신창이가 된 호영이와 노환으로 백내장이 온 호동이도 함께 먹이고자 본인의 이름으로 편강탕을 처방받아 7개월 동안 자신의 한약을 호영, 호동이에게도 나눠 먹였다. 편강탕 복용 후 호영이는 스테로이드 중독에서 벗어나 새살이 돋으며 정상 컨디션을 되찾았다.

우선, 한약 복용 전에 풍선처럼 부풀었던 살이 8.7kg에서 7.2kg으로 빠지고, 거칠고 검었던 항문 주위에도 새살이 돋기 시작했다. 피부색도 연하고 부드러워졌다. 생식기 주변까지 핑크색으로 살아나면서 허리 디스크도 사라지고, 신장과 간 수치가 높았는데 모두 정상으로 돌아왔다. 특별한 명현현상 없이 스테로이드 중독으로 인한 쿠싱증후군을 고쳐내면서 악순환의 고리를 끊고 밝고 명랑해진 것이다.

김인희 씨와 함께 살던 이 집의 터줏대감 호동이도 개 나이 19살, 사람 나이로 환산하면 96세의 백세 노인이 다 되어 이빨이 하나도 없어 혀가 항상 나와 있고, 백내장 때문에 앞이 잘 보이지 않아 여기저기 부딪히고 눈에 힘이 없어 흐물거렸다 한다.

호영이가 편강탕을 먹기 시작하자 호동이도 하루에 두 번씩 함께 나눠 먹었고, 얼마 안 있어 호동이 역시 노환으로 어두웠던 눈이 초롱초롱해지고 몸이 전반적으로 좋아지면서 활력을 되찾아 명랑해졌다.

김인희 씨는 "호영이를 살리려고 은혜를 베푸니 덕분에 나도 같이 사는구나… 생각하니 감사한 마음뿐"이라며 활짝 웃는다. "호영이처럼 아토피로 고생하는 강아지들의 희망의 등불이 되고 싶습니다. 남들이 보기에는 우스운 믹스견이지만 저에게는 소중한 존재"라고 말한다.

사실 나는 인간이나 가축이나 모두의 질병을 추방하여 이 지상을 낙원으로 만들고자 하는 꿈을 가지고 있다. 특히, 요즘 문제가 되는 구제역이나 AI, 아프리카 돼지열병 등을 철통같이 막아내면 항생 소염제 없이도 건강한 가축의 생명을 유지할 수 있다. 인간처럼 가축도 마지막 날까지 편안하고 건강하게 살다 가는 것이다. 사실, 양식장의 물고기나 가축이 먹는 사료에 지금처럼 항생 소염제를 계속 투여하면 오히려 면역력이 떨어진다. 항생제를 쓰면 유해균보다 유익균이 치명적인 손상을 입어 장내 유익균이 죽게 되고, 이것이 축적되면 점점 더 질환이 악화된다. 더 나아가 항생 소염제를 먹인 가축을 사람이 먹게 되면 사람에게도 화학 약독이 그대로 전달되어 안 좋은 영향을 미친다.

모든 질병은 사람과 동물, 즉 인수(人獸)가 공통이다. 병 없는 생명체는 없고, 대부분의 동물은 설사하거나 감기 때문에 죽는다. 설사는 장의 기능이 약화되거나 면역력이 약화될 때 나타난다. 구제역 같은 호흡기 질병은 동물에게 일어난 독감이라고 생각하면 된다. 그래서 나는 편강탕을 달이고 남은 부산물을 사료에 섞어서 먹여보면 어떨까 상상하기도 했다.

가축을 포함해 폐로 숨 쉬는 모든 생명체는 숨 쉬지 못하면 죽는다. 그 숨길을 지키는 군부대가 바로 편도 부대다. 청폐로 이 편도 부대의 눈빛이 초롱초롱 빛날 때 생명이 안전하다. 숨길에 200가지가 넘는 독감 바이러스가 침투해도 편도 부대가 잘 막아내면 폐렴과 독감을 예방해 결국 동물도 항생제 없이 키울 수 있다. 더불어 생명현상을 유지하는 인간의 건강에도 유익한 영향을 미칠 것이다.

나는 김인희 씨가 보낸 치료 사례 스케치북을 보면서 또 다른 구상도 하게 되었다. 우연한 기회에 스테로이드에 중독된 개가 해독되는 사례를 접하게 됐지만, 이걸 그냥 하나의 우연한 사례로만 남길 게 아니라 과연 이런 일이 통계적·확률적으로 가능한 일인가를 시험해보고 싶은 생각이 떠오른 것이다. 아무리 편강탕이 스테로이드 해독에 효과가 있다고 해도 정량적인 실험을 사람에게 할 수는 없는 일이다. 이건 실험 결과를 효과 증명의 근거로 삼는 양방도 마찬가지이다. 아무리 좋은 신약이 개발되었다 해도 처음부터 그 실험을 사람에게 할 수는 없는 일이다. 그래서 주로 하는 것이 모르모트 같은 쥐에 대한 실험을 한다. 그러나 편강탕의 효능을 개에게 실험하는 것은 이보다 더 좋은 여건이 된다. 왜냐하면 개는 사람이 앓는 질병은 거의 비슷하게 앓기 때문이다. 나는 즉각 이 아이디어를 실행에 옮겼다.

실험 이야기

　편강탕의 효과에 대한 동물 실험은 두 군데에서 이루어졌는데, 먼저 건국대 수의과대학 내과학교실에서 실시한 연구를 소개한다. 연구 결과 보고에 대한 전문(全文)을 실으면 좋겠지만, 내용이 길고 전문 용어가 많이 등장하여 복잡하므로 최종 결론만 소개하겠다.

———

편강탕 복용 후 정상 견(犬)에서의 부작용 평가와
혈액 및 면역 세포 활성 효과에 대한 연구

주관 연구 책임자 : 건국대학교 수의과대학 내과학교실 박희명 교수

(중략)

최종 결론

　4주간의 실험을 통해 편강탕은 사람의 권장 복용량의 1/3, 그리고 1/6을 투여했을 때 혈액학적 이상이나 간독성, 신장독성, 췌장독성 및 전신적 이상 증상이 발견되지 않았으며, 특히 한약을 투여한 후 간독성이 발생할 수 있다는 다른 문헌들의 것과는 확연히 다른 결과를 보여 주었다. 즉, 2달간 장기 투여한 비글 견에서 편강탕 투여에 의한 독성이나 특기할 만한 부작용은 발견되지 않았다.

단백질 전기영동검사, A/G ratio 검사를 통해 편강탕 투여가 일부 면역이 항진된 질병에서 면역을 일부 조절할 수 있는 기능을 가질 수 있음이 본 실험 결과에서 도출되었다. 향후 애완동물 및 사람에서 각종 알러지 질병에 본 편강탕을 이용할 경우 알러지 치료를 위해 면역 억압을 유발하는 스테로이드를 장기간 사용하는 것보다 적절한 면역 조절 기능이 있는 편강탕이 그 하나의 대체 요법으로 이용될 수 있을 것으로 생각된다.

특히, 스테로이드 등의 경우 장기간 사용 시 각종 부작용(다음, 다뇨, 다식, 체중 증가 등)이 발생하기 때문에 심한 면역 억압에 영향을 주지 않는 편강탕의 투여가 질병 치료에 부담을 덜 주고, 치료에 도움을 줄 것으로 생각한다.

또한 지방 단백 전기영동검사를 통해 편강탕 1/3을 먹인 그룹은 다른 그룹에 비해 고지혈증을 완화해 줄 수 있는 결과를 보여 주었으며, 이는 편강탕이 향후 대사성증후군 등에 의해 속발하는 질병을 어느 정도 완화시켜 줄 수 있는 가능성을 보여 준다.

다음으로 충남대에서 실험 연구한 내용을 간략히 소개하겠다. 건국대 연구 결과와 마찬가지로 내용이 길고 전문 용어의 등장으로 일반 독자가 읽기에는 불편하므로 연구의 주요 성과를 요약한 부분만 게재한다.

———

청폐 한약 추출물인 편강환(편강탕)이
호흡기 객담의 생성 및 분비에 미치는 영향에 관한 연구

연구 책임자 : 충남대학교 의학전문대학원 약리학교실 이충재 교수

(중략)

연구의 주요 성과 요약

(1) 인간 호흡기 상피 세포주에서, 편강탕이 염증 유발 상태에서의 호흡기 객담 주 구성 성분인 뮤신 과다 생성(hyperproduction) 및 유전자 과발현에 대해 나타내는 억제적 조절 작용을 입증함.

(2) 흰쥐를 이용한 급성 기관지염 모델에서, 편강탕이 호흡기 객담의 주 구성 성분인 뮤신의 과다 분비(hypersecretion) 현상에 대해 나타내는 억제적 조절 작용을 입증함.

이상의 연구 결과를 바탕으로 편도선염, 기관지염, 폐렴, 후두염, 감기 등에서 관찰되는 호흡기 염증 상태에서의 기도 객담 과다 생성 및 분비를 조절함으로써 제반 질환을 치료하는 편강환(탕)의 약효를 세포 및 동물 실험 수준에서 입증할 수 있는 연구 자료를 축적하였고, 그 결과를 논문의 형태로 영국의 저명한 천연물 과학 국제학술잡지인 Phytotherapy Research(생약 치료학 연구지)에 게재할 예정임.

특히, 충남대 연구 결과는 '한국생약학회'에서 발행하는 SCOPUS급 국제 학술지 NPS(Natural Product Sciences)와 SCI급 국제 학술지 JTCM(Journal of Traditional Chinese Medicine)에 게재되었다.

스코퍼스(Scopus)는 네덜란드 엘스비어(Elsevier) 출판사가 2004년에 만든

전 세계 우수 학술논문 인용지수로, 미국 Thomson Reuters 사(社)에서 판매하는 학술 문헌 인용 색인 DB인 WoS(Web of Science)와 함께 세계적으로 유명한 학술 데이터베이스 중 하나이다.

SCI는 'Science Citation Index'의 약자로, 미국 톰슨 사이언티픽 사가 운영하는 과학기술분야 학술잡지에 게재된 논문의 색인을 수록한 DB의 이름이다. 이 DB에서 선정한 학술지에 수록된 논문은 세계적인 권위를 인정받게 되며, 그런 논문은 'SCI 논문'이라 하여 일반 논문과는 격이 다른 대우를 받는다. 한국에선 보통 'SCI 논문'이라 할 때 스코퍼스 논문도 포함된다.

쉽게 말해 NPS와 JTCM에 이 연구 결과가 게재된 것은 편강탕의 효능에 대한 연구가 국제 학술계의 인정을 받았다고 보면 되는 것이다.

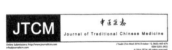

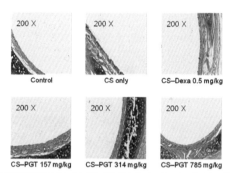

Fig. 3. Effect of PGT on epithelial mucosubstances in trachea of rats exposed to cigarette smoke extract plus sulfur dioxide (Hematoxylin and eosin staining, 200 X).

Rats were exposed by inhalation to the mixture of cigarette smoke extract and sulfur dioxide and the effect of orally administered PGT on epithelial mucosubstances (stained blue to purple) in the trachea was investigated, as described in the Materials and Methods. The blue to purple staining in luminal surface epithelium indicates mucins. Cont: control; PGT: Pyunkang-tang extract; Dexa: dexamethasone; CS: the mixture of cigarette smoke extract and sulfur dioxide.

plus PMA - PGT 1.37 mg/mL, CSE plus PMA - PGT 6.85 mg/mL, CSE plus PMA - PGT 13.7 mg/mL and CSE plus PMA – Apigenin 20 μM groups, respectively (Fig. 2). These two results indicate that PGT might suppress CSE-induced gene expression and production of MUC5AC, by directly acting on airway epithelial cells.

Additionally, CSE has been described to cause hyperplasia of goblet cells and hypersecretion of pulmonary mucus, *in vivo*.[16] Based on this report, we examined whether PGT significantly controls the inflammatory hypersecretion of pulmonary mucin triggered by inhalation of CSE. As shown in Fig. 3 and 4, in this COPD-like inflammation animal model, orally-administered PGT suppressed both the increase of mucosubstances in goblet cells of tracheal tissues and mucin secretion in BALF. Exposure of rats to CSE plus SO_2 for 3 weeks resulted in a significant increase in mucosubstances (mucins, stained purple) (Fig. 3) and mucin secretion from tracheal tissues (Fig. 4), compared with that of the control group. However, orally-administered PGT inhibited both the increase of mucosubstances (stained purple) in goblet cells of tracheal tissues and mucin secretion in BALF. The amount of mucin in the BALF samples was $100 \pm 22\%$, $473 \pm 65\%$, $262 \pm 64\%$, $220 \pm 62\%$, $163 \pm 2\%$ and $254 \pm 29\%$ for the control, CSE plus SO_2 only, CSE plus SO_2 - PGT 157 mg/kg, CSE plus SO_2 - PGT 314 mg/kg, CSE plus SO_2 - PGT 785 mg/

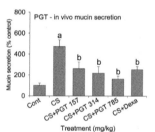

Fig. 4. Effect of PGT on secretion of *in vivo* airway mucin from rats exposed to cigarette smoke extract plus sulfur dioxide.

Rats were exposed by inhalation to the mixture of cigarette smoke extract and sulfur dioxide and the effect of orally administered PGT on secretion of *in vivo* airway mucins was investigated, as described in the Materials and Methods. Each bar represents the mean ± standard error of values obtained from five rats. Cont: control; Dexa: dexamethasone; PGT: Pyunkang-tang extract; CS: the mixture of cigarette smoke extract and sulfur dioxide. Concentration units are mg/kg.

a; significantly different from control (p < 0.05).

b; significantly different from the mixture of cigarette smoke extract and sulfur dioxide alone (p < 0.05).

kg, and CSE plus SO_2 - dexamethasone 0.5 mg/kg groups, respectively. A positive control, dexamethasone, inhibited

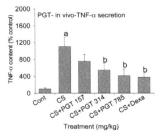

Fig. 5. Effect of PGT on secretion level of TNF-α in BALF from rats exposed to cigarette smoke extract plus sulfur dioxide.
Rats were exposed by inhalation to the mixture of cigarette smoke extract and sulfur dioxide and the effect of orally administered PGT on secretion level of TNF-α in BALF was investigated, as described in the Materials and Methods. Each bar represents the mean ± standard error of values obtained from five rats. Cont: control; Dexa: dexamethasone; TNF-α: tumor necrosis factor-α; BALF: bronchoalveolar lavage fluid; PGT: Pyunkang-tang extract; CS: the mixture of cigarette smoke extract and sulfur dioxide. Concentration units are mg/kg.
a; significantly different from control (p < 0.05).
b; significantly different from the mixture of cigarette smoke extract and sulfur dioxide alone (p < 0.05).

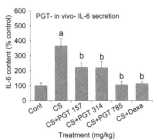

Fig. 6. Effect of PGT on secretion level of IL-6 in BALF from rats exposed to cigarette smoke extract plus sulfur dioxide.
Rats were exposed by inhalation to the mixture of cigarette smoke extract and sulfur dioxide and the effect of orally administered PGT on secretion level of IL-6 in BALF was investigated, as described in the Materials and Methods. Each bar represents the mean ± standard error of values obtained from five rats. Cont: control; Dexa: dexamethasone; IL-6: interleukin-6 (IL-6); BALF: bronchoalveolar lavage fluid; PGT: Pyunkang-tang extract; CS: the mixture of cigarette smoke extract and sulfur dioxide. Concentration units are mg/kg.
a; significantly different from control (p < 0.05).
b; significantly different from the mixture of cigarette smoke extract and sulfur dioxide alone (p < 0.05).

모든 일에는 시작과 끝이 있는데, 이러한 실험 연구에 관해서 나는 성서 구절처럼 '시작은 미약했으나 끝은 창대하기'를 바라고 있다.

현재는 그야말로 연구와 해외 시장 진출, 환자 진료와 각종 강연 등으로 눈코 뜰 새 없기 때문에 소규모 프로젝트로 실험 연구 작업을 해나가고 있지만, 앞으로 더욱 정밀하고 심도 있는 과학적 분석 검증 작업을 장기간에 걸쳐 지속해나갈 계획이다. 한방의 특성상 약효에 대한 것이 궁극적으로 이러한 수치로 분석되고 증명되는 성질은 아니지만, 각종 분석 기기나 방법의 놀라운 발전을 한방이 외면할 수만은 없다고 본다.

19세기 근대 문명이 발달하여 중국이 서양 문물을 수입할 때, 근본은 중국에서 찾고 그 방법은 서양에서 찾고자 했던 '중체서용(中體西用)'의 정신처럼, 나도 근본은 한방에 두되 도움이 될 수 있는 모든 것은 동서양, 한방, 양방에 구애받지 않고 활용하고자 한다. 그것이 한방의 발전과 세계화를 위한 길이라고 믿기 때문이다.

환자 이야기

이 책에서 여러 번 밝혔듯이 편강의 역사에는 나를 믿고 약을 복용해서 완치의 길로 나아간 환자들의 땀과 눈물이 서려 있다. 그래서 나는 항상 그분들에게 감사를 드리고 있으며, 그분들의 이야기를 하나하나 모두 마음속에 기억하며 잊지 않고 있다. 때문에 어느 몇 분 만의 이야기를 여기에 소개하는 것은 나머지 분들에 대한 결례이기 때문에 아주 간략하게 잊지 못할 환자 몇 분의 이야기만 하고자 한다.

무엇보다 잊지 못하는 환자는 이 책에서도 소개한 편강탕을 비염약으로 처음 처방했던 여중생과 그의 아버지다. 특히 그 아버지는 양의임에도 불구하고 딸의 호전 반응을 보자마자 이른 새벽에 달려와 약을 지어갔고, 결국 부녀(父女) 모두 비염을 완치해냈다. 편강의 역사에서 정말 잊지 못할 환자 1호이다.

그다음에는 심한 아토피로 수없이 자살을 하려고 했던 여성 환자분이 있었다. 그때 나는 PBC TV(평화방송)에서 '건강 교실' 같은 한방 프로그램에 고정 출연하고 있을 때인데, 그 방송을 보고 안산으로 나를 찾아온 것이다. 이야기를 듣고 보니 처음에는 여드름이 심해서 S 의료원 피부과를 갔었는데, 거기에서 처방해 준 스테로이드제를 사용하기 시작하면서 증세의 완화와 재발을 반복하다가 마침내는 아토피로 번지고 더 이상 손쓸 수 없는 상태에 이르렀다는 것이다. 증세가 얼마나 심한지 정말 눈 뜨고 볼 수 없을 지경이었다. 직장도 번듯한 방송 작가였는데, 그 고통이 얼마나 컸을까는 짐작만 할 뿐이지 당사자가 아니고는 잘 모를 것이다. 이분도 완치되어 새 삶을 찾았는데, 자신이 치료되어 가는 과정을 일일이 사진까지 인터넷에 올릴 정도로 편강의 전도사 역할을 많이 했다.

30대의 어떤 주부는 천식 환자였는데, 얼마나 정도가 심했는지 한번 기침이 터지면 걷잡을 수가 없어서 동네 사람들이 모두 얼마 안 있어 죽을 거라고 믿을 정도였다. 그런 사람이 편강탕을 먹고 천식을 치료했는데, 어느 날 전화가 왔다. "자전거를 타고 진부령을 넘어 동해안에 왔다"는 것이다. 이런 전화를 받을 때는 마치 내가 죽을병을 이기고 자전거로 진부령을 넘은 것 같은 기분이 든다.

한 50대 환자는 화학 공장 퇴직자였는데 거기에서 아토피를 얻었고 얼마나 정도가 심한지 나한테 왔을 때는 "자동차 트렁크 안에 밧줄과 사다리를 넣고 다닌다"면서 눈물을 보였다. "왜 그러느냐"고 물었더니, "날마다 산에 올라가 아무도 없는 곳에서 목매어 죽을 생각만 한다"는 것이 아닌가? 상태를 보니 약을 42개월은 먹어야 되겠다고 이야기해 줬는데, 그 반 정도인 24개월 만에 아토피가 나았다. 그런데 이 환자가 특히 기억에 남는 것은 심한 명현 현상으로 나한테 짜증을 엄청나게 부렸기 때문이다.

명현 현상은 호전 반응이 올 때 그동안에 쌓였던 독소들을 배출해내느라 일시적으로 증상이 심해지는 것을 말하는데, 대부분의 평범한 환자들은 이 부분에서 참지 못하고 약의 복용을 끊은 뒤 스테로이드제로 돌아가 버리는 경우가 많다. 그러면 완치는 물 건너가는 것인데, 이분은 그렇게 짜증을 부리면서도 끝까지 약의 복용은 중단하지 않아서 결국 병을 이겨냈다.

농인 김기동 서예가는 앞에 뉴욕 코로나 광장 행사를 설명할 때 잠깐 소개했었는데, 이분은 비염이 아주 심해서 15년 이상 하루에 두루마리 화장지 세 통을 써도 모자랄 정도였다. 그런데 편강탕을 먹고 석 달 만에 비염이 낫자, 적극적으로 편강탕을 알리는 전도사가 되었다.

이보다 더 놀라운 사연은 바로 암이 치료된 사례들이다. 혈액암(림프종)에 걸려 독한 항암 치료를 받은 뒤 극심한 가려움과 아토피로 괴로워하던 40대 남성은 편강탕 복용 후 가려움증이 사라지면서 아토피와 림프종이 동시에 나았다며 기뻐했다.

10년 넘게 천식과 두드러기로 고생하다 근본 치료를 위해 편강을 찾은 40대 후반 여성도 생각지 못한 갑상선 악성 종양이 함께 없어져 깜짝 놀랐다며 무척 기뻐했다.

평생 교직에 종사해온 60대 남성은 폐암 수술로 3분의 1 정도의 폐를 잘라내 호흡곤란 증세가 심했고, 진통제에 항암제까지 맞으니 자꾸 토하고 기력이 없어 열 발짝도 걷기 힘들었다. 약 2년간 친척이 추천한 편강 약만 먹으면서 수술한 병원으로 정기검진만 다녔는데, "몰라보게 좋아졌네요!" 갈 때마다 감탄을 하더니 5년이 지났을 때 "나이 같지 않게 신체 건강이 아주 좋다. 고혈압 등 아무것도 없고 깨끗하다"며 최종 완치 판정을 받았다.

그 후 7년이 지난 지금까지 몸 상태가 아주 좋아 자신의 경험을 강의하는 인생 2막을 자신 있게 준비하고 있다.

며칠 전에는 췌장암 4기 시한부 판정을 받은 70대 여성이 양방에는 자신에게 맞는 항암제도 없고, 신장이 나빠 치료할 방법을 몰라 여기저기 헤매다가 대장암 수술 후유증으로 폐섬유화까지 발병하여 온갖 합병증에 신음하던 분이 편강 약을 먹고 건강해진 것을 보고 옆에 사는 동생이 적극 추천하여 한약을 두 달 복용한 뒤 놀랍게 회복되어 암세포의 5분의 4가 줄었다며, 새 생명을 준 것에 깊이 감사했다.

필자가 일흔이 훨씬 넘은 나이에도 하루 종일 진료실을 지킬 수 있는 힘은 이처럼 기적적으로 치료된 환자들을 지켜보는 보람이 매우 크기 때문이다. 편강한의원은 특정 암에 특정 의약을 처방하지 않고, 면역력의 요체인 폐를 청소하여 먼저 염증이 사라지고, 이어서 커졌던 임파선이 줄어드는 원리로 접근한다. 사람들은 임파선이 갑자기 커지면 종양이라 부르는데, 나는 암을 병이라기보다는 심한 염증에 대한 임파선의 과민한 종대로 이해하여 내 몸 최대의 임파선인 편도선의 강화로 다스린다.

이처럼 편도선을 강화했을 뿐인데, 위 사례들처럼 신기하게도 암 덩어리가 더 이상 자라지 않고 임파선을 따라 전이되지 않으며, 치료 경과가 좋으면 크기가 작아지다가 소실되는 모습을 관찰할 수 있다.

암이 하나 둘 치료되는 사례가 쌓이면서 앞으로 더욱 깊이 연구를 하면 치료에 오랜 시일이 걸리는 폐암 등 불치의 암도 정복할 수 있는 날이 올 것이라 믿으며, 앞으로도 사명감을 갖고 최선을 다해 진료에 임할 것이다.

열째,
꿈은 이루어진다

나는 고희를 넘겼지만, 아직 꿈이 많다. 난치병을 완치병으로 바꾸는 꿈을 꾸고, 한방이 한류가 되어 세계를 누비는 꿈을 꾸고, 인간의 평균 수명을 백세로 늘리는 꿈을 꾸고, 마침내 이 세상 모든 사람이 행복하게 건강 장수하는 복사꽃 만발한 편강도원이 되기를 꿈꾼다. 그러기 위해서 오늘도 나는 뛴다.

남들은 인생 70이면 이제 쉴 나이라고 하지만, 나에게는 쉴 틈이 없다. 그것은 내가 성공한 한의사가 아니라, 이제야 준비를 마치고 성공의 길로 막 접어든 사람이기 때문이다.

과연 이러한 나의 꿈들은 이루어질 것인가? 그렇다. 나는 반드시 이루어진다고 본다. 그것은 내가 지금껏 살아오면서 깨달은 바가 있기 때문이다.

그럼, 무엇을 깨달았단 말인가?

내가 지금까지 인생을 살아오면서 확실하게 깨달은 것은 '꿈은 이루어진다'는 사실이다. 물론 아무리 꿈을 꿔도 이루어지지 않는 경우도 있을 것이다. 그러면 나는 이렇게 말하고 싶다. "정말 그 꿈을 간절하게 꾸었느냐?"고. 물론 "간절하게 소망했으나 그 꿈이 이루어지지 않았다"라고 말하는 사람도 있을 것이다. 그러면 나는 다시 이렇게 묻고 싶다. "간절한 소망만큼 그에 걸맞은 피나는 노력을 했느냐?"고. 그러나 여기에도 "정말 간절한 소망을 가지고 그에 걸맞은 피나는 노력을 했지만 이루어지지 않았다"라고 반론을 제기하는 사람이 있을 것이다. 그러면 나는 다시 이렇게 묻고 싶다. "그래도 끝까지 포기하지 않고 더 노력할 수 있겠느냐?"고.

그가 만일 여기에 대해 "그렇다!"라고 답한다면 나는 자신 있게 말할 수 있다. "당신의 꿈은 지금 좀 더 멋있게 차려 입고 나타나기 위해 단장을 하고 있는 중"이라고.

1838년 미국 필라델피아 변두리의 가난한 벽돌공 아들로 태어난 존 워너메이커(John Wanamaker)는 최종 학력이 초등학교 2학년이 전부였지만, 14세 때 서점 일을 시작해 근면한 노력으로 미국 최초로 백화점을 설립한 성공한 사업가가 되어 '백화점 왕'으로 칭송받았다.

노년의 존은 사랑하는 손자의 21살 생일에 자신이 살면서 깨달은 성공의 비결 몇 가지를 적어 편지로 보내주었는데, 그 내용은 아래와 같다.

근면, 꾸준함을 이길 수 있는 것은 아무것도 없다.

고귀, 말과 행동의 진실함이 고귀함을 만든다.

유능, 일을 신속하게 잘 처리할 능력이 필요하다.

명예, 작은 일에 소홀하지 말고 큰일을 두려워하지 않는다.

재물, 위 네 가지 덕목을 실천하면 재물은 알아서 따라온다.

행복, 멀리서 찾는 것이 아니라 늘 가까이에 있다.

이처럼 성공한 사람들 대부분은 처음에는 대수롭지 않은 작은 것부터 실천한 사람들이다. 특별한 사람이 성공하는 것이 아니라, 꿈을 향해 꾸준히 실천하며 노력하는 사람이 성공하는 것이다.

물은 100℃에서 끓는다. 아무리 99℃를 오래 유지해도 끓지 않는다. 99℃에서 100℃의 차이는 불과 1℃이다. 그러나 그 1℃를 더 올리지 못하고 포기한 사람들이 이 세상에는 수없이 많다.

성공한 사람을 보면서 "아, 나도 저와 같다면 얼마나 좋을까?" 부러워할 시간이 있으면 팔을 걷어붙이고 가치 있는 목표를 향한 노력을 멈추지 마라. 당신의 꿈은 반드시 이루어질 것이다.

긍지와 열정으로 빚은 실천력이
꿈을 이루게 해 준다

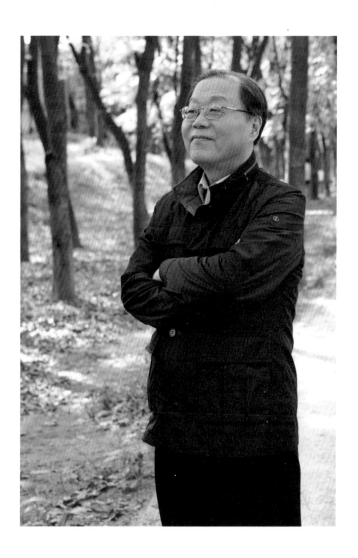

책을 마치며

자서전을 다 정리하고 나니 부끄러운 마음이 든다. 그리 장대할 것도 없는 인생길을 책으로 묶은 것이라 그런데, 머리말에서 밝혔듯이 보통의 자서전은 지나온 날을 정리하는 것이지만, 나에게는 앞날에 대한 꿈을 이루기 위한 각오로 정리하는 의미가 더 크다. 결코 지나온 날을 잘했다고 자랑하는 것이 아니라, 이제부터 정말 잘하겠다는 의미에서 스스로에게 던지는 각성의 칼로 삼으려 하는 것이다.

이제 자서전을 마치면서 최근에 혼자 머릿속으로 그려 본 앞날을 정리하며 끝내려 한다.

편강도원(扁康桃源)의 꿈

설 연휴를 맞아 중국 여행을 갔을 때 계림(桂林: 꾸이린)에 있는 세외도원(世外桃源)을 둘러 볼 기회가 있었다. 그때 문득 '경치는 그야말로 복숭아꽃 만발한 절경이지만 여기에 사는 사람들의 삶은 과연 어떠할까?'라는 의문이 들면서, '반드시 복숭아꽃 만발하지 않아도 거기에 사는 사람들이 건강하게 백세 장수를 누린다면 그곳이야말로 무릉도원이라고 할 수 있지 않을까?'라는 생각이 들었다. 만약 그렇게 모든 사람이 건강하게 백세 장수를 누리는 곳이 현실세계에 있다면 그곳은 '세외도원'이 아니라 '세내도원(世內桃源)'이라 해야 맞을 것이다.

바로 이 지점에서 나의 상상력과 평소의 바람이 결합하면서 문득 편강도원(扁康桃源)에 대한 생각이 떠올랐다. 모든 사람이 건강 장수를 누리는 그런 마을을 만들고, 이를 '편강도원'이라 부르면 어떻겠는가? 다소 엉뚱한 발상 같지만 그날 여행지에서 떠오른 이런 생각이 점점 구체화되면서 '그래, 이 세상에 편강도원을 한번 건설해보자'라는 바람을 깊이 간직하게 되었다. 귀국해서는 이 꿈을 실현하기 위해 '일단 우리나라 어딘가에 편강도원을 실제로 만들어보자'라는 생각을 하게 되었고, 그것이 앞에서 설명한 '반노환중촌(反老還中村)'으로 구체화된 것이다.

그동안 양평군, 제주도 서귀포 등의 후보지를 물색하다가 지금은 슬로바키아나 베트남과 중국 등 국외로도 대상을 넓혀 알아보는 중이며, 현재는 강원도 동해시와 협력하여 무릉 계곡에 건설하는 방안을 추진 중이다.

내가 이렇게 편강도원이라는 반노환중촌에 지대한 관심을 가지는 까닭은 모든 사람이 건강한 백세 장수를 누리도록 만드는 일이야말로 한의사인 내가 할 일이며, 그런 일은 바로 나의 비방인 편강의학으로 가능할 것이니, 하나의 모델을 만들어보고 그것이 점차 온 세상으로 퍼져나가기를 바라는 마음에서다. 모든 인류가 건강한 폐를 지니고 면역력을 튼튼하게 해서 건강 백세인의 삶을 영위하는 모습 ― 즉 인인백세불시몽(人人百歲不是夢)이 앞으로 내가 구현하고자 하는 세상인 것이다.

공인제약(公認製藥)의 꿈

본문에서 여러 번 언급한 바와 같이 현재 의료계는 양방이 주도권을 잡고 있는 게 현실이다. 이는 의약계도 마찬가지이다. 한 마디로 요약하면, 이론과 공식을 중시하는 논문의학이 주도권을 쥐고 있다. 때문에 경험과 실증에서 비롯되는 한방은 비과학적이라느니 이론적 근거가 희박하다느니 등등으로 폄하되고 있다.

그러나 나는 믿는다. 한방이 제대로 평가받는 날이 올 것을! 무엇을 근거로 그렇게 믿는가? 편강으로 난치병을 고치고 행복한 삶을 되찾은 15만 5천여 명의 아토피·비염·천식·COPD 환자들을 보면서 그렇게 믿는다. 이보다 더 확실한 증거가 어디 있는가?

우리가 그동안 금과옥조로 여기고 있던 합성약은 그 효능의 신속성은 더할 나위 없으나, 그런 효능을 내기 위한 스테로이드의 사용으로 인해 오히려 병을 키우는 측면이 강하다. 이는 양방에서도 모두 인정하는 대목이다.

혈압, 당뇨, 천식 등의 지병을 앓는 사람들이 약을 먹으면서 바라는 것은 확실하고 신속한 증상의 진정이다. 그러나 이는 잘못된 바람이다. 병은 근본적인 치유가 중요하다. 일시적인 증상의 완화는 결코 근본적인 치유가 아니다. 겉으로 드러나는 증상들은 병의 뿌리에서부터 비롯되어 생겨나는 것이다. 고로 뿌리를 그냥 둔 채로 가지치기에만 골몰하면 뿌리는 생존을 위해 번식력이 더 강해진다. 즉 합성약을 오래 사용하면 할수록 치유가 아니라 내성과 부작용으로 병을 키우게 되는 역설이 발생하는 것이다.

편강은 근본적으로 병을 고친다. 이는 '치병(治病)에 선청폐(先淸肺)하라' 즉 '병을 제대로 다스리려면 먼저 폐를 깨끗이 청소하라' - 이 한마디에 집약되어 있다. 폐를 맑게 정화해 면역력을 키움으로써 증상의 완화가 아닌 병의 뿌리를 뽑는 것이 편강의 목표요, 그 목표가 이뤄지고 있음은 이미 국내를 넘어 국제 사회에서도 편강환을 복용한 수많은 근치자들을 통해 입증되고 있다.

2017년 5월 29~31일에는 일본 오사카에서 '혁신적 전략을 도출하기 위한 새로운 발상의 재탐색(Reviving new aspects to explore the innovative stratigies)'이라는 주제로 제4차 세계 COPD 컨퍼런스가 열렸는데, 나는 여기에 발제자로 초청장을 받았다. 여기에 참가하는 의사들은 세계에서 내로라하는 COPD 전문가들이다. 이들은 그동안 COPD를 불치병으로 단정짓고 있던 사람들이다. 그런 그들이 나를 컨퍼런스의 주제 발표자로 초빙했다는 것은 이제 "COPD는 불치병이 아니다. 폐를 살려내면 얼마든지 고칠 수 있는 병이다"라는 내 주장에 비로소 귀를 기울이기 시작했다는 방증이다.

이제 스테로이드 등의 화학약품(Chemical Medicine) 시대를 마감하고, 자연의학(Natural Medicine) 시대를 열어야 한다. 이것을 풀어서 설명하면 화학 재료로 만들어내는 합성약이 아니라, 자연 재료로 만들어내는 한방 생약의 시대를 열어야 하는 것이다. 나는 머지않아 그 시대가 올 것으로 믿는다. 아무리 논문의학에서 이론과 공식을 문제 삼으며 뭐라고 해도 내 심정은 "그래도 지구는 돈다"라고 했던 갈릴레오 갈릴레이의 심정과 같이 굳건하다.

편강전도(扁康傳導)의 꿈

신약 성경 복음서의 끝부분에 보면 "너희는 온 세상을 두루 다니며 모든 사람에게 이 복음을 전파하여라!"라는 예수의 말씀이 나온다. 여기에서 '기쁜 소식'을 뜻하는 '복음'이라는 말은 물론 종교적 용어이지만, 현실에서 아토피·비염·천식·COPD 등의 난치병으로 고통받고 있는 환자들에게 그들의 병이 나을 수 있다는 희망의 메시지는 복음 이상일 것이다.

아토피(Atopy)의 어원이 '알 수 없다'라는 그리스 말에서 왔다고 하면서 '알 수 없는 병이므로 완치도 불가능하다'라는 잘못된 의학 상식이 세상에 만연해 있다. 이로 인한 피해가 얼마나 심한가 하면, 앞서 소개한 것처럼 아토피를 앓는 자식과 함께 목숨을 끊은 어머니가 있을 정도이다. COPD 환자들도 아예 'COPD는 불치병이다'라는 명제를 진리로 여기며 완치에 대한 꿈을 포기한 채로 살아간다.

이들에게 아토피·비염·천식·COPD는 나을 수 있는 병임을 알려 희망을 주어야 하고, 실제로 낫게 해주어 건강한 새 삶을 살 수 있도록 해야 한다. 그것이 내 남은 생의 사명이다. 이 사명의 완수를 위해 나는 요즘 두 가지를 실천하고 있다.

그 하나는 국내의 여러 지자체나 단체를 다니면서 무료로 청폐 특강을 해주는 것이다. 환자가 밀려오는 한의원에서 진료를 하고 약을 처방하면 실질적 수입은 더 크다. 그러나 나는 보다 더 큰 것 – '치병선청폐(治病先淸肺)'라는 복음을 전파하기 위해 미련 없이 길을 나선다.

그다음 두 번째 일은 해외에 원격 진료를 하는 것이다. 현재는 미국에만 한정해서 실시하고 있는데, 앞으로 전 세계로 확대해 나갈 예정이다. 2015년에 NTD의 제안으로 뉴욕에 있는 화교들을 대상으로 2회 실시해 봤는데, 반응이 가히 폭발적이었다. 이에 확신을 가지고 현재는 월 2회 정기적으로 실시하고 있으며, 1회에 50명의 수강생이 10분 동안의 강의를 듣고 다시 10분 동안 개별적인 질의응답을 받는 식으로 진행된다.

강의의 효율성을 위해 NTD 쪽에서 대상자들을 미리 피부, 호흡기 계통으로 분류해 놓는데, 그래도 통역을 하면서 해야 하는 쉽지 않은 강의다. 물론 수강생들의 반응이 좋아 미국의 LA, 샌프란시스코, 휴스턴, 캐나다의 토론토, 대만, 홍콩, 싱가포르 등이 현재 계획되어 있는데, 앞으로는 아프리카, 유럽까지도 얼마든지 대상을 확대할 수 있다.

최근 한류 바람이 불어 세상을 풍미하고 있다. 한국산 노래, 음식, 춤, 드라마 등이 선풍적인 인기를 누리며 세계를 뒤흔들고 있는데, 앞으로의 한류는 한방이 될 것이며, 편강은 그 선봉에 서 있다.

얼마 전 대한의사협회에서 의료기기 회사에 한의원에 정밀 의료기기를 팔지 못하도록 압력을 행사했다가 공정거래위로부터 경고를 받고 벌금을 부과 당한 적이 있다. 참으로 안타까운 현실이다. 편강만 해도 양방은 물론 같은 한방에서도 비방을 할 때가 있다. 그러나 지금은 그럴 때가 아니다.

이제 우리는 진정으로 생각을 바꿔야 할 때이다. 불치병 환자들에게 '나을 수 있다'라는 희망을 주는 복음 전파의 불길은 이미 국내를 넘어 세계에서 활활 타오르고 있다. 이는 꿈이거나 생각만이 아닌, 우리 눈앞에서 벌어지고 있는 현실이다.

시대의 변화가 이러함에도 집안에서 식구들끼리 밥그릇 싸움이나 하고 있을 것인가? 성서에도 '예언자는 고향과 친척, 집안에서는 환영받지 못한다'는 말이 나온다. 그러나 그것은 신앙의 문제요, 우리가 처해 있는 것은 실제로 이루어지고 있는 현실의 문제이다. 양·한방을 막론하고 진실로 우리 의료인들의 기존의 사고를 바꿔야 한다고 본다.

각설하고, 앞으로 편강의 소식을 온 세상에 알리는 일에 이 목숨 다하는 날까지 매진할 것을 다짐하며 이제 붓을 놓는다. 나의 이야기를 끝까지 읽어준 독자들에게 깊은 감사를 드린다.

"깨끗한 폐가 내 병을 고친다!"

모든 사람이 폐 건강을 회복하여
무병장수하는 그날을 꿈꾸며…

서효석, 그때 그 시절

초등학교 동창 이철용

효석이는 얌전한 모범생이었지만, 바둑이라든가 오락 같은 것을 하면 지는 것을 싫어했다. 어려서부터 오목·바둑을 좋아했는데, 승부욕이 아주 강해서 한번 시작하면 끝을 봐야 일어났다. 그래서인지 지는 것을 못 봤다.

초·중·고등학교 동창 안영부

두꺼비. 학창시절 효석이의 별명이다. 외모도 닮았지만, 성격도 뚝뚝해선 말은 않고 노래도 할 줄 모르고, 소탈하게 잘 웃고 수줍음도 많이 탔다.

꾸준한 성격이었기 때문에 한번 딱 책을 잡으면 안 놓고 두꺼비처럼 진득하게 오래하고, 눈만 껌뻑껌뻑했다. 무엇보다 엉덩이가 무거워서 한번 앉으면 그렇게 빨리빨리 움직이지 않았다. 부모님이 익산(당시 이리)서 제일 큰 서점을 했기 때문에 학교 다닐 때 책도 많이 읽고 골방선사로 차분한 성격이었다. 통통하고 키는 약간 큰 편이었다.

고등학교 2학년 때부터 열댓 명이 항상 어울려 다니며 기계 체조, 철봉 등도 많이 했는데 효석은 그런 건 안 했고, 운동 신경은 그렇게 발달하지 않았는데 희한하게 탁구는 수준급이어서 선수 빼놓고 항상 위에서 놀았다.

이렇게 두꺼비 같던 친구가 대학교 때부터 급속도로 성격이 바뀌어 말도 잘하고, 대외적으로 활기차게 여러 가지 활동도 하고 스마트폰처럼 멋진 친구가 됐다.

초 · 중 · 고등학교 동창 김명수

서 원장은 세상을 거꾸로 사는 친구다. 나는 어렸을 때부터 이웃에 살면서 친하게 지냈는데, 학교 다닐 때는 어린애가 점잖고 느긋하고 여유가 있어 애늙은이 같았다. 그런데 지금은 할아버지가 되어가지고 월급쟁이 했던 친구들은 다 은퇴해서 집에서 노는데, 서 원장은 세계로 뻗어나가며 젊은이들보다 더 왕성하게 활동하니까 존경스럽고 부럽고 멋지다. 서 원장이 워낙 바쁘니까 방해가 될까 봐 전화 걸기도 부끄럽다.

그동안 고생도 많이 했지만, 잘해 왔으니까 그리고 지금 더욱 활동적으로 하고 있으니까 꾸준히 활동을 해서 좀 더 멀리 뻗어나가고 혼자만 하지 말고 아들이나 누가 대를 이어서 해나갈 수 있게 탄탄하게 뒤처리해서 세계화의 기틀을 닦는 일을 해주었으면 한다. 지금도 잘하는데, 앞으로 더 잘했으면 한다. 자기에서 끝나지 않고 2대, 3대 이어 가 건실한 기업이 되고, 인류의 건강을 위해 봉사할 수 있는 곳이 됐음 좋겠다.

고등학교 동창 강태성

나는 효석이와 고등학교 동창이기도 하지만, 1971년부터 약 1년간 효석이와 같은 방을 쓰며 대학을 다녔다. 효석이는 성격이 굉장히 느긋하고, 학교 교과서를 열심히 공부하는 스타일이라기보다 여러 가지를 많이 읽는 잡식성이었다. 성격이 조금 게을러 깔끔하게 하고는 안 다녔다. 머리도 안 빗고 그냥 쓱 넘기고, 소탈한 편이었다.

어른이 되어 대치동 옆 아파트에 살 때, 내가 허리가 아픈 적이 있었다. 그때 효석이도 IMF라 한의원이 어려워 많이 힘들 땐데도 밤에 와서 허리에 침 놔주고, 치맥 한잔 묵묵히 하고 갔다.

그때 말은 하지 않았지만, 많이 힘들어하는 걸 느꼈다. 효석은 힘든 일 있으면 묵묵히 삼키며 누구에게 싫은 소리, 나쁜 말 하지 않고 두꺼비처럼 뚜벅뚜벅 걸어가는 스타일이다. 사람이 착하다.

효석은 환자들을 볼 때 굉장히 설득력이 있다. 환자들을 편하게 하고,

그 사람의 입장을 생각해서 얘기를 끝까지 듣고 틀린 말 해도 자르지 않고 부드럽고 논리 정연하게 설명을 잘한다. 합리적으로 설명해 환자들을 설득하는 것은 효석이 타고난 게 아닌가 싶다. 그래서 오늘날 편강한의원과 편강탕이 있게 되었지만, 나는 우리나라 보다는 유럽이나 서양사람들에게 편강탕이 더 먹혀들지 않을까 생각한다. 왜냐하면 우리나라는 감정으로, 가슴으로 대개 많이 생활하나, 서양사람은 감정도 있지만, 머리로 호소하고, 머리로 이겨야 뭐든 승복한다. 따라서 논리가 있어야 한다. 그래서 우리나라에서보단 서양에서 더 잘될 거고, 앞으로 더더욱 잘될 거라 생각한다.

내가 걱정하는 건 한 가지다. 지금 상당히 많이 떴다. 돈도 많이 벌고, 정치 쪽에서 이런저런 유혹이 많이 올 수 있다. 나는 원래 그것이 아닌 길을 가서 제대로 하고 나온 사람을 못 봤다. 거기 갈 필요 없다. 진흙탕 속에 들어가지 않고, 사람들이 추켜세워도 지금처럼 겸손하게 교만에 빠지지 않고, 그냥 지금 그 분야에서 사회에 크게 공헌했으면 좋겠다.

효석이가 한의사로서 우리나라를 위해 인류 건강에 크게 기여할 수 있었으면 좋겠다. 나는 효석이가 잘되기를 바라는 사람이니까.

대학교 중국인 동창 양소의(楊昭義)

2014년 어느 날 부산을 방문한 서효석 원장을 잠시 만나 환담 중 부산 서면 로타리 부근에 편강한의원 분원을 개설한 것을 알게 되었다. 나는 "이 나이에 노후 설계나 좀 연구해 봐야 하지 않겠느냐"라고 하자, 서 원장은

"아니다. 내가 앞으로 해야 할 일들이 많이 남아 있다"라고 하였다.

내가 서 원장과 만난 것이 1960년대 후반 경희대학교 때다. 그때 한의학과 동기동창 중 서 원장이 비교적 가정 형편이 양호한 편이었다. 처음 서클을 만들 때 서 원장이 돈을 많이 부담한 것으로 기억한다. 그리고 정열적이고 능동적으로 활동했고, 나는 그때부터 서 원장은 조직력과 설득력이 능한 사람으로 알았다.

어느 여름 방학 때 군산 앞바다 선유도로 의료 봉사를 갔다. 얼굴이 별로 잘생기지 못한 서 원장이 왠지 많은 도민들에게 인기를 끌었다. 아마도 그것은 남다른 친화력이 있었기 때문이 아니었을까?

나는 기억력이 아주 안 좋은 사람이다. 아마 의료 봉사를 마치고 돌아오는 길에 우리들이 그때는 이리, 지금은 익산인 서 원장의 집을 방문했다. 그때 서 원장 부친은 이리역 맞은편 큰 도로 옆에 이리에서 제일 큰 서점을 경영하신 지방의 어르신이다. 서 원장 부모님께 인사를 올릴 때 부친과 모친께서는 안방 안에 정좌(正坐)하시고, 서 원장은 우리를 대령하고 큰절을 했다. 나에게 그것은 정말 감명 깊었다. 생각날 때마다 흐뭇하다. 이것이야말로 예의지방(禮儀之邦)인 중국에서 이미 수십 년 전에 실종(失踪)된 큰 예절이 아니냐. 나는 가정교육을 제일 중요시하는 사람이다. 특히 모친은 가정교육 중 더 큰 책임이 있다고 생각한다. 성공한 사람들 뒤에는 모교(母教)의 무형의 힘임음이 있다.

서 원장의 성격은 정말 좋다. 논어(論語) 학이편(學而篇)에서 자공(子貢)이 스승 공자(孔子)님의 성품을 온양공검양(溫良恭儉讓: 온화, 선량, 공경, 절제, 겸양의 다섯 가지 덕)이라고 하였는데, 그중 온(溫)이라 함은 그 함축된 의미가 매우 묘하다. 크게 뜨겁지 않고 많이 찬 것도 아니다. 이것이야말로 어쩌면 부드러움 속의 굳건함, 평범함 속의 비범함이라고 할까? 그래서인지 학창시절 "서 원장은 반도인이 아니고 대륙인"이라는 중국인 친구들의 수근댐도 있었다.

인생은 누구를 막론하고 모두 다 시시비비(是是非非)의 바다에 부침지삭(浮沈遲數: 한방의 맥에 떠있는 맥, 가라앉은 맥, 느리게 뛰는 맥, 빠르게 뛰는 맥이 있듯 인생도 부유하게 성공하는 사람도 있고, 물 밑에 떠내려가는 사람도 있으며, 빨리 성공하는 사람이 있고, 느리게 성공하는 사람도 있다는 뜻)이 성패를 가른다.

근대 중국 국공내전(國共內戰) 당시 상해에서는 갱 두목 일자불식(一字不識) 두월생(杜月笙)이 사람을 평하는 말에 "일등인은 화가 하나 없이 큰일을 해내고, 다음은 화도 있고 큰일도 하고, 형편없는 사람은 성격이 나빠 홧김에 혹 성공할 수 있는 일도 결국 실패로 간다"라고 하였다. 온(溫)한 서 원장이 일등인이 아니면 누가 일등인이겠는가?

옛날에는 인생칠십고래희(人生七十古來稀: 일흔 살까지 살기란 예로부터 드문 일)라 하였는데, 지금은 인생칠십강개시(人生七十剛開始: 일흔이 시작)이다. 위선최락(爲善最樂: 선을 행함이 가장 큰 즐거움)이니 앞으로 서 원장은 편강탕의 위력을 발휘하여 한의학의 발전, 사회복지, 국민외교에 대성공을 이룰 것이라 믿고, 친구인 나도 여유영언(與有榮焉: 진정으로 자랑스럽게 생각함)이리라.

자서전 출간을 이것으로 축하한다(是為祝).

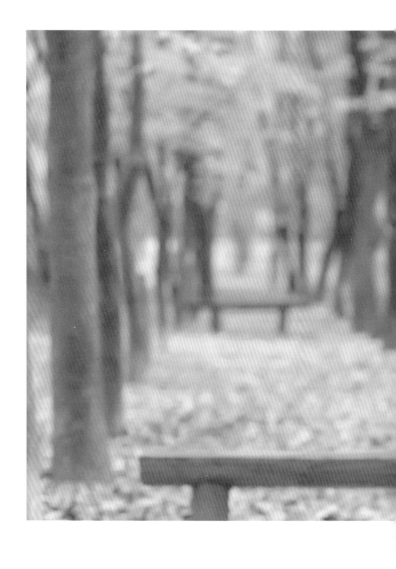

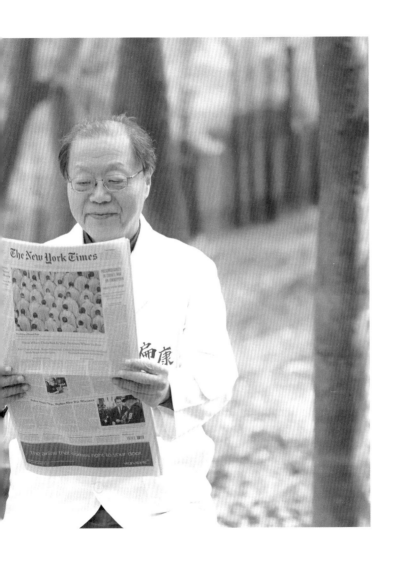

서효석 자전, 청폐(淸肺)

초판 1쇄 발행 2020년 12월 31일

지은이   서효석
펴낸곳   도서출판 편강
주 소   서울시 서초구 양재천로17길 7
전 화   02 522 5223
팩 스   02 522 5273

P D   김용전, 이경미
DD   권선희

ISBN 978-89-963556-6-3 13510